JN087679

食と健康

（新訂）食と健康（'24）

装丁デザイン：牧野剛士
本文デザイン：畑中　猛

o-35

まえがき

我々ヒトをはじめとする生物は，「食物」からエネルギー源を得，栄養素を獲得することによって生命を維持している。近年，「食」に関心が向けられるようになった背景には，健康リスクの中に食と関係のある要素が多く存在していることが，指摘されているからであろう。2022年に世界の人口は80億人を超え，約20年前と比較するとおよそ20億人が増加した。人口の増加による食糧不足が懸念され，80億人の「食」をいかにして確保するかが世界中の課題となっている。最近のタンパク供給源となる新規植物性素材，あるいは昆虫の食材の開発に拍車がかかっている理由は，ここにある。このような世界人口の増加に反して，日本では人口の減少が続き，超高齢社会が目前に迫っている。日本も含めたこれら多くの先進国では，食品ロス，エネルギーの過剰摂取による肥満などの問題が生じている。こうした先進国の抱える問題と，途上国間での食の不均衡が生まれているのが，現在の世界の大きな課題ともいえる。しかし，このようなアンバランスな状況の中でも，食・栄養・健康に関する基礎的な知見は共通であり，ヒトの健康な食生活の基盤となる理論を理解することは，意味のある重要なことである。

食品を摂取することの第一の目的は栄養素を摂取することにあるが，最も基本になる栄養素はエネルギー源となるものである。休みなく鼓動を続ける心臓，体を動かすときの筋肉の収縮，まばたき，体温の維持など，すべてに共通して必要なのは，エネルギーである。体内で代謝されることによってエネルギーを生産することができる栄養素を三大栄養素といい，糖質，脂質，タンパク質を指す。これらの三大栄養素から体内でエネルギーが生産される仕組みは次の通りである。まず，口腔から摂取されて消化管へ送られ，それぞれを構成する低分子にまで分解されたのち，血液に乗って全身の決まった臓器へと運ばれる。各臓器へ運ばれた分子は，細胞内に取り込まれ，代謝される。このように食品に含まれる三大栄養素は，消化→吸収→運搬→代謝の経路をたどり，エネルギーが生産される。

本書では，第２章〜第４章で，糖質，脂質，タンパク質の構造と化学的特性について学び，体内における消化と吸収を取り上げる。第５章〜第７章では，これらの栄養素が標的臓器に運ばれた後の細胞内で受ける代謝とその調節機構について，それぞれの栄養素の特徴を踏まえて詳しく学ぶ。栄養素には，三大栄養素（エネルギー産生栄養素）以外にも，生命の維持に必須の栄養素が存在する。ビタミン（第８章）とミネラル（第９章）である。例えばミネラルの例をあげると，カルシウムは，骨や歯の成分として必須であり，鉄は呼吸において酸素を運搬し，全身に酸素を届けるために必須である。この他にも様々なミネラルが，体の構成成分であったり，酵素反応やシグナル伝達に必須の成分であったりする。ミネラルは，体内では合成することができず，食品から摂取する必要があることから，必須栄養素となっている。もう一つの必須栄養素であるビタミンは，微量の栄養素である。近年，ビタミンの欠乏による重篤な健康障害は，私達の身近では見られなくなったが，依然として世界の国々の中には，微量栄養素の欠乏による健康障害も存在する。適正な栄養素の摂取が，健康増進に重要であることを理解していただきたい。そうした理解を深めるために，５年に一度改定される食事摂取基準の活用も健康改善につながると考え，解説を加えた。

食品には３つの機能があると言われる。一次機能：栄養機能，二次機能：嗜好的機能，三次機能：生体調節機能である。このうち，五大栄養素（糖質，脂質，タンパク質，ビタミン，ミネラル）の持つ一次機能は，最も基本的かつ重要な機能であり，栄養学の基礎となるもので本書でも多くの紙面を割いた。

第10章〜第15章は，二次機能と三次機能そして，現在の私達の食を取り巻く課題について取り上げた。二次機能は，感覚機能である。私達が食事を摂取する際に，見て（視覚），嗅いで（嗅覚），味わって（味覚），硬さなどの物理的特性を評価し（食感），食べて良いものかどうかを判定する。感覚機能は，有益なものを摂取し，有害なものを排除するための機能ともいえる。二次機能からは，味覚を取り上げた。この章（第11章）では，生体側の知見（味の受容機構）と食品側からの知見（味物質）の双方向からの解説を行った。微量非栄養素の章（第10章）では，食品に含まれる生体調節機能（三次機能）を有する成分とその作用について最近の知見を踏まえて紹介している。

さらに，近年の健康に関するトピックスとして，食と免疫（第12章），食物アレルギー（第13章），生活習慣病（第14章）を取り上げた。これらは社会問題の一つでもあり，健康寿命の延伸やWell-beingの向上と密接に関わっていて，本書のタイトル「食と健康」に直接関わる課題である。

以上，食と健康を多面的にとらえた本科目を学ぶことが，食・栄養・健康に対する関心を深めて日々の食生活を豊かなものにし，さらに日本だけでなく，世界中の人々の健康と福祉に資する食生活の構築を考えるための一助になれば幸いである。

最後に本書の編集にご尽力いただいた大導寺智子氏に感謝する。

令和6年3月　　朝倉　富子

目次

1　食と健康の科学

佐藤隆一郎

《目標＆ポイント》　第二次世界大戦終了から数年たった1950年の日本人男女の平均寿命は，58.0歳と61.5歳であった。それから70年以上経過した現在，男女の平均寿命は80歳代に到達し，日本は世界有数の長寿国である。平均寿命が20年以上も延びたことの理由として，医療技術の進歩，社会保険制度の充実，栄養バランスの改善による健康維持などが考えられる。その一方で，平均寿命の延伸に伴い糖尿病，高血圧，脂質異常症といった生活習慣病の発症は著しく増加した。食とヒト，そして健康との結びつきについて解説する。

《キーワード》　三大栄養素，脂肪エネルギー比率，食品の機能，乳糖不耐症，人類進化

1．日本人の食生活の変遷

食品には糖質，脂質，タンパク質の三大栄養素が含まれている。日常的な食生活の中で，それぞれの栄養素から獲得するエネルギー量を計算し，その比率を表した数字をPFCバランスと呼ぶ。Pはタンパク質（Protein）の頭文字，FとCはそれぞれ脂質（Fat）と糖質（Carbohydrate）の頭文字を示している。摂取タンパク質量（g）には4（kcal）を掛け，摂取脂質量には9（kcal）を掛け，摂取糖質量には4（kcal）を掛けて，総摂取カロリーを算出し，それぞれの比率を計算する。食事中の三大栄養素のバランスを評価するのに役立つ数値といえる。1950年の男女平均のPFCバランスは13：7：80で高糖質食であることがわか

る。その 30 年後の 1980 年には 15：22：63 と変化し，糖質摂取が減少し，脂質摂取バランスが３倍に増加したことがうかがえる。2019 年には 15：28：57 とさらにその傾向は続き，脂質摂取の過多が危惧される状態になっている。

脂質からの摂取エネルギーが総摂取エネルギーに占める割合を「脂肪エネルギー比率」と呼ぶ。「日本人の食事摂取基準（2020 年版）」によると，その比率の目標値は男女とも 20％以上 30％未満とされている。2019 年時点の男女平均の脂肪エネルギー比率は 28％であるものの，20％台の人は男性で 48.7％，女性で 42.7％と半数を切る。さらに脂質摂取が目標値を超える 30％以上の人は，男性で 35.0％，女性では 44.4％にもなる。女性は痩身志向が強く，カロリー摂取を控える傾向があるが，その食事内容は脂質の割合が過剰ということができる（表１-１）。

一方，約 70 年間に糖質の摂取量は 418 g から 248 g と，およそ 60％程度にまで減少しており（表１-２），この傾向はコメの消費量の減少に直結している。国民１人当たりのコメの年間消費量は 1962 年の 118 kg をピークに年々低下し，2020 年には半分以下の 51 kg になっている。昭和の経済成長期に肉や乳製品の消費が増加し，食生活の欧米化が進む

表１-１　日本人男女の脂肪エネルギー比率

	男性（％）	女性（％）	
15％未満	4.6	3.4	
15-20％未満	11.7	9.5	
20-25％未満	21.8	17.3	目標範囲
25-30％未満	26.9	25.4	目標範囲
30％以上	35.0	44.4	

（2019 年　国民健康・栄養調査より引用）

表1-2　日本人の食生活内容の変化

	1950年	1970年	1990年	2010年	2020年
エネルギー（kcal）	2098	2210	2026	1849	1903
タンパク質（g）	68	78	79	67	71
うち動物性（g）	17	34	41	36	40
脂質（g）	18	47	57	54	61
うち動物性（g）	-	20	28	27	32
糖質（g）	418	368	287	258	248

（1950年の動物性脂質摂取量はデータなし）
（厚生労働省「国民健康・栄養調査の結果」一部改変）

ことによりコメの消費量は低下した。コメの自給率はほぼ100%であることから，主食であるコメの消費減少は国際的にも低い日本の自給率低迷に大きな影響を及ぼしている。この70年間，動物性タンパク質の摂取量は2.5倍近く，動物性脂質の摂取は推定値で3～4倍程度にまで上昇した。このような食生活・栄養素摂取の変化は日本人の体格を向上させ，健康増進に寄与すると同時に，生活習慣病の増加を導く原因にもなった。特に動物性脂肪に含まれる飽和脂肪酸は過剰に摂取すると生活習慣病発症を招くことが知られている。動物性脂肪の中でも魚介類由来の脂質には多価不飽和脂肪酸が多く含まれ，健康促進効果が認められている。しかし日本人の魚介類の摂取量は2000年前後を境に減少している。

2. 日本人の死因の変遷

1951年まで日本人の死因の1位は感染症の結核であったが，抗結核薬の開発により減少し，その後は脳血管疾患が1位を占めるようになった（図1-1）。その頃の日本人の栄養状況は良好といえず，血管は脆弱で障害を受けやすく，さらに塩分摂取量が過多で脳血管疾患を引き起こ

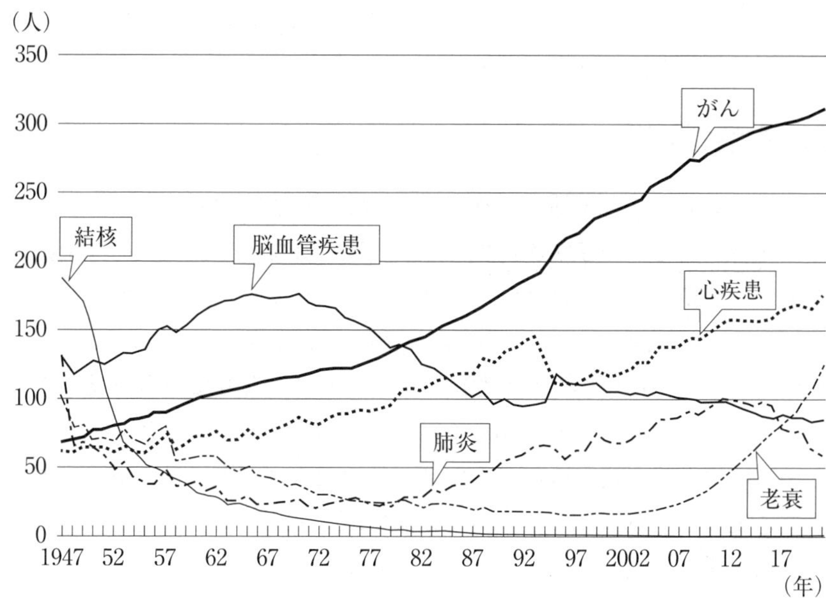

図1－1　死因別の死亡率推移（人口10万人に対する人数）
（厚生労働省「2021年　人口動態統計月報年計（概数）の概況」より）

しやすかったと考えられている。その後1981年からは，悪性新生物（がん）が死因の1位となり，現在も他の死因を圧倒する割合で増えている。増加の理由として，他の死因リスクが減少した，がん発症率の高い高齢者の総人口比が増加したことが挙げられる。1985年から心疾患が2位を占めるようになり，現在も上昇している。いずれの死因も平均寿命の延伸，食の欧米化に起因する生活習慣病の増加が深く関わっている。

高齢者増加に伴い2010年より誤嚥が原因の肺炎が3位となったものの，2017年より肺炎と誤嚥性肺炎を分けて集計する結果，肺炎の順位は下がった。しかし，その両方を合算すると現在でも3位に位置する。

一方，2018年より老衰が死因の3位となり，超高齢社会において明確な死因のない自然死としてこの病名が増えたと考えられている。

3. 生活習慣病

生活習慣病は「食生活，運動習慣，休養，喫煙，飲酒等の生活習慣がその発症，進行に関与する疾患群」と定義されている。代表的な生活習慣病として糖尿病が挙げられる。糖尿病は大きく分けると1型と2型に分けられ，全患者のおよそ95%は2型糖尿病と推定されている。1型糖尿病は自己免疫疾患などが原因で，血糖を低下させる働きを持つホルモンであるインスリンを分泌する細胞が破壊されることにより生じることから，生活習慣病とはいえない。2型糖尿病は肥満，運動不足，糖質摂取過剰などが原因となる生活習慣病である。第二次世界大戦後，日本人の糖尿病患者数は激増した。その上昇傾向と自動車保有台数の上昇は綺麗な相関を示すことから，運動不足が患者数増加の原因の一つと考えられている（図1-2）。同時に戦後日本人の食生活の栄養状況は著しく改善され，前述したように1950年時には高糖質食であったのが，1980年には糖質摂取が著しく減少した。同時に肥満が増えたことなどから，この時期に日本人のカロリー摂取量も著しく上昇したことが生活習慣病患者数の増加に結び付いたという誤解を持つ人は多い。しかし表1-2に示したように，この70年間に日本人の食事からのカロリー摂取はむしろ減少傾向をたどっていて，肥満，生活習慣病の増加はカロリー摂取過剰によるものでないことがわかる。昭和期の経済成長に伴い肉類や乳製品の消費が増加し，食の欧米化により脂肪エネルギー比率が4倍ほど上昇したことが生活習慣病増加の遠因になっていると考えられる。

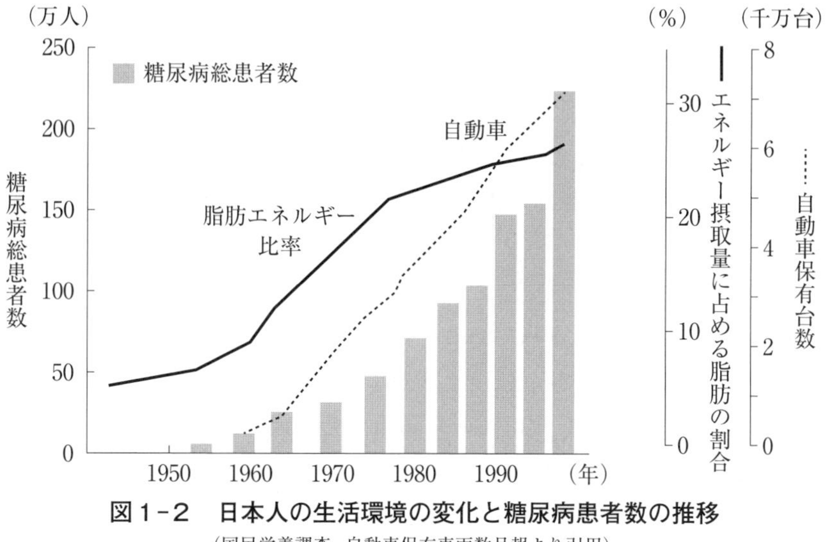

図1-2　日本人の生活環境の変化と糖尿病患者数の推移

(国民栄養調査，自動車保有車両数月報より引用)

4. 食品の3つの機能

私たちは毎日，様々な種類の食品を口にする。生命活動に必要なエネルギー源，体を構成する成分を得るために食事をする。食品は五大栄養素である糖質，脂質，タンパク質，ミネラル，ビタミンを含み，生命維持に必要な成分を供給するという一次機能を有する（表1-3）。

この中でビタミンはおよそ100年前にその存在が見出された。他の四

表1-3　食品の機能

一次機能 栄養機能	栄養成分による生命維持 糖質・タンパク質・脂質・ミネラル・ビタミン
二次機能 感覚機能	嗜好成分による感覚刺激 色素成分・呈味成分・香気成分など
三次機能 生体調節機能	機能性成分による生体調節 オリゴ糖・食物繊維・ペプチド・ポリフェノールなど

大栄養素のようにそれ自体がエネルギー源や体の構成成分になることはなく，生体内で生じる生理反応を潤滑に進行させる役割を持っている。1929 年のノーベル生理学・医学賞は，ビタミンの発見をたたえてオランダとイギリスの２名の研究者に授与された。同時期に日本の農芸化学者・鈴木梅太郎も米糠より抗脚気作用を持つオリザニン（ビタミン B_1）を発見していたが，３人目の受賞者となることはなかった。脚気は全身の倦怠感，食欲不振を呈し，末梢・中枢神経が冒され重症化すると心不全を起こし死に至る病である。日本では江戸時代の中期以降から白米を食べる習慣が広がり，江戸後期から明治時代にかけて脚気は国民病であった。ビタミン B_1 は糖質の代謝に必要な成分で，白米を主食としてわずかなおかずで構成される高糖質食を摂っていた日本人は脚気に冒されやすかった。玄米の周りにある糠層と胚芽を除いて得られる白米は，食感も良くおいしいことから国民に広がった。その結果，脚気発症が増えたのであるから，鈴木が米糠より脚気発症を抑制する成分を見出したことは理にかなっていたといえる。

五大栄養素とは別に，それぞれの食品は固有の匂い・味・色を持ち，私たちの嗅覚，味覚，視覚に訴える機能である二次機能を持つ。味覚については長い間，甘味，塩味，酸味，苦味の四味の存在が知られていたが，およそ 100 年前に日本の化学者・池田菊苗が昆布より「うま味」成分であるグルタミン酸ナトリウムを見出した。池田はこの発見を特許として申請し，うま味調味料として社会実装された。その後 100 年近くのときを経てうま味受容体が発見され，西洋人には馴染みの薄い「うま味」が国際的にも認められ，現在では「UMAMI」と表記される国際語となっている。鈴木と池田は同時代に活躍した科学者であり，日本は 100 年前から食に関する研究で世界をリードしてきたともいえる。

これらの機能に加えて，食品には生体調節機能（生体制御，疾病の防止，疾病の回復，体調リズムの調整，老化抑制など）が備わっていることが1980年代後半に提唱された。これが食品の三次機能で，このような概念に基づき特定保健用食品制度が作られ（1991年），現在では様々な特定保健用（トクホ）食品がスーパーなどの食品棚に並んでいる。特定保健用食品の開発・製品化には，ヒトへの介入試験での有効性の検証など膨大なデータが必要であり，審査を経て認可されることから多大な費用と時間，労力を要する（表1－4）。現在では，事業者が食品の安全

表1－4　特定保健用食品と機能性表示食品の比較

名称	特定保健用食品（トクホ）	機能性表示食品
マーク・表示	消費者庁許可のマーク（消費者庁許可 特定保健用食品）	許可のマーク無し
国の審査	あり（消費者庁長官が許可）	なし（事業者の責任で消費者庁に届出）
有効性/機能性・安全性の評価	最終製品によるヒトでの試験を実施し，科学的に根拠を示す必要	最終製品によるヒトでの試験または文献や論文を引用することによって科学的に根拠を示す必要
申請/届出内容の情報公開	事業者が情報を公開する義務なし	事業者が情報を公開する義務あり
認可されているヘルスクレーム	体脂肪を減らすのを助ける 体に脂肪がつきにくい 血中の中性脂肪の上昇をおだやかにする 血圧高めの方に 血糖値が気になる方へ 糖の吸収をおだやかにする コレステロールを低下させる 歯を丈夫で健康に保つ おなかの調子を整える 骨の健康を大切にする方に ミネラルの吸収を助ける 肌が乾燥しがちな方に	認可無し
施行年	1991年	2015年

出典：消費者庁ウェブサイト（https://www.caa.go.jp/policies/policy/food_labeling/foods_for_specified_health_uses/）

性・機能性に関する科学的根拠など必要な事項を届け出ることにより，機能性を表示することができる機能性表示食品制度が施行されている。その結果，特定保健用食品より数多くの機能性表示食品が製品化され，販売されている。

5. 乳とヒトの深い結びつき

私たちヒトは哺乳類に属し，子を産み，乳を飲ませて育てるという特徴を持つ。生後間もない新生児は母親から与えられる乳のみでしばらくの間成長する。この間の成長に必要な栄養素を理想的な配合割合で含んでいる乳は完全栄養食といえる。私たちは様々な食材を口にして生きているが，食されることを目的にデザインされた唯一の食品は乳だけである。

乳には糖質としてラクトース（乳糖）が含まれる。ラクトースは乳に特異的に含まれる二糖類で，グルコースとガラクトースから成る。二糖類はそのままの形では吸収されず，小腸上皮細胞膜上の消化酵素ラクターゼの働きにより，ラクトースはグルコースとガラクトースに消化された後に上皮細胞内へと吸収される。こうして吸収されたグルコースはやがて血液に流入し，各組織でエネルギー源として利用される。血液中のグルコース濃度（血糖値）を一定値以上に維持することは生命活動にとりとても重要である。大量のグルコース消費組織である脳に十分量のグルコースが送られないと，意識はもうろうとして，けいれんを起こし昏睡状態から死に至ることもある。ガラクトースは吸収後に直ちに肝臓へと輸送され，グルコースと同様に代謝される。

容易に吸収されるグルコースではなく，消化を必要とする二糖類ラクトースを乳に含ませたのには理由がある。授乳期の新生児の小腸ではラクターゼが豊富に合成され，効率よく乳糖を消化することができる。授乳期には授乳による刺激から母体内ではプロラクチンというホルモンが分泌され，乳産生を促し，同時に妊娠を抑制する働きをする。こうして哺乳類は授乳期に次の妊娠を遅らせ，子育てに専念する。新生児のラクターゼ活性は経時的に減少し，離乳後には著しく乳糖分解能が低減する。ラクターゼ活性の低下は，離乳を促し，母体の次の妊娠を可能とする。15 歳までにラクターゼ活性は授乳期の 1/10 以下になり，成人になるとさらに低値となる。牛乳を飲むとお腹がゴロゴロ鳴り，下痢などをする乳糖不耐症はアジア系，アフリカ系の人々に多く見られる。離乳後にはラクターゼは不要であることから，活性を著しく下げることがあらかじめ刷り込まれている。乳にグルコースを糖質として含ませると，乳腺で合成・分泌された乳汁が乳管を通過する過程でグルコースは容易に取り込まれて，乳首から分泌されるまでに濃度が減少することも想定される。二糖類のラクトースは取り込まれて濃度が減少することはなく，常に一定の乳糖濃度の乳汁が供給される。

6. 農耕開始とヒト

紀元前 15000 年頃には氷河期が終了し，次第に地球が温暖化した。地中海地域では野生のコムギ，ライムギ，いんげん豆，レンズ豆などが生育し，そこに狩猟採集民が一時期停留し，食用植物を収穫し始めた。安定した気候のもとで紀元前 9000～8500 年には「肥沃な三日月地帯」（レバノン，シリア，イラク，チグリス・ユーフラテス川流域を含む地帯）と言われる地域で農耕が始まった。

遺跡からは野生のオオムギの種子などが大量に出土し，製粉のための砥石，鎌なども発見されている。農耕民族として定住化した人々の手によりイチジク，オオムギ，コムギ，ひよこ豆，レンズ豆などが栽培品種化された。

狩猟採集民から農耕民への変化は，人類史にとって大きな転換点となった。それまで人類は狩猟採集民として一地域に定住することなく，人口密度の低い状態で生活してきた。農耕による定住化は人口密度の上昇を可能にし，その結果，人類の人口は大きく増加した。

農耕により安定した食糧が確保できることは，人類の生活全般にも大きな影響を与えた。狩猟採集民の母親は十分な食料を摂ることができないため，子が３歳程度になるまで授乳をしていたと推定されている。一方で農耕民の母親は授乳期間を１～２年に短縮することができ，子供を産む機会も増え，人口増加へとつながった。

7．牧畜による食料生産とヒト

農耕地域の近くにはヤギが住み着き，牧畜はヤギから羊へと発展した。紀元前7000年頃までヤギ・羊は食用として飼育され，そのミルクは乳児に与えられるのみだった。当時の成人はミルクに含まれる乳糖をうまく消化できなかったため，生乳を飲むことはなかったと考えられている。

ミルクが豊富に生産される中でミルクを発酵させ，ヨーグルトの原型が作られるようになる。ヨーグルトは発酵過程で乳酸菌により乳糖が20～40％程度分解され含有量が減るため，成人も食することのできる貴重な食料となった。さらに時代を経て，人類はチーズの原型となるものを作りだす。チーズは製造過程で乳糖はホエイ（乳清）に移行し，その後取り除かれるので乳糖含有量が著しく低く，幼児から老人まで食することができ，さらには日持ちのする高栄養食料として有用性が高かった。

肥沃な三日月地帯で農耕が開始され，人口が増加するにつれてヨーロッパ地域へ農業耕作技術とともに家畜化されたヤギ，羊も移動した。

ヨーロッパ北部は緯度が高いため寒冷気候で，農耕よりも牧畜に適していたため，乳製品を主な食材とする食生活が定着した。

遺伝子解析技術の進歩の結果，およそ7500年前（紀元前5500年頃で縄文時代早期）にバルカン半島から中央ヨーロッパ地域の1人のヒトに，成人になっても乳糖を消化できる突然変異が生じたと推定されている。ラクターゼ遺伝子の一か所の塩基シトシンがチミンへと一塩基置換した乳糖耐性遺伝子を持ったヒトは，食料が十分に確保できないとき，寒冷気候に襲われたときなどにミルクで簡便に栄養補給ができるという点で，生存競争で圧倒的に有利であった。こうして乳製品を主な食材とする食生活環境の中で，乳糖を消化できた子孫は急速に増えていった。その結果，現在では北欧に起源を持つ白人の乳糖不耐症の人は全人口の数パーセントと，アジア・アフリカ系の人と大きな違いがある。乳製品を主たる食料とする食習慣が，民族の遺伝子を特徴づける大きな作用を及ぼしうる特殊な例として挙げられる。

8. 食により進化したヒト

私たちヒトはホモサピエンスに属する，地球上で最も進化した生物である。類人猿からヒトへと進化する過程でゴリラが枝分かれし，その後にチンパンジー・ボノボがおよそ600万年前に枝分かれした。チンパンジーから枝分かれした私たちの祖先の中から，アウストラロピテクスが出現するのはおよそ400万年前である。それからさらに200万年のときを経て，ホモエレクトスが出現する。化石の頭蓋骨から，アウストラロピテクスの脳容積はおよそ470 cm^3 で，この容量と比較するとホモエレクトスの脳容積952 cm^3 は2倍，さらに現生人類であるホモサピエンスの脳容積は1500 cm^3 であり，ほぼ3倍になっている。この脳の容積増加に食は大きな貢献をしている（図1-3）。

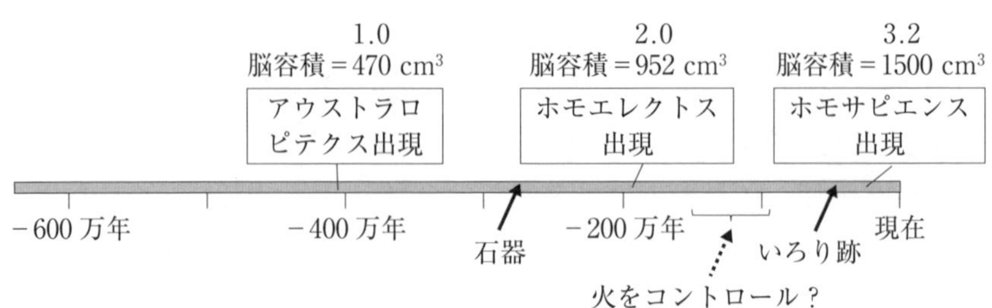

図1－3　石器・加熱調理により脳の容積増大に成功した人類

脳機能を維持するのには大量のエネルギーを必要とし，ヒト新生児は消費エネルギーの 60％程度を脳で消費し，安静時の大人がぼんやりしているときでも消費エネルギーの 25％程度を脳で消費する。一方チンパンジーの脳では全エネルギーの８～10％程度しか消費しない。ヒトはエネルギー消費の盛んな巨大な脳組織を持つ極めて稀有な生物であり，そのためにエネルギー源を食料から獲得する必要がある。

アウストラロピテクスからホモエレクトスへと進化するそのほぼ中間に当たるおよそ 300 万年前に人類最古と思われる石器がケニアで発見されている。石器を創意工夫して作成し，それを用いて食材を切り刻み，消化効率の良い食事をする事ができた。その結果，腸の長さが短くなり，体型も行動に適したものへと変化した。さらにホモエレクトスからホモサピエンスの進化の過程で，私たちの祖先は火をコントロールする技術を獲得した。そうして火を使って食材を調理・料理することを始めた。加熱調理した食材は一般的に消化されやすくなり，膨大なエネルギーを必要とする脳の巨大化を促すのに貢献した。加熱処理した食材は，雑菌を死滅させ衛生的であり，一定期間の保存が可能となった（図１－４）。ヒトは食べ物を切断，加熱調理することにより，効率的にエネルギーを得ることに成功し，さらに脳を大型化させ，進化してきた。ヒトは自らの力で自らを進化させた生物ということができる。

衛生的
保存がきく
消化効率が良好になる　⇒脳への大量エネルギー
供給が可能になる

サル：消費カロリーの８％程度を脳で利用

安息時の成人：25％程度を脳で利用
ヒトは脳で大量の
エネルギーを消費
する動物

新生児：60％程度を脳で利用

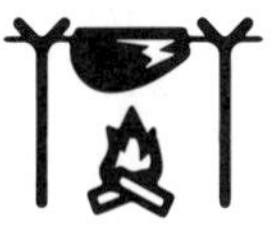

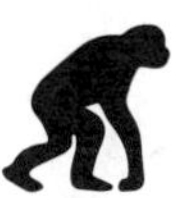

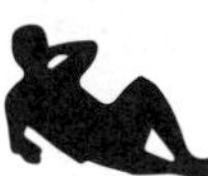

図１−４　加熱調理した食材

演習課題

人類は農耕により自らの食料を生産することができるようになった。世界各地で同時並行的に農業生産が始まったとされているが，どのような地域でどの様な作物が栽培されたか調べてみよう。

参考文献

1．吉田勉監修，佐藤隆一郎・加藤久典編『食べ物と健康』学文社（2012）
2．佐藤隆一郎『健康寿命をのばす食べ物の科学』ちくま新書（2023）

2 糖質（1）食品に含まれる糖質・消化・吸収

三浦　豊

《目標＆ポイント》 食品には多くの糖質（炭水化物）が含まれている。糖質（炭水化物）はヒトが摂取する栄養素の中で，主たるエネルギー供給源として働く以外に，生体分子の構成要素としても重要である。糖質は単糖類，少糖類（オリゴ糖），多糖類に分類される。ここでは，それぞれの構造と化学特性，消化・吸収過程，糖質の生体内での機能について解説する。

《キーワード》 糖質，炭水化物，単糖類，少糖類，多糖類，食物繊維，糖質分解酵素，糖輸送体

1．糖質（炭水化物）とは何か

炭水化物とは，その名の通り炭素の水和物という意味であり，一般式 $C_m(H_2O)_n$ で表される。しかし，この一般式に当てはまらない糖質も存在している。そのため炭水化物という名称は必ずしも適切なものではないが，実際には糖質と同様の意で慣用的に用いられており，現在は，糖質（炭水化物）は「１分子中に少なくとも１個のアルデヒド基またはケト基と２個以上の水酸基を持つ化合物およびその誘導体や縮合体」と定義されている。糖質は多くの食品（例えば，穀類，イモ類，豆類，果実類など）に含まれており，元来は植物などが光合成により合成し，貯蔵しているものを我々ヒトが摂取し，エネルギー源など様々な形で利用している。糖質には単糖，オリゴ糖，多糖類があり，表２−１に食品中の

表2-1　食品中に含まれる主な糖類とその機能

分類	単糖の数	性質	食品に含まれるおもな糖	生理機能など
単糖類	1	ペントース	L-アラビノース，D-キシロース	多糖類の構成成分
			D-リボース，D-2-デオキシリボース	核酸の構成成分
		ヘキソース	グルコース，ガラクトース，フルクトース	エネルギー源
			マンノース	多糖類の構成成分
			D-グルコサミン，D-ガラクトサミン	多糖類，糖脂質の構成成分
オリゴ糖	2～10	二糖類	シュクロース，マルトース，ラクトース	エネルギー源
		オリゴ糖	フラクトオリゴ糖，ガラクトオリゴ糖	腸内環境の改善作用
		環状オリゴ糖	シクロデキストリン	（食品加工などにおいて利用）
多糖類	数十～数百万	消化性	デンプン	エネルギー源
		非消化性	セルロース，キチン，キトサン，ペクチン質アガロース，カラゲニン，アルギン酸	食物繊維としての作用

炭水化物の組成式は $C_m(H_2O)_n$ であるが，C, H, O 以外の元素を含むものもある。構造的にはアルデヒド基，ケトン基，ヒドロキシ基を含む。アルデヒド基を持つものをアルドース，ケトン基を持つものをケトースと呼ぶ。
(宮澤陽夫監修　『食品機能性成分の吸収・代謝機構』 第３章糖質１概観：糖質の消化・吸収・代謝・体内動態，pp.109-115，シーエムシー出版より表・改変)

主な糖質とその機能の概要を示した。

2．糖質の構造，化学特性と機能

（1）単糖類

単糖は糖質の最小単位である。単糖には三炭糖（炭素数３個の糖），四炭糖，五炭糖，六炭糖がある。また，分子中にアルデヒド基を持つ糖をアルドース，ケト基を持つ糖をケトースという（表2-1も参照）。

最も小さいアルドースであるグリセルアルデヒドの構造を図2-1に示した。グリセルアルデヒドの2番目の炭素は，4つの異なる置換基が結合した不斉炭素であり，鏡像異性体が存在する。水酸基が右側にきたものをD-グリセルアルデヒドと称し，左側にきたものをL-グリセルアルデヒドと呼ぶ。

D-グリセルアルデヒドの1番目と2番目の炭素鎖の間にHCOH基が挿入されると四炭糖になる。フィッシャー投影式で示すとこの四炭糖の2位の炭素に水酸基が右側に置換したもの（D-エリトロース）と左側に置換したもの（D-トレオース）の2種の異性体ができる。同様に順次HCOH基が挿入されるとそれに伴い，4種の五炭糖，8種の六炭糖が生まれる。もともとのD-グリセルアルデヒドの2位の炭素上の置換基配置が，四炭糖，五炭糖，六炭糖の最下部の不斉炭素上の置換基配置に保持されており，この部分構造を持つ化合物をD系列のアルドースという。L-グリセルアルデヒドからも同様にL系列のアルドースが生

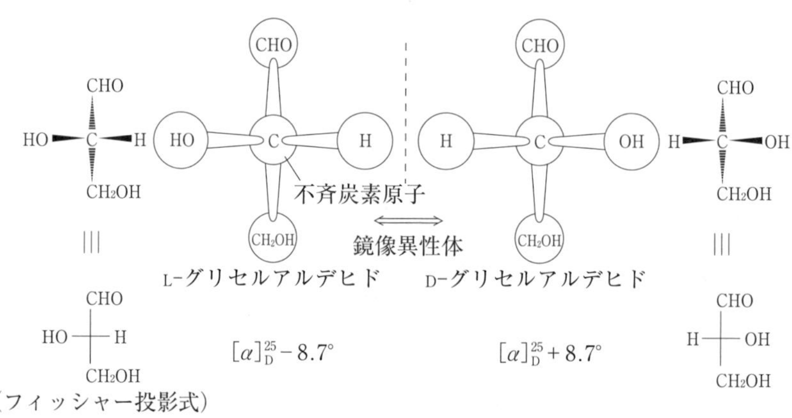

図2-1　グリセルアルデヒドの立体配置

（中谷延二，小城勝相編著『食健康科学』放送大学教育振興会，2009，p.26より引用）

じるが，自然界に存在する単糖類のほとんどはD型である（図2-2）。D-グルコースは代表的な六炭糖アルドースであり，生体で重要なエネルギー源として利用される。一方，D-フルクトースは代表的な六炭糖ケトースで，果実や蜂蜜などに含まれる。これらの糖は還元性を示し，還元性を示す糖を還元糖と呼ぶ。

水溶液中で，三炭糖，四炭糖は鎖状構造で存在するが，五炭糖，六炭糖はほとんどが環状構造として存在する。D-グルコースを例に挙げると，1位のアルデヒド基と5位の水酸基がヘミアセタール構造を形成し，ピラノース構造（6員環構造）をとる。このとき1位のヘミアセ

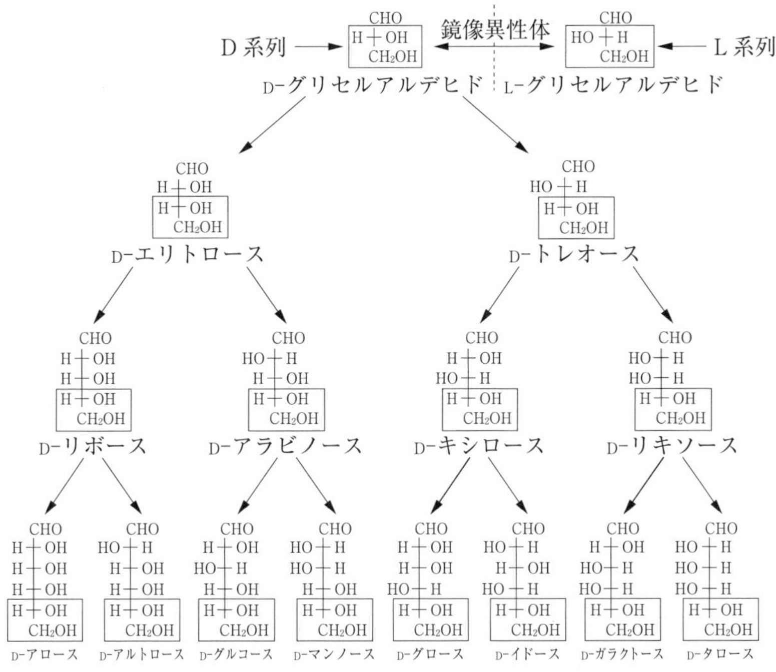

図2-2　単糖類の異性体の構造

（中谷延二，清水誠，小城勝相編著『食と健康―食品の成分と機能』放送大学教育振興会，2006，p.25より作成）

タール炭素は不斉中心を形成するため，水酸基が下に向かっている α-D-グルコースと上に向かっている β-D-グルコースの２種の異性体ができる。この新たに不斉中心を形成するヘミアセタール炭素をアノマー炭素と呼び，アノマー炭素の立体配置だけが異なるこの２種の異性体をアノマーと呼ぶ。ヘミアセタールの形成により新たに生成した水酸基はカルボニル基に由来しているため，他の水酸基と区別してグリコシド性水酸基と呼ばれている。20℃の水溶液中では，$\alpha:\beta = 37:63$ で平衡になっている。両構造の間では甘味度が異なり，α 型がショ糖の甘さの0.74倍，β 型が0.48倍の甘さを示す。α 型と β 型は水溶液中で相互変換しうるが，その中間体はほとんど存在しない生体や細胞内で α 型と β 型が代謝上区別される（代謝のスピードが異なるなど）のかについては，細胞内での α 型と β 型を正確に測定する手法が限られているため明らかでない（図２-３）。

D-フルクトースは２位のカルボニル基が６位の水酸基とヘミアセタールを形成するとピラノース構造をとり，５位の水酸基とヘミアセ

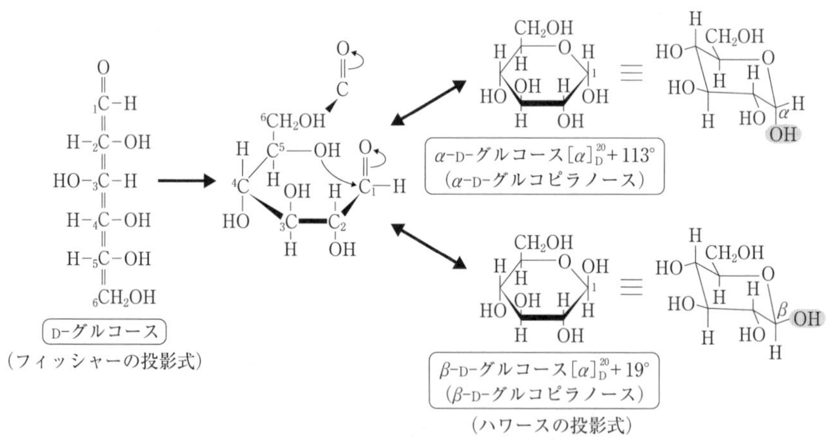

図２-３　D-グルコースの環状構造

（中谷延二，小城勝相編著『食健康科学』放送大学教育振興会，2009，p.28 を一部改変）

タールを形成するとフラノース構造（５員環構造）をとる。甘味度は α 形がショ糖の 0.6 倍，β 形が 1.8 倍で，甘味度に大きな差がある。水溶液中では温度が低くなるほど α 形より β 形の存在比率が大きくなるので甘味度が増す。フルクトースを多く含む果物は冷やす方が甘いと言われるのはこのためである。

（２）糖誘導体

糖の一部が変化して生じた糖を糖誘導体という。アルドースの６位の CH_2OH が酸化されて COOH に変化したものをウロン酸，水酸基がアミノ基に置換された糖をアミノ糖，チオール基（SH）に置換された糖をイオウ糖という。また，アルデヒド基が還元されたものを糖アルコールと呼ぶ。糖アルコールはショ糖の甘味度を１とすると 0.5～１倍の甘味を示す。図２-４にいくつかの糖誘導体の構造を示した。

（３）単糖類の機能

食品由来の単糖の中で，生体内で主たるエネルギー源として利用されるのは六炭糖であるグルコースである。五炭糖のリボース，デオキシリボースは核酸（DNA と RNA）の構成要素として重要であり，食品中に含まれている核酸が加水分解されて生じた単糖として吸収され，利用される以外に，グルコースが代謝される過程でも生じる。

3. 少糖類（オリゴ糖）の構造と機能

少糖類は，単糖が２～10 個程度結合した糖類で，構成単糖の数により二糖類，三糖類，四糖類などと分類されている。単糖間の結合は，１つの単糖のグリコシド性水酸基と他の単糖の水酸基との間で生じアセタール構造を形成する。形成された結合をグリコシド結合という。食品に多く含まれている主な少糖類を図２-５に示した。

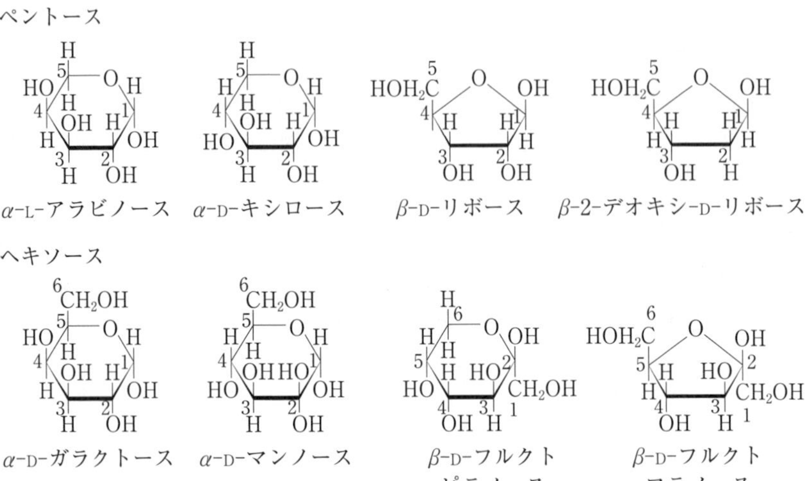

糖誘導体

キシリトール　ソルビトール　D-マンニトール　D-グルコサミン　D-ガラクトサミン

図2-4　食品中の主な単糖と糖誘導体の構造

（宮澤陽夫監修『食品機能性成分の吸収・代謝機構』 第3章糖質1概観：糖質の消化・吸収・代謝・体内動態，pp.109-115，シーエムシー出版より引用）

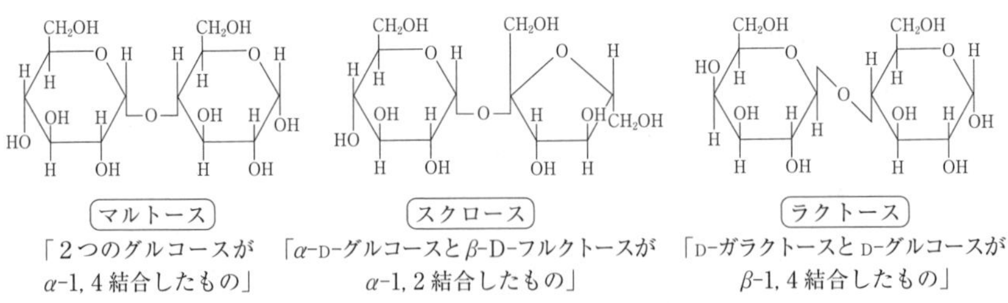

図2-5　主な二糖類の構造

（小田裕昭，加藤久典，関泰一郎編『健康栄養学―健康科学としての栄養生理化学―』（第2版），共立出版（2014）より引用）

（1）マルトース（麦芽糖）

２分子のグルコースが α-1,4 結合した構造を持ち，麦芽や水あめに含まれる。デンプンから β-アミラーゼによる酵素分解や酸加水分解によって製造される。イソマルトースはマルトースの構造異性体で，２分子のグルコースが α-1,6 結合した二糖類である。清酒，蜂蜜などに含まれている。

（2）セロビオース

２分子のグルコースが β-1,4 結合した構造を持つ。植物細胞壁の主要成分であるセルロースの構成二糖類である。

（3）ラクトース（乳糖）

ガラクトースの１位の β-グリコシド性水酸基とグルコースの４位の水酸基がグリコシド結合した二糖類である。哺乳動物の乳に含まれている。

（4）スクロース（ショ糖）

グルコースの１位の β-グリコシド性水酸基とフルクトースの２位の β-グリコシド性水酸基が結合した構造で，マルトースやラクトースなどと異なり，遊離のグリコシド性水酸基が存在しないため還元力を示さない。スクロースは果実や砂糖製造の原料であるサトウキビ，テンサイなどに多く含まれている。

（5）オリゴ糖

フラクトオリゴ糖は，高濃度のスクロース溶液に微生物由来のフラクトフラノシダーゼを作用させて，スクロース分子のフルクトース側にさらにフルクトースを１～３分子結合させたオリゴ糖である。１分子結合したものを1-ケストース，２分子結合したものをニストース，３分子結合したものをフラクトシルニストースと呼ぶ。これら３種類のオリゴ糖の混合物がフラクトオリゴ糖として食品に利用されている。甘味度はスクロースの0.3〜0.6倍であるが，スクロースに似た甘味特性を持つ。フラクトオリゴ糖は，アスパラガス，ニンニク，ゴボウ，タマネギなどの野菜類や蜂蜜にも含まれている。ヒトの消化酵素では分解されず，俗に「ビフィズス菌の栄養となり，菌を増殖させる」などと言われている。ヒトでの有効性については，「おなかの調子を整える食品」「ミネラルの吸収を助ける食品」として，フラクトオリゴ糖を関与成分とした特定保健用食品が許可されている。ガラクトオリゴ糖は，ガラクトースを主成分とするオリゴ糖の総称で，２〜６個の糖が結合したものを指し，母乳や牛の初乳中に含まれている。また，ガラクトースとグルコースがβ結合した二糖（転移二糖）もガラクトオリゴ糖の仲間で，伝統的なヨーグルトの中に少量含まれている。乳糖にβ-ガラクトシダーゼを作用させて生産される。フラクトオリゴ糖と同様に「ビフィズス菌の栄養になり菌を増殖させる」「腸の健康を維持する」「便通改善効果がある」などと言われている。ヒトでの有効性については，「おなかの調子を整える食品」として，ガラクトオリゴ糖を関与成分とした特定保健用食品が許可されている。その他機能性を持つオリゴ糖としては，保湿作用を示し，食品に限らず移植用臓器の保存液などにも利用されている二糖類のトレハロースやグルコース６〜８分子がα-1,4結合し，食品分野だけでなく消臭剤や芳香剤などの衛生用品にも利用されている環状オリゴ糖のシクロデキストリンなどもある。

4．多糖類の構造と機能

単糖が数多くグリコシド結合した化合物であり，自然界の糖質はほとんどが高分子の多糖類として存在している。

（1）デンプン（図２-６）

デンプンはα-D-グルコースのみで構成され，アミロースとアミロペ

アミロース

α-1,4-グリコシド結合

アミロペクチン

α-1,6-グリコシド結合

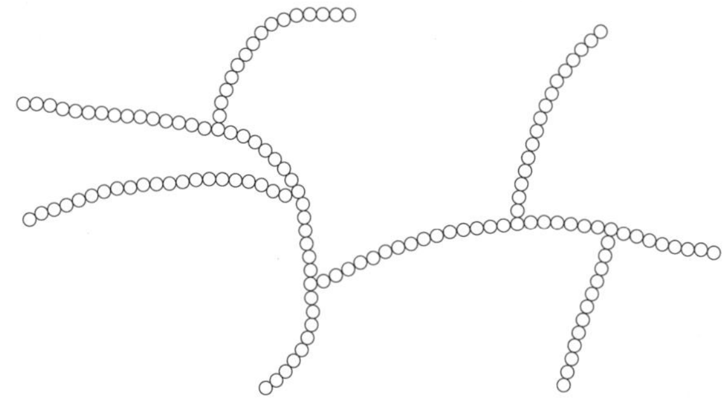

図2-6　デンプンの構造

（小田裕昭，加藤久典，関泰一郎編『健康栄養学―健康科学としての栄養生理化学―』（第2版），共立出版（2014）より引用）

クチンから成る。アミロースはグルコース3,000〜12,000単位が直鎖状にα-1,4結合し，6個のグルコースで一巻きするらせん構造をしている。アミロペクチンはアミロースの途中に重合度25〜30の短いアミロース鎖が枝分かれのようにα-1,6結合した分岐構造をしている。大きいものでは10〜25万のグルコース単位から成る巨大分子で房状構造をしていると考えられている。デンプンはアミロースとアミロペクチンが水素結合により規則的に集まった微結晶性部分（ミセル）と非結晶性の部分が組み合わさって形成されている。植物細胞内にデンプン粒として存在しており，粒子の大きさや形状は植物によって異なる。デンプン中のアミロースとアミロペクチンの割合はデンプンの種類によって異なる。例えばうるち米のデンプンは約20%のアミロースと80%のアミロペクチンで構成されているが，もち米デンプンはアミロペクチンのみでできており，この比率の違いがもち米から餅を作ることができる要因となっている。

（2）グリコーゲン

グリコーゲンは動物体内の肝臓や筋肉などに貯えられるα-D-グルコースのみで構成される多糖で，分子量は100万〜1,000万である。その構造はデンプンのアミロペクチンと類似しているが，アミロペクチンよりさらにα-1,6結合による枝分かれが多く，枝分かれした直鎖部分のグルコースの重合度はアミロペクチンよりは小さく12〜18程度である。

（3）セルロース

セルロースはD-グルコースが直鎖状にβ-1,4グリコシド結合した分子量数千〜数十万の多糖で，植物細胞壁の主成分である。ヒトはセルロース分解酵素であるセルラーゼを持っていないため消化できない。ヒトが消化することができない多糖類は食物繊維に分類され，栄養素として直接利用することはできないが，腸管内で種々の機能を発揮することが知られている（後述）。

（4）グルコマンナン

グルコマンナンはコンニャクの根茎に存在する多糖で，マンノースとグルコースが２：１～３：２の比でβグリコシド結合している。水を吸収すると膨潤しコロイド状の液体となり，これに石灰（CaO）などのアルカリを加えて加熱すると，弾力のあるゲル（コンニャク）を形成する。

（5）寒天

紅藻類のテングサ，オゴノリなどの細胞壁多糖であり，アガロースとアガロペクチンから成る。アガロースはD-ガラクトースと3,6-アンヒドロ-L-ガラクトースがβ-1,4 結合した二糖のアガロビオースが構成単位となりα-1,3 結合した多糖である。１～２％の寒天熱水溶液を冷却するとゲル化する性質はようかんやゼリーなどの食品に利用されている。

（6）ペクチン

果実，野菜，穀類などの細胞膜や細胞間充物質を構成する多糖であり，D-ガラクツロン酸がα-1,4 結合して重合したものをペクチン酸という。ペクチン酸の一部のカルボキシル基（-COOH）がメチルエステル（$-COOCH_3$）になった水溶性多糖をペクチンといい，エステル化の程度の違いにより高メトキシルペクチンと低メトキシルペクチンがある。高メトキシルペクチンはpH3 付近で60～70％のショ糖の存在下加熱するとゲル化する性質があり，ジャムやマーマレードの製造に利用されている。

（7）キチン

キチンは数百から数千のN-アセチル-D-グルコサミンがβ-1,4 結合した鎖状のアミノ多糖で，エビやカニなどの甲殻類の殻に存在する。キチンをアルカリ加水分解すると大部分のアセチル基が除去され，酸性水溶液に可溶なキトサンになる。

その他，食品に含まれる多糖には，イヌリン，ヘミセルロース，キシラン，カラギーナン，アルギン酸，ヒアルロン酸，コンドロイチン硫酸などもある。

5. 食物繊維

食物繊維は「ヒトの消化酵素で消化されない食物中の難消化性成分の総体」と定義され，水に不溶な不溶性食物繊維と可溶性食物繊維に大別される（表2-2）。糖質ではない不溶性食物繊維のリグニンを除いて，食物繊維はほとんどが多糖類である（難消化性のオリゴ糖も食物繊維に含める場合がある）。

表2-2　食物繊維の分類と機能

- **不溶性食物繊維**
  - 主として細胞壁の構成成分，植物性：セルロース，リグニンなど
動物性：キチン，キトサンなど
  - ミネラルや発がん物質の吸着能が強い
  - 水和力が小さい
- **水溶性食物繊維**
  - 主として細胞質に分散，植物性：ペクチン，マンナンなど
動物性：コンドロイチン，ヘパリンなど
  - ミネラル，発がん物質への結合力が弱い
  - 水和力が大きく，栄養素や脂質ミセルの拡散速度を遅くし，吸収を妨げる

食物繊維は多くの機能を有することが知られている。可溶性食物繊維は胃で膨潤することで食塊を大きくし，粘性を上げ，胃内の滞留時間を延ばし満腹感を与え，不溶性食物繊維は食物の咀嚼回数を増加させ唾液や胃液の分泌を促し，食塊を大きくすることで肥満予防効果を現す。また可溶性食物繊維は食物中のコレステロールの吸収を抑制し，コレステロールの異化・代謝・排泄を促進し，胆汁酸の回腸からの再吸収阻害による代謝・排泄の促進などにより血清コレステロール濃度の上昇を抑制する効果を示すことが知られている。さらに可溶性食物繊維は腸管内で高い粘性を有するため，十二指腸や空腸の内容物の拡散速度と移動速度を遅くし，グルコースの吸収を緩慢にして血糖値の上昇を抑える作用を有していると考えられている。食物繊維の摂取により大腸がんの発生が抑制されるとの報告があるが，これまで実施されたヒト試験では明確な結論は出ていない。しかし食物繊維の摂取量が少ないと大腸がんのリスクが高まるが，ある程度以上の量を摂取することでそのリスクは低下し，より多く摂取することによるリスク低減作用はないのではないか，また食物繊維の種類によってもその効果が異なるのではないか，との考えが主流となっている。ダイオキシン類を吸着して排泄する効果もあるため，体内からの排出速度を高め，ダイオキシン類の健康に対する影響が防げるとも示唆されている。これらの多くの機能性を元に，特定保健用食品の関与成分として利用されている。「日本人の食事摂取基準(2015年度版)」では１日の摂取目標量を，成人男性で 20 g 以上，成人女性で 18 g 以上としている。

6. 糖質の消化・吸収

上述のように食品中には単糖，オリゴ糖，多糖類など多種類の糖質が含まれているが，そのうち単糖は経口摂取された後，腸管まで移行し，そのままの形で吸収されるが，単糖以外の糖質は，消化管内で消化酵素により単糖にまで加水分解された後に，体内に吸収され利用される。以降で，それぞれの消化・吸収の過程を解説する。

（1）単糖の吸収過程（図2－7）

食品として摂取された単糖類は，基本的に消化を受けることはなく，小腸から直接吸収される。小腸上皮細胞の刷子縁膜上に存在しているグルコーストランスポーターにより単糖は吸収されるが，ガラクトースとグルコースは Na^+-glucose cotransporter 1（SGLT1）によりナトリウムイオンとともに共輸送され，フルクトースは glucose transporter 5 により輸送，吸収される。ナトリウムとグルコースの共輸送にはエネルギーが必要であり，ATP が利用される。下痢など水分補給が必要な消

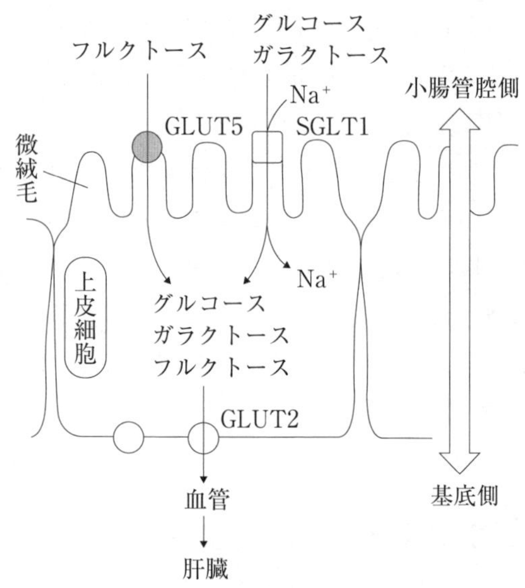

図2－7　単糖類の吸収過程

（小田裕昭，加藤久典，関泰一郎編『健康栄養学―健康科学としての栄養生理化学―』（初版），共立出版（2005）より引用）

耗時にグルコースだけの水溶液を与えても水分は吸収されないが，グルコースとナトリウムの溶液だと効率よく吸収され，さらに腸の内外の浸透圧の違いにより水分も効率よく吸収される（グルコース再水和療法）のは，この吸収の仕組みが原因である。吸収されたこれらの単糖は基底膜上に存在するグルコーストランスポーター（glucose transporter 2）を介して門脈中に移行し，肝臓へと運ばれていく。グルコース，フルクトースは解糖系により代謝され，エネルギー源として利用されることは周知のとおりである。またガラクトースはエピマー化され，グルコースに変換されてから，解糖系で代謝される（「第6章 糖質（2）代謝」の項目も参照）。

食品中には主要な単糖類以外の単糖も存在している。これらの糖類の消化，吸収機構についてはあまり研究が進んでいないが，血糖値上昇抑制作用を有し機能性食品因子としての可能性が注目されている希少糖（D-プシコースなど）などについては，その吸収機構に関する研究が進められている。なお，D-プシコースは砂糖の約70%の甘みを有し，加工特性に優れているため，ショ糖の代用品として糖尿病患者用食品や機能性食品の開発に利用可能であると期待され，精力的に研究開発が進められている。

（2）オリゴ糖の消化，吸収過程

上述のように食品中には多くのオリゴ糖が含有されている。生化学的には二糖類もオリゴ糖であり，栄養学的にはこれら二糖類が最も重要である。食品中の主たる二糖類はスクロース，マルトース，ラクトースであるが，これらは経口摂取された後，小腸までそのままの形で到達し，最終的に単糖に加水分解されて吸収される。この消化を担当する酵素はそれぞれスクラーゼ，マルターゼ，ラクターゼであるが，腸管内部で消化過程が起きるのではない。これら二糖類分解酵素は小腸上皮細胞の膜

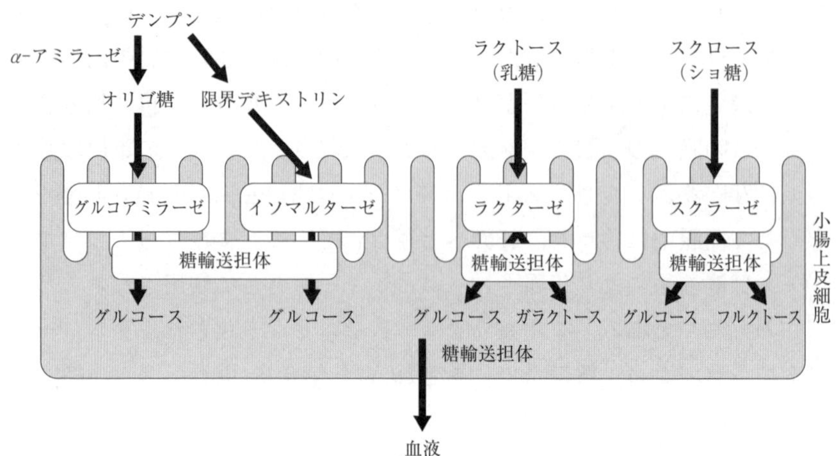

図2-8　主な二糖類の消化と吸収（膜消化）の概要
（山田和彦著，上野川修一，田之倉優編『食品の科学』，東京化学同人（2005）より引用・改変）

上に存在しており，膜上で二糖類を加水分解すると同時に，生成した単糖が上述のトランスポーターにより吸収される。この過程は膜消化と呼ばれ，効率の良い消化・吸収を担保する機構と考えられている（図２-８）。

現在，機能性食品因子として研究，利用されているオリゴ糖は単糖が３つ以上結合したものであり，ガラクトオリゴ糖，フラクトオリゴ糖，イソマルトオリゴ糖，キシロオリゴ糖など構成する単糖の種類に応じ，多種類が知られている。これらは消化酵素による消化を受けず，そのままの形で大腸まで到達し，腸内細菌により代謝される。

（３）多糖類の消化，吸収過程

我々が食品として摂取する炭水化物のほとんどは多糖類，それもデンプンである。デンプンの構造は既述の通り，グルコースが数百万個結合し，直鎖状のアミロースと分岐したアミロペクチンから構成されている。摂取されたデンプンは唾液アミラーゼにより最初の消化を受け，加水分解によりグルコースが生成する。ただし，アミラーゼはデンプンを完全に加水分解することはできずアミロースについてはマルトトリオースまで，アミロペクチンについては限界デキストリンまでしか分解できない。マルトトリオースは小腸上皮細胞膜上のグルコアミラーゼにより，限界デキストリンは同じく膜上のイソアミラーゼとグルコアミラーゼにより膜消化され，グルコースとなり吸収される。

アミラーゼによる消化を受けない多糖類は食物繊維と呼ばれ，上述のように腸内においてその生理作用を発揮すると考えられている。

グリコーゲンはデンプンと同様にグルコースのみから構成される多糖類であり，既述のとおりアミロペクチンと似た構造を有している。グリコーゲンは生体内でのグルコース貯蔵体であり，筋肉・肝臓で合成，代謝される。最近になりグリコーゲンに新たな機能が報告されている。すなわち，食品中に含有されるグリコーゲンが，経口摂取後，デンプンと同様にアミラーゼにより消化されながら，小腸に到達するが，ある程度消化されたグリコーゲンには免疫系を賦活化する作用が明らかになりつつある。実際，ホタテおよびカキ由来のグリコーゲンを摂取させることで移植したがんが縮退したという報告や，酵素的に合成したグリコーゲンの摂取により免疫系が活性化し，抗がん作用が示されたという動物実験やその際酵素合成されたグリコーゲンは小腸まで到達し，パイエル板細胞を活性化していることなどが報告されている。経口摂取されたグリコーゲンの消化管内での被消化程度とその生理作用の関連など，今後さらに明らかにすべき点が多く残されているが，非常に興味深い報告である。

ここまでの糖質の消化・吸収過程をまとめたものを図２−９に示した。

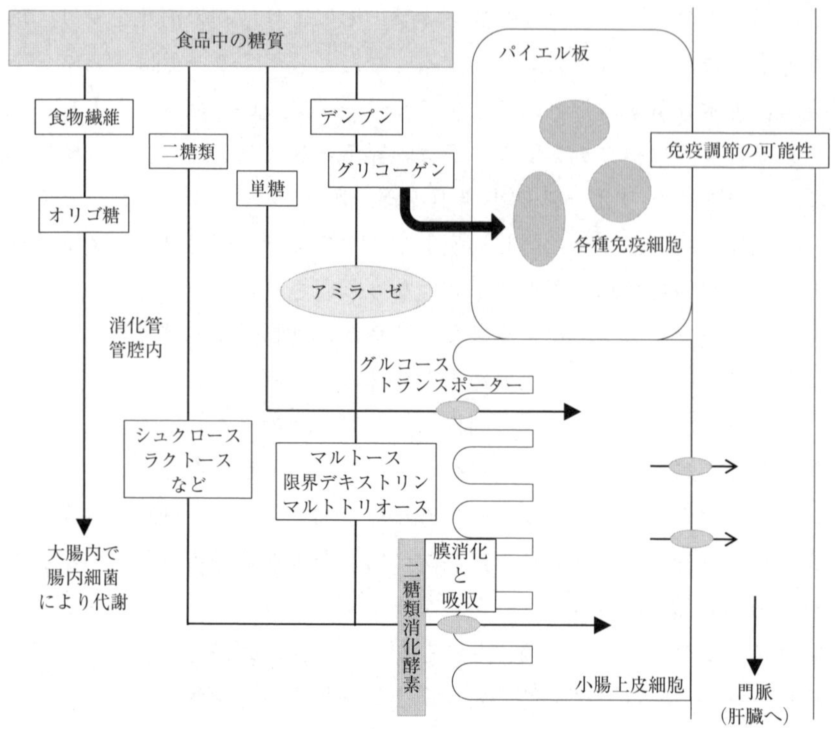

図2-9　食品中の糖質の消化・吸収の概要

(宮澤陽夫監修『食品機能性成分の吸収・代謝機構』 第３章糖質１概観：糖質の消化・吸収・代謝・体内動態，pp.109-115，シーエムシー出版より一部改変)

(4) 糖質の消化過程と疾病との関連

上述のように糖質の消化過程にはその構造に対応した糖加水分解酵素が関与しているが，我々ヒトを含めて，食品中で最も重要な糖質はグルコースであり，グルコース源となるデンプンの消化過程は疾患との関与も知られている。

デンプン消化に関わる重要な酵素にαグルコシダーゼがあるが，この酵素を阻害することを機序とした医薬品，特定保健用食品が開発，使用されている。糖尿病の治療においては血糖値の制御が最も重要であるが，αグルコシダーゼを阻害することで腸管からのグルコース吸収を緩やかにし，血糖値の上昇を抑制するという作用機序を有する糖尿病治療薬（αGI）が利用されている。トウチエキスやグァバ葉ポリフェノールにはαグルコシダーゼ阻害活性があることが明らかにされており，それらの食品因子を有効成分とした特定保健用食品が開発されている。

またグルコースを経口摂取すると，静脈注射した際に比べて，血中インスリン濃度が高くなる現象が知られているが，この現象に関与している生体内因子としてインクレチンが近年注目されている。インクレチンは，血糖値を低下させるインスリン作用を増強させる作用を有するが，生体内では分泌後，速やかに分解されてしまう。この分解酵素を阻害することでインクレチン作用を増強させる新たな糖尿病治療薬が認可され，使用されているが，最近になりαGIとして利用されていた薬剤のいくつかがインクレチンを誘導する作用を有していることが報告され，消化過程を阻害して吸収を緩やかにすることとインクレチンとの関連が盛んに研究されている。腸管内における糖質の消化・吸収過程が生体の内分泌系と密接に関与していることを示唆しており，非常に興味深いだけでなく，食と健康の関わりを考える上でも重要な視点になりうる可能性を秘めている。

演習課題

デンプンとグリコーゲンを除いた多糖類を我々ヒトは直接栄養として利用することはできないが，栄養価はゼロではない。その理由を調べてまとめてみよう。

参考文献

1．中谷延二，小城勝相編『食健康科学』，放送大学教育振興会（2009）
2．上野川修一，田之倉優編『食品の科学』，東京化学同人（2005）
3．小田裕昭，加藤久典，関泰一郎編『健康栄養学―健康科学としての栄養生理化学―』（第２版），共立出版（2014）
4．厚生労働省「日本人の食事摂取基準（2015 年版）」
5．宮澤陽夫監修『食品機能性成分の吸収・代謝機構』第３章糖質　１概観：糖質の消化・吸収・代謝・体内動態，pp.109-115，シーエムシー出版（2013）

3　脂質（1）食品に含まれる脂質・消化・吸収

佐藤隆一郎

《目標＆ポイント》 脂質はエネルギー効率の最も高い栄養素である。水に不溶で有機溶媒に溶解する特徴を持つ。脂質には中性脂肪，リン脂質，コレステロールなどがある。それらの構造と化学特性を解説する。またその消化・吸収機構について講義を行う。

《キーワード》 脂質，中性脂肪，コレステロール，リン脂質，脂肪酸

1．食品に含まれる脂質

食品に含まれる脂質の大部分は，トリアシルグリセロール（トリグリセリドとも表記する）を主成分とする中性脂肪である。国民栄養・健康調査の結果によると，ここ数年の日本人男女の平均脂質摂取量は1日約55グラム程度である。食品に含まれる中性脂肪のことを油脂とも呼ぶ。体内でトリアシルグリセロールを豊富に貯蔵する組織を脂肪組織と呼ぶが，油脂組織とは呼ばないように脂肪と油脂は使い分けがされている。脂質はヘキサン，エーテル，クロロホルム，アセトンなどの有機溶媒に可溶なものを総称しており，トリアシルグリセロール以外のコレステロール，リン脂質，糖脂質なども含んでいる。脂質は生体にとっては，

（1）エネルギー源として活用される。

（2）細胞膜の構成成分として機能する。

（3）生理活性物質として作用する。

などの機能を有する化合物である。

(1) 脂質の種類と構造

脂質は，単純脂質，複合脂質，誘導脂質，その他の脂質に大別される(表3-1)。単純脂質は脂肪酸とグリセロール/アルコールがエステル結合した構造を有し，複合脂質はその他にリン酸，糖などが結合した構造を有する。誘導脂質は単純脂質から誘導されてできる脂質などを含み，その他の脂質はこれらに含まれない脂溶性成分をいう。

1）単純脂質

・トリアシルグリセロール

食品中の脂質の大半はトリアシルグリセロールからなる。構造としては，グリセロールに3分子の脂肪酸がエステル結合した形をとる（図3-1）。

食品の主たる脂質であるトリアシルグリセロールの比重は水より低く，15℃で0.91～0.95程度の範囲にある。従って，ドレッシングなどを静置すると2層に分かれ，水層は下層に，油脂層は上層になる。トリ

表3-1　脂質の種類

種類			構成成分
単純脂質		アシルグリセロール ロウ（ワックス） ステロールエステル	脂肪酸・グリセロール 脂肪酸・一価長鎖（高級）アルコール 脂肪酸・ステロール
複合脂質	リン脂質	グリセロリン脂質 スフィンゴリン脂質	脂肪酸・グリセロール・リン酸・塩基 脂肪酸・スフィンゴシン・リン酸・塩基
	糖脂質	グリセロ糖脂質 スフィンゴ糖脂質	脂肪酸・グリセロール・糖 脂肪酸・スフィンゴシン・糖
誘導脂質			脂肪酸，ステロール，脂肪族アルコール
その他の脂質			脂溶性ビタミン，脂溶性色素，炭化水素，香気成分

（小城勝相，清水誠編著『食と健康』放送大学教育振興会，2012，p.43より引用）
（吉村悦郎，佐藤隆一郎編著『食と健康』放送大学教育振興会，2018，p.49より引用）

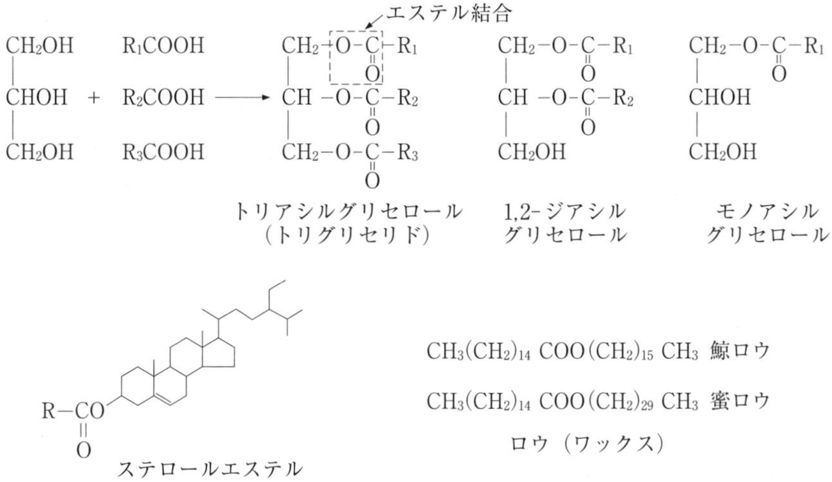

エステル結合

CH_2OH / $CHOH$ / CH_2OH ＋ R_1COOH / R_2COOH / R_3COOH ⟶

$CH_2-O-C(=O)-R_1$ / $CH-O-C(=O)-R_2$ / $CH_2-O-C(=O)-R_3$
トリアシルグリセロール（トリグリセリド）

$CH_2-O-C(=O)-R_1$ / $CH-O-C(=O)-R_2$ / CH_2OH
1,2-ジアシルグリセロール

$CH_2-O-C(=O)-R_1$ / $CHOH$ / CH_2OH
モノアシルグリセロール

R−CO(=O)
ステロールエステル

$CH_3(CH_2)_{14}\ COO(CH_2)_{15}\ CH_3$　鯨ロウ

$CH_3(CH_2)_{14}\ COO(CH_2)_{29}\ CH_3$　蜜ロウ

ロウ（ワックス）

図３-１　単純脂質の構造

（中谷延二，清水誠，小城勝相編著『食と健康―食品の成分と機能』放送大学教育振興会，2006，p.40）
（吉村悦郎，佐藤隆一郎編著『食と健康』放送大学教育振興会，2018，p.50）

アシルグリセロールは３分子の脂肪酸を含む構造をしているので，脂肪酸の種類により油脂の融点は異なる。すき焼きをした後に，牛の脂身が室温で固化するのに対して，植物油であるサラダ油が室温で液体であるのは融点の違いによる。二重結合を含む不飽和脂肪酸は含まない飽和脂肪酸より融点が低い。通常動物性脂肪は飽和脂肪酸を多く含み，植物性脂肪が不飽和脂肪酸を多く含むことから，室温での形状の違いとなって現れる。同じことは，乳脂肪から作られるバターが室温では溶けにくいのに対して，植物油を用いた加工食品であるマーガリンは室温で溶けやすいのもこの理由による。マーガリン，ショートニングの場合，不飽和脂肪酸の一部を水素添加して（硬化油と呼ぶ）融点を上げて，液状にならないように加工している。このようにトリアシルグリセロールの性質はそれを構成する３分子の脂肪酸の性質に大きく依存する。

・脂肪酸

脂肪酸は炭素が鎖状に結合している炭化水素鎖の末端にカルボキシル基（カルボキシ基とも記載される。-COOH）を持つ有機酸である。食品に含まれる脂肪酸の炭素数は14-22が多い。炭素数が８-12個程度の脂肪酸を中鎖脂肪酸と呼び，それより炭素数の少ないものを短鎖脂肪酸，多いものを長鎖脂肪酸と呼ぶ。炭素数の多い脂肪酸の方が融点は高い。また，短鎖，中鎖脂肪酸は乳製品に含まれる。

脂肪酸の炭化水素鎖のすべてが単結合のものを飽和脂肪酸，二重結合を持つものを不飽和脂肪酸，さらに二重結合を１個持つものを一価（モノ）不飽和脂肪酸，２個以上持つものを多価（ポリ）不飽和脂肪酸という（図３-２）。脂肪酸は慣用名で呼ばれる他に，炭素数と二重結合の数を示した簡略型でも呼ばれる。例えば，パルミチン酸は炭素数16で，二重結合が０であることより，$C_{16:0}$と表示される。オレイン酸は炭素

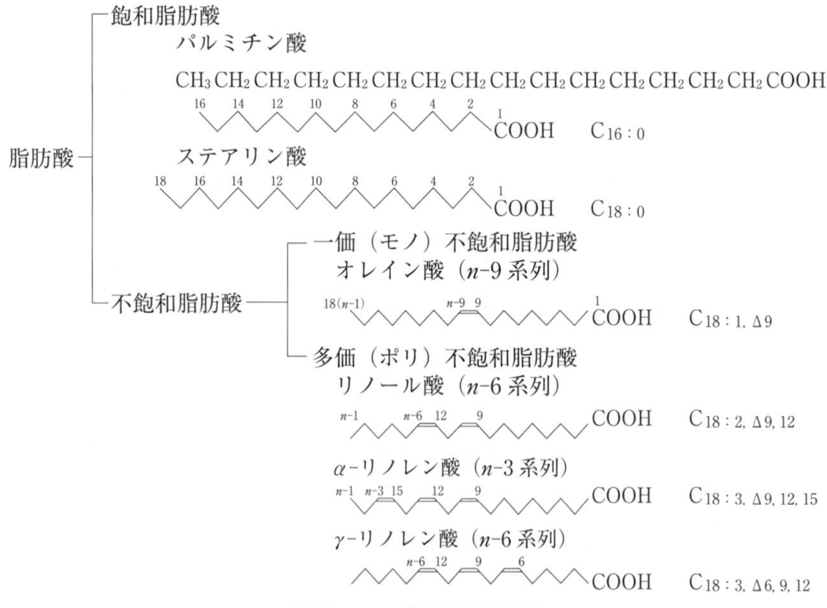

図３-２　脂肪酸の構造

（中谷延二，清水誠，小城勝相編著『食と健康―食品の成分と機能』放送大学教育振興会，2006，p.44）
（吉村悦郎，佐藤隆一郎編著『食と健康』放送大学教育振興会，2018，p.51）

数が18で，二重結合が1つであることから，$C_{18:1}$と表記される。

IUPAC（International Union of Pure and Applied Chemistry）による規則では，脂肪酸のカルボキシル基の炭素の番号を1として，末端のメチル基に向けて番号を順次増やしていく命名法がある。それに従うと，γ-リノレン酸は炭素数18，二重結合が3つで$C_{18:3}$と表記され，さらにカルボキシル基末端から数えて6位，9位，12位の炭素に二重結合が入っていることから，$C_{18:3,\ \Delta 6,9,12}$と示される。

一方，二重結合の位置から不飽和脂肪酸を分類する命名法もある。例えば，オレイン酸は末端メチル基から数えて9番目の炭素に二重結合が入るので，n-9（ω-9ともいう）系列の不飽和脂肪酸という。リノール酸はn-6，α-リノレン酸はn-3系列となる。ヒトの体内に摂取されたパルミチン酸は炭素数が16であるが，通常炭素2つをさらに延伸し，ステアリン酸へと代謝される。その後にさらに炭素数を2つずつ増やしてC_{20}，C_{22}の脂肪酸が作られる。同時に二重結合を挿入する酵素により二重結合を持つ不飽和脂肪酸も作られる。しかし，ヒトはΔ9，Δ6，Δ5，Δ4に二重結合を入れる酵素しか持ち合わせていない。炭素数18のステアリン酸から炭素数18のオレイン酸は，合成できるがn-6，n-3系列のリノール酸とα-リノレン酸を作ることはできない。また炭素数の延伸は必ずカルボキシル末端側に起こることから，メチル基末端から6番目，3番目の炭素よりメチル基側に二重結合が入ることはない。従って，n-3，n-6，n-9系列の不飽和脂肪酸は二重結合が増えても，炭素数が増えても，n-3系列はn-3，n-6系列はn-6，n-9系列はn-9の不飽和脂肪酸にしか形を変えることはない。その結果，ヒトはn-9系列の不飽和脂肪酸を体内で合成することができるものの，n-3，n-6系列は合成することができないことから，リノール酸とα-リノレン酸は必須脂肪酸として食事から摂取する必要がある。n-6系列はリノール酸，アラキドン酸，n-3系列はα-リノレン酸，エイコサペンタエン酸，ドコサヘキサエン酸が代表的な脂肪酸である。必須脂肪酸の欠乏は成長不良，皮膚障害などを引き起こすことが知られている。アラキドン酸はリノール酸から，エイコサペンタエン酸，ドコサヘキサエン酸はα-リノレン酸から，理論上合成してまかなうことはできるはずであるが，必ずしも十分量に達しないことから，これら３種類の多価不飽和脂肪酸も必須脂肪酸と見なされるようになった。

・ロウとステロールエステル

ロウは長鎖脂肪酸と一価高級アルコール（水酸基を１つ持ち，炭素数が６以上のアルコール）のエステルである。動物由来の鯨ロウ，蜜ロウ，羊毛ロウ，植物由来の木ロウなどがある（図３-１参照）。動植物の表皮脂質などに含まれ水の侵入を防ぐ役割を演じるが，食用としては重要とはいえない。

ステロールエステルはステロールの３位の水酸基と脂肪酸がエステル結合した化合物で，広く天然に存在し食品中にも含まれる。

２）複合脂質

リン酸を含むリン脂質，糖を含む糖脂質に分けることができる。

・リン脂質

リン脂質はグリセロリン脂質とスフィンゴリン脂質に分けられる。グリセロリン脂質はトリアシルグリセロールの３位のエステルがリン酸エステルになり，そこにアミンなどの塩基やアルコールが結合した形をとる（図３-３）。食品成分として大事な役割を演じている。リン脂質は２分子の脂肪酸部分が疎水性を保ち，３位に結合したリン酸と塩基が親水的な性質を帯びる。このように１つの分子中に疎水性部位と親水性部位を持つ分子を両親媒性分子と呼び，水にも油にも馴染むことができる。大豆，卵黄に多く含まれるホスファチジルコリン（別名レシチン）は，

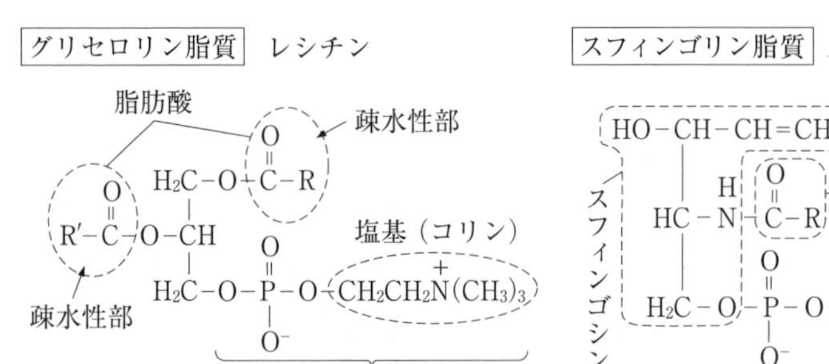

HC−N−C−R

H2C−O−P−O−CH2CH2N(CH3)3

塩基（コリン）

グリセロ糖脂質

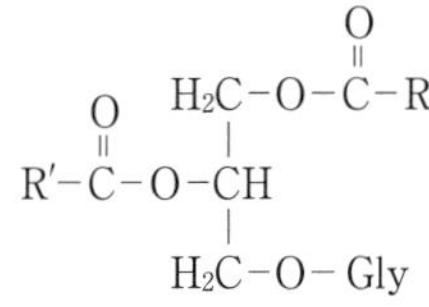

スフィンゴ糖脂質

HO−CH−CH＝CH−(CH2)12−CH3

HC−N−C−R

H2C−O−Gly

Gly：単糖，オリゴ糖

図3-3　複合脂質

（小城勝相，清水誠編著『食と健康』放送大学教育振興会，2012，p.48より引用）
（吉村悦郎，佐藤隆一郎編著『食と健康』放送大学教育振興会，2018，p.54より引用）

乳化性に優れており，天然の乳化剤として用いられる。マヨネーズはサラダ油が酢や卵の中に均一に混じっている食品で，ホスファチジルコリンの乳化特性を利用した食品といえる。マーガリン，ホイップクリームなどの乳化剤としても利用される。スフィンゴリン脂質は，脂肪酸のパルミチン酸とアミノ酸のセリンが縮合した後に合成されるセラミドにホスホコリンが反応してできる脂質である。

糖脂質は穀類にグリセロ糖脂質として，スフィンゴ糖脂質は動物の脳や神経組織に存在する。

3）誘導脂質

単純脂質から加水分解により生成されてくる脂肪酸，脂肪族アルコール，ステロールなどを誘導脂質という。

ステロールはステロイド骨格の3位に水酸基，17位に炭化水素鎖が連結しており，二重結合の数や位置，側鎖の違いにより多くの種類が存在する。コレステロールは動物性食品にしか含まれない。従って，植物油から作られた食用油は当然のこととしてコレステロールフリーである。植物性油脂に含まれるステロールは植物ステロールとも呼ばれ，β-シトステロール，フコステロール（ワカメ，ヒジキなどに含まれる），エルゴステロール（シイタケ，シメジなどに含まれる）などがある（図3-4）。

2．食品に含まれる脂質の化学的性質

先に述べたように食品に含まれる脂質の大部分はトリアシルグリセロールであり，その性質は構成脂肪酸に大きく依存する（表3-2）。構

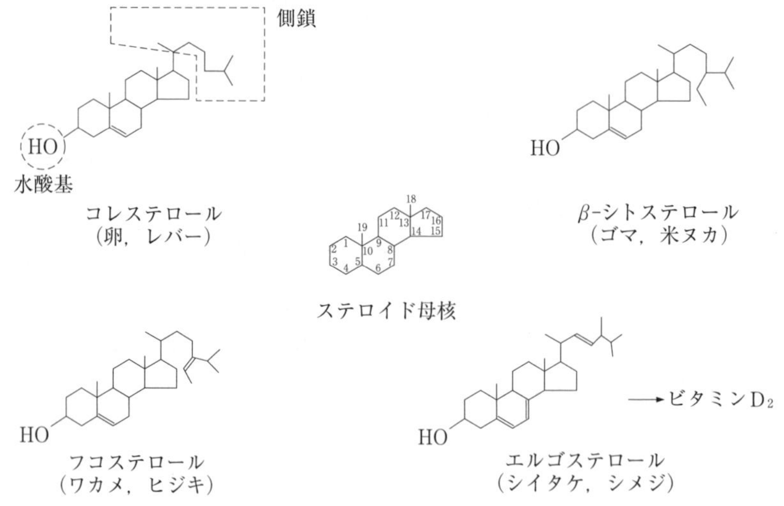

図3-4　主なステロールの構造

（中谷延二，清水誠，小城勝相編著『食と健康—食品の成分と機能』放送大学教育振興会，2006，p.41）
（吉村悦郎，佐藤隆一郎編著『食と健康』放送大学教育振興会，2018，p.55）

表3-2　食品中に含まれる脂質含量と脂肪酸組成の例

食品名	脂質 100 g 当たり			脂肪酸組成（脂肪酸 g ／総脂肪酸 100 g）											
	脂肪酸			炭素数：二重結合数											
	飽和 (g)	不飽和													
		M (g)	P (g)	8：0	10：0	12：0	14：0	16：0	18：0	18：1 n-9	18：2 n-6	18：3 n-3	20：4 n-6	20：5 n-3	22：6 n-3
サフラワー油（高リノール酸）	9.3	12.9	70.2	—	0	0	0.1	6.8	2.4	13.5	75.7	0.2	0	0	0
大豆油	14.9	22.1	55.8	—	0	0	0.1	10.6	4.3	23.5	53.5	6.6	0	0	0
ごま油	15.0	37.6	41.2	—	0	0	0	9.4	5.8	39.8	43.6	0.3	0	0	0
オリーブ油	13.3	74.0	7.2	—	0	0	0	10.4	3.1	77.3	7.0	0.6	0	0	0
ソフトタイプマーガリン	27.7	47.3	15.6	0.5	0.5	4.8	2.3	15.1	6.4	51.6	15.7	1.6	0	0	0
無塩バター	63.2	22.3	2.5	1.4	2.9	3.6	11.9	32.8	10.0	21.8	2.1	0.5	0.1	0	0
ラード（豚脂）	39.3	43.6	9.8	—	0.1	0.2	1.7	25.1	14.4	43.2	9.6	0.5	0.1	0	0
牛脂	41.1	45.1	3.6	—	0	0.1	2.5	26.1	15.7	45.5	3.7	0.2	0	0	0

（注）M：一価不飽和脂肪酸，P：多価不飽和脂肪酸

無塩バター：総脂肪酸 100 g 中，酪酸（4：0）3.7 g，ヘキサン酸（6：0）2.3 g を含む

（出所）日本食品標準成分表 2015 年版，脂肪酸成分表

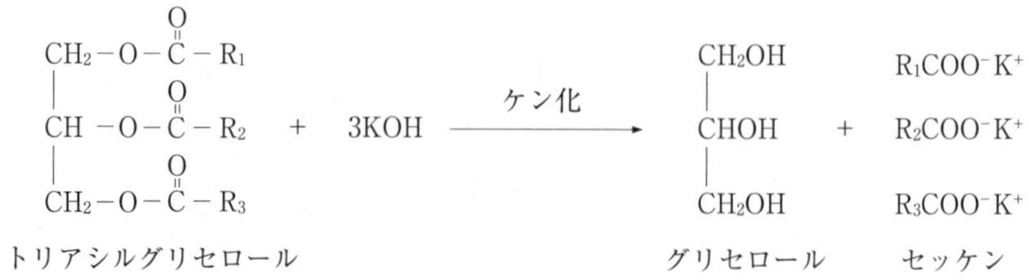

$$
\begin{array}{l}
\overset{O}{\overset{\|}{C}} \\
CH_2-O-C-R_1 \\
| \\
CH\ -O-\overset{O}{\overset{\|}{C}}-R_2 \\
| \\
CH_2-O-\overset{O}{\overset{\|}{C}}-R_3
\end{array}
\quad + \quad 3KOH \xrightarrow{\text{ケン化}}
\begin{array}{l}
CH_2OH \\
| \\
CHOH \\
| \\
CH_2OH
\end{array}
\quad + \quad
\begin{array}{l}
R_1COO^-K^+ \\
R_2COO^-K^+ \\
R_3COO^-K^+
\end{array}
$$

トリアシルグリセロール　　　　グリセロール　　セッケン

図3-5　油脂のケン化

（吉村悦郎，佐藤隆一郎編著『食と健康』放送大学教育振興会，2018，p.57より引用）

成脂肪酸の性質を評価する化学的試験により，ケン化価，ヨウ素価が指標として利用される。

脂質をアルカリで加水分解することをケン化という（図3-5）。ケン化によりトリアシルグリセロールはグリセロールとセッケンになる。ケン化価は脂質1gをケン化するのに用いる水酸化カリウムのmg数で表される。トリアシルグリセロールを構成する脂肪酸の炭素数が少なければ，トリアシルグリセロールの平均分子量は小さくなり，脂質1gのケン化に必要とされる水酸化カリウムの量は多くなる。それ故，短鎖脂肪酸の多く含まれる乳脂では，ケン化価は高くなり，長鎖脂肪酸を多く含む魚油では低くなる。

ヨウ素価は二重結合にヨウ素が付加することを利用して，二重結合の数を評価する。脂質100gに対して付加するヨウ素のg数で表す。ヨウ素価が高いほど二重結合が多く，低いほど少ないことを意味する。

3. 食品脂質の加工

食品に含まれる脂質は種々の加工処理により物理的，化学的性質を変化させることにより活用されている。

マーガリンはバターの代用品として作られたもので，バターの牛脂部分を植物性油で置換したものである。動物性脂肪が飽和脂肪酸リッチであることから，健康に良い不飽和脂肪酸を含む植物性油に置き換えたことにより需要が増えた。植物油は不飽和脂肪酸が多く含まれることから室温で液状となり，バターと同様の固形形成が困難である。そこで，植物油の不飽和脂肪酸の二重結合上の炭素の一部に水素原子を付加して飽和型の脂肪酸へと変化させ，融点を高くした。このように常温で固体または半固体状にした油を硬化油という。近年，硬化油製造過程で生成するトランス脂肪酸が，動脈硬化，心筋梗塞などの発症のリスクを高めると指摘され，諸外国では食品のトランス脂肪酸含有を規制する動きがある。

4. 食品中の脂質の酸化

植物油や落花生など脂質含量の高い食品を日の当たる所に放置すると，鼻をつく異臭を放つようになる。これは空気中の酸素により脂質が酸化され酸化物を形成し，その酸化物がさらに分解して揮発性のにおいを有する低分子化合物を生じるためである。このように空気中の酸素による酸化は自動酸化と呼ばれ，その他にも光増感酸化反応や酵素による酸化反応がある。

リノール酸を例にとり，空気中の酸素に接触して起こる自動酸化について図3-6に示した。一般に二重結合の隣にあるメチレン基は反応性が高い。リノール酸の場合，11位のメチレン基は両側の2つの二重結合に挟まれており活性化され，紫外線，可視光線，油脂中の金属などの作用で水素ラジカルが引き抜かれやすい活性メチレン基と呼ばれる。その結果，11位の炭素は電子が1個残った脂肪酸ラジカル（L・）となる。すると9位，10位間の二重結合と12位，13位間の二重結合が左右に移動する。この9，10，12，13位のラジカルに酸素分子が結合したペルオキシラジカル（LOO・）は，他のリノール酸の活性メチレン基

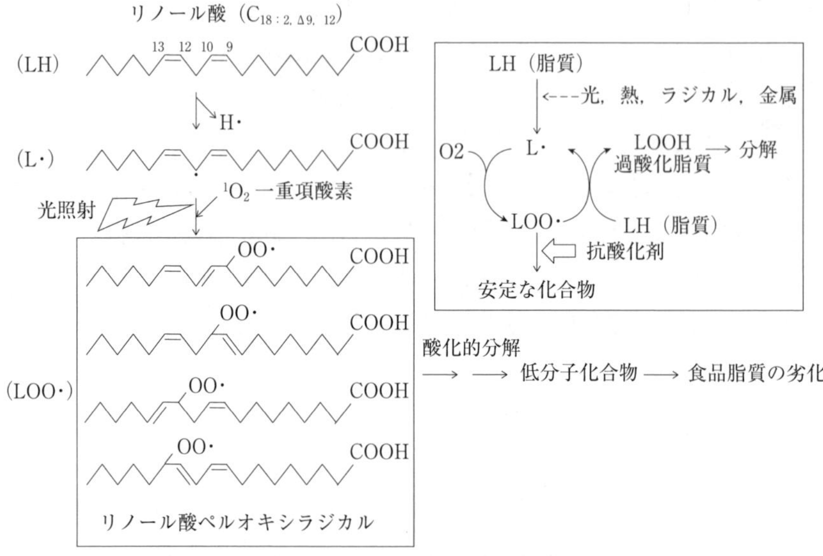

図3-6　リノール酸の酸化

から水素ラジカルを引き抜いてヒドロペルオキシド（過酸化脂質 LOOH）となる。こうして連鎖的に脂質ラジカルの生成が行われることから，ラジカル連鎖反応と呼ばれる。

酸化初期まで酸化生成物はヒドロペルオキシド（過酸化脂質）が主であるが，反応がさらに進むとラジカル同士が結合し，非ラジカル生成物を生じるようになる。はじめは二量体が形成され，さらには多くのラジカルが結合して多量体となる。このように酸化が進むと油脂の粘度が高くなり食感が悪くなる。ラジカル同士が結合すると連鎖反応は停止する。蓄積された過酸化脂質は分解され，低分子のカルボン酸，アルコール，アルデヒド，エポキシドなどが生成され，不快臭や着色の原因となる。

脂肪酸の酸化は二重結合の数が多くなるほど生じやすく，第一段階目の水素ラジカル引き抜き速度，それに続く過酸化速度が高まる。オレイン酸（$C_{18:1}$）の酸化速度を1とすると，リノール酸（$C_{18:2}$）は20倍程度，リノレン酸（$C_{18:3}$）は50倍程度，エイコサペンタエン酸（$C_{20:5}$）は300倍程度とされている。魚油は非常に酸化されやすい油ということができる。

（1）酸化防止

食品に含まれる脂質の酸化を防止するためには，酸化を促進する因子を取り除くことが有効である。

(a) 光から遮る。暗所保存。

(b) 酸素供給を抑える。脱酸素剤の使用や真空包装，窒素置換など。

(c) 低温保存。酸化速度を遅くする。

(d) キレート剤で金属イオンを捕捉する。

(e) 抗酸化剤の添加。

抗酸化剤は，脂質ペルオキシラジカル（LOO・）に水素ラジカルを供与して過酸化脂質（ヒドロペルオキシド）に変換することにより，脂質ペルオキシラジカルによる新たな脂肪酸からの水素ラジカルの引き抜きを抑えることができる。このような水素ラジカルを供与できる物質を抗酸化剤という。ラジカル捕捉型の天然の抗酸化剤には，トコフェロール（ビタミンE）や野菜，果物に含まれるクロロゲン酸などのコーヒー酸誘導体，ケルセチン（タマネギなどに含まれる）などのフラボノイド，お茶のカテキン類などがある。クエン酸やリンゴ酸などの有機酸やケルセチンを代表とするフラボノイドには，酸化反応の引き金となる金属のキレート効果もある。

5. 脂質の消化・吸収

経口摂取された食品中の脂質（その大半はトリアシルグリセロールである）は，口腔，食道，胃内に分泌されるリパーゼ（脂質分解酵素）により，その一部が消化されるが，その割合は少ない。消化・吸収のほとんどは小腸で行われる。そもそも胃・小腸の消化管内の環境は水溶性環境であり，脂質はそこに溶け込むことはできない。食事を摂取し胃に食事内容物が到達すると，その刺激は肝臓の裏側に位置する胆のうへと伝達され，胆のうが収縮することにより，そこに蓄えられていた胆汁（主たる成分は胆汁酸）が小腸上部の十二指腸に分泌され，食事由来の脂質を懸濁状態にすること（乳化）によりリパーゼが反応しやすくなる（図３-７）。胆汁酸は肝臓でコレステロールから生成され，親水性部位と疎水性部位を分子内に持つ両親媒性構造をしていることから，乳化活性を有する。肝臓で合成された胆汁酸は，アミノ酸のグリシンもしくはタウリンを付加した抱合型胆汁酸として小腸上部，十二指腸に分泌される。こうして食品由来の脂質と胆汁酸が懸濁状態を作り出すと，膵臓から分泌されたリパーゼが効率よく脂質を消化する。胆汁酸は小腸下部でその大半が吸収され肝臓に戻り，再び胆汁成分として分泌される。この様な循環を腸肝循環と呼ぶ。やがて，胆汁酸は糞の成分として体外へ排出さ

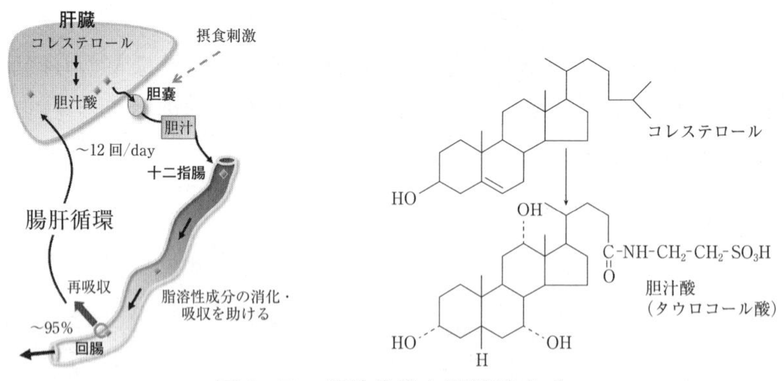

図３-７　胆汁分泌と胆汁酸合成

れる。小腸管腔内では，トリアシルグリセロールは１位と３位の脂肪酸が切断され，グリセロールの２位に脂肪酸を持つ２-アシルグリセロールと２分子の脂肪酸へと消化される。食品中のコレステロールエステルもコレステロールと１分子の脂肪酸へと消化される。小腸における脂質の吸収機構は不明な点が多いが，コレステロールは特異的なトランスポーターNPC1L1により輸送されると考えられている。小腸上皮細胞内に取り込まれた後に，２-アシルグリセロールは再び２分子の脂肪酸を結合し，トリアシルグリセロールに形を戻し，その後吸収経路に乗る。同様にコレステロールも再びコレステロールエステルとなる。いずれの脂質もカイロミクロンと呼ばれるリポタンパク質に取り込まれ，リンパ液中に放出され，やがて血液へと輸送される。

演習課題

いろいろな食品の脂質含有量と脂肪酸組成を調べ，比較してみよう。

参考文献

１．小城勝相，清水誠編『食と健康』放送大学教育振興会（2012）
２．久保田紀久枝，森光康次郎編『食品学 ―― 食品成分と機能性』東京化学同人（2016）

4　タンパク質（1）食品に含まれるタンパク質・消化・吸収

三浦　豊

《目標＆ポイント》　食品中には多くのタンパク質が含まれているが，それらの多くは生体内で最終的にアミノ酸にまで分解されてから利用される。タンパク質を構成しているアミノ酸は約20種類であり，アミノ酸の組成によりタンパク質の性質は大きく変化する。また食品中のタンパク質は摂取後，消化管内で消化酵素によりペプチド，アミノ酸にまで加水分解され，ペプチドまたはアミノ酸の形で吸収される。タンパク質の性質は構成するアミノ酸の種類によって決まるが，分解途中のペプチドにも固有の生理活性を有するものが報告されている。ここではアミノ酸の性質，タンパク質の構造を基盤に，食品中のアミノ酸・タンパク質の機能を解説する。
《キーワード》　アミノ酸，ペプチド，ペプチド結合，立体構造，食品タンパク質，消化酵素，アミノ酸輸送体

1．はじめに

タンパク質は，我々ヒトを含めたすべての生物の身体の主要な成分であり，筋肉，骨，皮膚，内臓などすべての組織の構成成分として重要である。生体内で作用している酵素，抗体もタンパク質であり，身体を構築しているだけでなく，生体内で起こる反応のほぼすべてに関わる成分として，生命維持において最も重要な物質である。タンパク質を示す英語 protein の語源は，ギリシャ語の prōteîos であり，その意味が「第1位のもの」であることも，生物にとってのタンパク質の重要性を示して

いる。

タンパク質は3大栄養素（糖質，脂質，タンパク質）の一つであり，生命を維持するために摂取することが必須である。食品を構成している様々なタンパク質を食べ，その構成要素であるアミノ酸を吸収し，利用することにより，ヒトは自身の身体を構築しているタンパク質を合成し，生命活動を維持している。また食事から摂取したアミノ酸はタンパク質以外の生理的に重要な物質の合成原料としても利用される。

2. アミノ酸・タンパク質の構造と化学的性質

（1）アミノ酸の化学的性質

すべてのタンパク質はアミノ酸から構成されている。アミノ酸は分子内にアミノ基とカルボキシル基を有する化合物のことを指し，天然には数百種類以上のアミノ酸が存在している。アミノ酸の基本構造を図4-1に示したが，アミノ酸ごとに異なる構造を有するR基が水素であるグリシンを除いて，アミノ酸は不斉炭素を有するため光学異性体が存在する。生体のタンパク質はすべてL型のアミノ酸から合成される。一方，天然にはD型アミノ酸も存在しており，食品や生体中にもわずかではあるがD型アミノ酸が存在している。甘みを呈することが知られているD型アミノ酸の生体内での機能については明らかになっていない点が多いが，脳に比較的多く存在し，神経系に関係しているとの報告

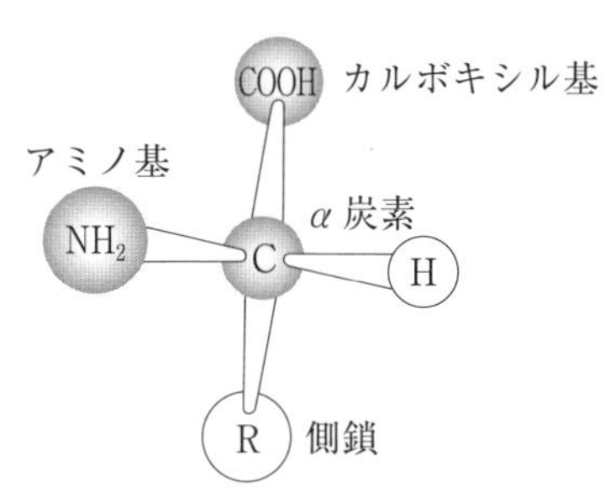

図4-1　アミノ酸の基本構造

（伊東孝祐著，上野川修一，田之倉優編『食品の科学』東京化学同人（2005）より）

もある。また近年，発酵食品中に比較的多くのD型アミノ酸が存在しているとの報告もあり，その作用に興味がもたれている。

アミノ酸のアミノ基とカルボキシル基は脱水結合を形成することができ，この結合をペプチド結合と呼ぶ（図4-2）。アミノ酸が複数個結合したものをペプチドと呼び，アミノ酸2つが結合したものをジペプチド，3つ結合したものをトリペプチドと称する。アミノ酸10個程度が結合したペプチドはオリゴペプチドと呼ばれる。タンパク質は数十個以上のアミノ酸が結合した鎖状のものを指すことが多いが，ポリペプチドとの呼び方もあり，何個までがオリゴペプチドで，何個以上結合したものをタンパク質と呼ぶという明確な決まりはない。

タンパク質を構成するアミノ酸の種類は20個（厳密には特殊なタンパク質にのみ使用されるセレノシステインと呼ばれる特殊なアミノ酸があるため21個）であり，その構造はDNAに記された遺伝情報に基づいて結合するアミノ酸が決定されており，その順番に従って合成される。このアミノ酸の順番のことを「アミノ酸配列」または「タンパク質の一次構造」と呼ぶ。すべてのタンパク質はそれぞれ固有のアミノ酸配列を有しており，例えば人体には数万種類の異なった配列を持つタンパク質が存在すると言われている。

アミノ酸はそれぞれ異なる化学的特性を有しているが，その性質を決

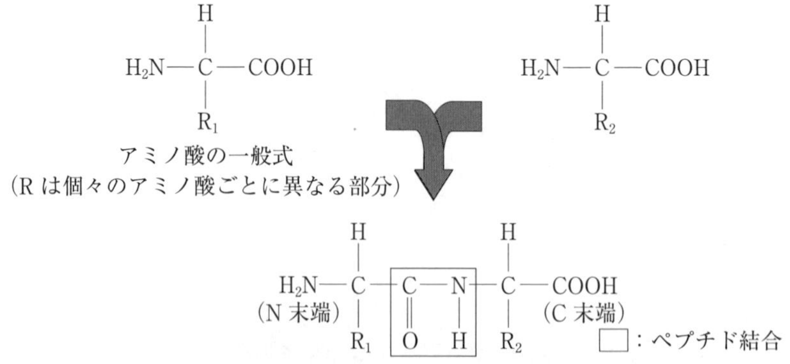

図4-2　アミノ酸同士が結合してペプチド結合が形成される

めているのは，不斉炭素に結合している置換基（側鎖と呼ばれ，図4-1ではRと表示されている）である。図4-3にタンパク質を構成する

脂肪族アミノ酸

アラニン（Ala, A）　バリン（Val, V）　ロイシン（Leu, L）　イソロイシン（Ile, I）

芳香族アミノ酸

フェニルアラニン（Phe, F）　チロシン（Tyr, Y）　トリプトファン（Trp, W）　ヒスチジン（His, H）

荷電アミノ酸

生体内の pH で正電荷を持つ　　生体内の pH で負電荷を持つ

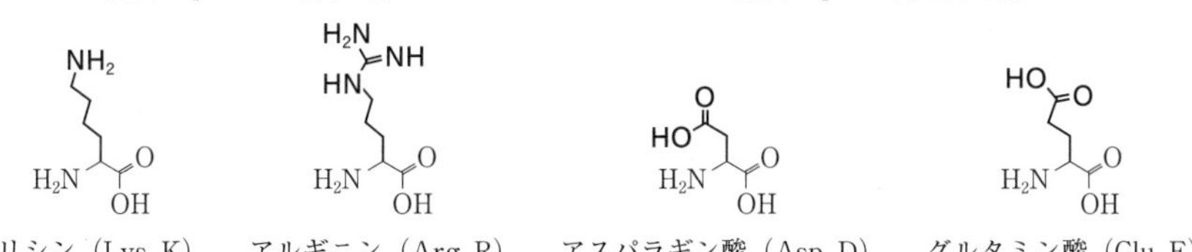

リシン（Lys, K）　アルギニン（Arg, R）　アスパラギン酸（Asp, D）　グルタミン酸（Glu, E）

極性アミノ酸

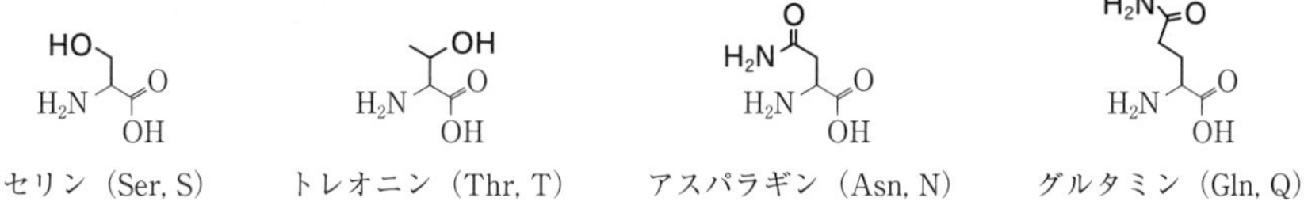

セリン（Ser, S）　トレオニン（Thr, T）　アスパラギン（Asn, N）　グルタミン（Gln, Q）

非極性アミノ酸

グリシン（Gly, G）　プロリン（Pro, P）　システイン（Cys, C）　メチオニン（Met, M）

20種類のアミノ酸の化学構造式を，側鎖の化学的性質やかたちをもとに分類して示した。太線で表示した部分がアミノ酸の側鎖である。（　）内には各アミノ酸の3文字表記と1文字表記を示した。

図4-3　20種類のアミノ酸の構造式

（伊東孝祐著，上野川修一，田之倉優編『食品の科学』東京化学同人（2005）より）

20種類のアミノ酸とその構造を示した。アミノ酸は側鎖の種類によって分類されることが多いが，以下はその例である（他の分類が行われることもある）。

・側鎖に炭化水素鎖を持つもの（脂肪族アミノ酸）

疎水性を示すので，疎水性アミノ酸と呼ぶこともある。

・ベンゼン環を持つもの（芳香族アミノ酸）

・荷電アミノ酸

生体内のpHで正電荷を持つものと負電荷を持つものがある。

・極性アミノ酸

ヒドロキシ基（-OH），アミノ基（$-NH_2$），カルボキシル基（-COOH），アミド基（$-CONH_2$）などを含む側鎖を持つアミノ酸は水に溶けやすく油に溶けにくい性質（親水性）を示すので，親水性アミノ酸と分類される。

・非極性アミノ酸

この中でも側鎖に硫黄原子を含むものは，含硫アミノ酸と呼ばれ，他のアミノ酸と区別されることもある。

タンパク質はアミノ酸がつながったものなので，どのような性質のアミノ酸がどのような順番で存在するかによってそれぞれのタンパク質の化学的性質も当然変わってくることになる。なお，アミノ酸は図4-3に記したように，3文字あるいは1文字で表記する場合もある。

（2）タンパク質の立体構造

多くのタンパク質は，一定の構造を持たない紐状のポリペプチド鎖ではなく，それぞれに固有の3次元構造（立体構造と呼ぶ）を持っている（図4-4）。ポリペプチド鎖が作る立体構造の最も基本的な要素は，αヘリックスと呼ばれるらせん構造とβ構造と呼ばれるシート状の構造であり，これらは二次構造と呼ばれる。細胞内の小胞体上のリボゾーム

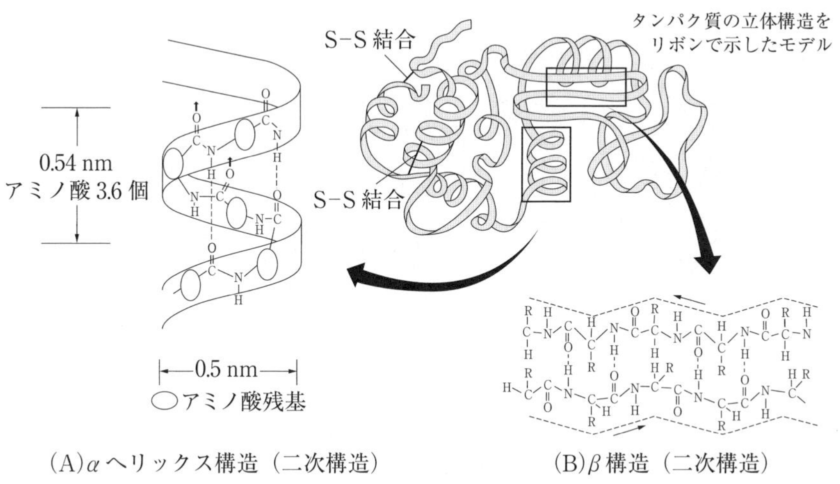

(A)αヘリックス構造（二次構造）　(B)β構造（二次構造）

図4−4　タンパク質の立体構造

（中谷延二，清水誠，小城勝相編著『食と健康 — 食品の成分と機能』放送大学教育振興会，2006，p.57 一部改変）

で合成され（第5章参照），二次構造が形成されたポリペプチド鎖は，さらに折りたたまれてそれぞれのタンパク質に固有の立体構造（三次構造）をとる。細胞質や血液など親水的な環境中に存在するタンパク質は，疎水性アミノ酸が多い部分を分子の内側に折りたたみ，親水性アミノ酸が多い部分を分子の外側に配置することで，水中でエネルギー的に安定な構造をとっている。また，アミノ酸の側鎖同士の間に形成されるイオン結合，水素結合，S−S結合（ジスルフィド結合，後述）なども，疎水結合とともに三次構造の構築に関わっている（図4−5）。細胞膜に存在する膜タンパク質では，脂質2重膜である細胞膜の内部が疎水的な環境であるため，膜脂質の疎水基と接触する部分に疎水性アミノ酸が集中して，膜貫通領域と呼ばれる部分が存在する。タンパク質によっては，三次構造をとった分子がいくつか集まって会合体（サブユニット構

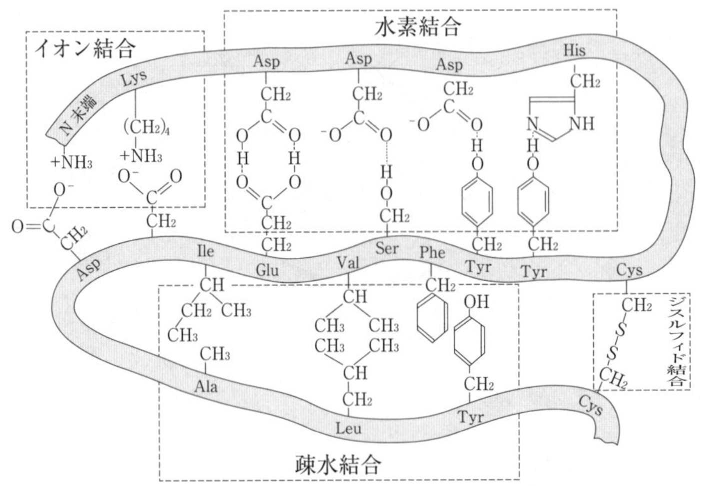

図4-5　タンパク質の三次構造形成に関わる分子内の相互作用
（中谷延二，清水誠，小城勝相編著『食と健康—食品の成分と機能』放送大学教育振興会，2006，p.57 より）

造）を形成するものがある。このようなものを四次構造と呼ぶ。タンパク質はこのような様々な立体構造によって固有の機能を発揮するようになるわけだが，それを決定しているのは究極的にはアミノ酸配列であり，それぞれのアミノ酸の化学的性質ということになる。

（3）タンパク質の修飾

遺伝子の情報をもとに合成されたポリペプチド鎖が，そのままタンパク質の最終的な構造や機能を決めるわけではない。タンパク質は合成された後も種々の修飾を受けることが知られており，それらの修飾がタンパク質に様々な機能を付与する。表4-1にその例を示した。

1）糖鎖による修飾

タンパク質の中のアスパラギン残基には，N-グリコシド型糖鎖と呼ばれる糖鎖が結合する。糖鎖が付加されるのは，アミノ酸配列の中に

表4-1　タンパク質の修飾

修飾の内容	修飾部位（例）	修飾タンパク質に付与される機能（例）
糖鎖の付加	Asnの側鎖（N-グリコシド型糖鎖） Ser, Thrの側鎖（O-グリコシド型糖鎖）	タンパク質の安定化，情報伝達 溶解性の向上，溶液の粘性上昇
リン酸の付加	Ser, Thrの側鎖 Tyrの側鎖	カルシウムイオンの結合 細胞内のシグナル伝達に関与
S-S結合の形成	Cysの側鎖	タンパク質の立体構造形成
金属の結合	His, Cysの側鎖	金属酵素の活性中心など
ヘムの結合	Hisの側鎖	酸素の結合（ヘモグロビンなど）
脂質の結合	タンパク質分子の疎水性表面	脂質の運搬（リポタンパク質など）

（小城勝相，清水誠編著『食と健康』放送大学教育振興会，2012，p.64より引用）

「－Asn－X－Ser（またはThr）－」という配列（Xは任意のアミノ酸）がある場合で，オリゴ糖転移酵素がその配列を認識してAsnの部分に糖鎖を付加する。セリン残基やトレオニン（スレオニン）残基の側鎖にはO-グリコシド型と呼ばれる糖鎖が結合するが，この場合は特定の配列は必要ない。糖鎖の付加はタンパク質の親水性を高めるだけでなく，タンパク質の生物活性や物理的・化学的性質も変化させる。糖鎖の結合したタンパク質を糖タンパク質（glycoprotein）と呼ぶ。

2）リン酸による修飾

「－Ser（Thr）－X－Glu（あるいはリン酸化されたSer）－」という配列があると，最初のセリン（トレオニン）残基のところにリン酸が付加（リン酸化）される。チロシン残基の側鎖もリン酸化される場合がある。リン酸基の負荷によりタンパク質の持つ静電的な性質が変化するだけでなく，リン酸基にはカルシウムを結合する性質があり，リン酸化はタンパク質の各種特性を変化させる。生物学的には，タンパク質のリン酸化は細胞での各種情報伝達経路の ON/OFF などに重要であり，リン酸基を付与する酵素（リン酸化酵素，キナーゼなどと称する）とリン酸基を外す酵素（脱リン酸化酵素，フォスファターゼなどと称する）は生体内で重要な役割を担っているが，これら酵素自身もタンパク質である。

3）S－S 結合

システインの側鎖のスルフヒドリル基（－SH）は，酸化状態では他の－SH と反応して S－S 結合を形成する，分子内でのこの反応は立体構造を変化させ，また分子間での反応はタンパク質分子同士を共有結合で連結することにより，安定な重合体形成を誘導する。

4）金属との結合

金属と結合することにより機能を発現しているタンパク質は多い。血中のヘモグロビンや筋肉中のミオグロビンは，ヘムと呼ばれるポルフィリン環の中に２価の鉄が配位した色素物質と結合しており，ヘムを介して酸素を結合する。タンパク質中のヒスチジン（イミダゾール基）やシステイン（SH 基）は，鉄や亜鉛をはじめ，各種の金属と結合する性質を持っており，活性発現に金属が必要な酵素（金属酵素）にとってこれらの残基は重要である。金属イオンの結合にはアミノ基，カルボキシル基，ペプチド結合のカルボニル基なども関わる。

5）脂質との結合

リポタンパク質と呼ばれるタンパク質は，脂質と結合して存在する。脂質は疎水性物質であるので，リポタンパク質を構成するタンパク質の分子表面には脂質と相互作用しやすい疎水性部分が存在する。細胞膜など疎水性環境下で作用を発揮するタンパク質には脂質と結合するものが多い。

3. 食品タンパク質とその特性

（１）主要な食品素材に含まれるタンパク質

我々が日常的に摂取している食料には様々なタンパク質が含まれているが，特にタンパク質を多く含む食料としては，乳，卵，肉，豆類などがある。それらの食料に含まれる主要なタンパク質の例を表４-２に示すとともに，それらの特性を示した。

１）カゼイン

カゼインは牛乳の主要なタンパク質であり，αs1，αs2，β，λなどの種類がある。カゼインを構成しているアミノ酸中の一部のセリン残基では側鎖にリン酸が結合しており，そこにカルシウムが結合するという特徴がある。そのため，カゼインはカルシウムを介して互いに結合し，カ

表４-２　代表的な食品タンパク質とその特性

食料素材	タンパク質名	特性
鶏卵	オボアルブミン	卵白の主要タンパク質
	オボムコイド	糖タンパク質，タンパク分解酵素を阻害
牛乳	カゼイン（αs1, αs2, β, κ）	牛乳の主要タンパク質，チーズの原料 リン酸化タンパク質，ミセルを形成
	β-ラクトグロブリン	乳清タンパク質，レチノール結合性
	α-ラクトアルブミン	乳清タンパク質，乳糖合成に関与
	ラクトフェリン	鉄結合性の糖タンパク質，抗炎症作用
畜肉	アクチン，ミオシン	筋原線維タンパク質，筋肉の収縮
	ミオグロビン	ヘム鉄結合タンパク質，肉の赤色の原因
	コラーゲン	三重らせん構造の繊維状タンパク質，皮膚や軟骨の成分
大豆	グリシニン	貯蔵タンパク質
小麦	グリアジン	パン生地の形成，生地の粘性に関与
	グルテニン	パン生地の形成，生地の弾性に関与

（小城勝相，清水誠編著『食と健康』放送大学教育振興会，2012，p.66より引用）

ゼインミセルと呼ばれる大きな会合体を形成する。牛乳が白く濁っているのはカゼインミセルが光散乱を起こすためである。

2）オボアルブミン

オボアルブミンは鶏卵卵白に含まれるタンパク質の50％以上を占める主要タンパク質で，糖鎖を持つ。

3）アクチン，ミオシン

アクチンやミオシンは筋肉組織を作っている筋細胞に含まれる繊維状のタンパク質（筋原線維タンパク質）で，筋肉の収縮に関わる。

4）コラーゲン

コラーゲンは皮や軟骨に含まれるタンパク質で，プロリンやグリシンの含有比率が高いポリペプチド鎖が３本らせん状に組み合わされた特異な構造をしている。またコラーゲンにはタンパク質が作られてから修飾を受けたヒドロキシプロリン，ヒドロキシリジンなど特殊な構造を有するアミノ酸が含まれている。このような特殊なアミノ酸の多くはタンパク質が合成され後に化学修飾を受けて生成する。

5）グルテニン

グルテニンは小麦の主要なタンパク質で，グルタミン酸やプロリンが豊富に含まれている。また，多くのS−S結合を形成する性質を持っている。

（2）タンパク質の栄養学的特性

生体内のタンパク質は，細胞や組織の構築，多様な生理機能の発現といった役割を担うために，本来の立体構造を維持し，特異的な機能を発揮しなければならない。しかし，食品として摂取するタンパク質には，通常そのような生物機能は期待されていない。その代わり，食品タンパク質に要求されるのは，体内でのタンパク質生合成に必要な原料（アミノ酸）の供給源やエネルギー源としての役割である。タンパク質の栄養価に関しては次章で詳しく解説する。

また，タンパク質は各種の加工学的特性（物性機能）を有しており，多彩でおいしい食品の製造・調理に欠かせない素材という側面を持つ。食品加工や調理のプロセスではしばしば加熱操作が用いられるが，ほとんどのタンパク質は加熱によって変性する。変性とはタンパク質が本来持っている立体構造が破壊され，その生物機能も消失することである。加熱以外にも，凍結，超高圧，酸処理，アルカリ処理，激しい攪拌などでタンパク質は変性する。変性したタンパク質は，多くの場合，消化酵素で分解されやすくなるので，生体にとっては好都合な変化といえる。また，変性によって新しい加工学的特性が生まれることも多い。

食品タンパク質が持つ加工学的特性としては凝集性，凝固性，ドウ形成性，ゲル形成性，乳化性，起泡性などが挙げられる。

このように，タンパク質の変性は多用な加工食品を生み出すために必要な特性である。

4. アミノ酸・タンパク質の消化・吸収

食品中のアミノ酸は摂取後，直接小腸から吸収される。一方，タンパク質は基本的にそのままの形で生体に取り込まれることはなく，消化管が分泌する消化酵素（タンパク質分解酵素）によって，分解されてから吸収される。

（1）タンパク質の消化（図4-6）

摂取されたタンパク質は胃内において胃酸の作用により変性し，高次構造が破壊され，消化されやすい形になる。すでに加工により変性されたタンパク質ではこの過程は大きな意味を持たないが，加工されていない生のタンパク質を摂取した場合（刺身などに代表される生食など）にはこの過程が重要な意味を持つ。タンパク質の消化には管腔内での消化

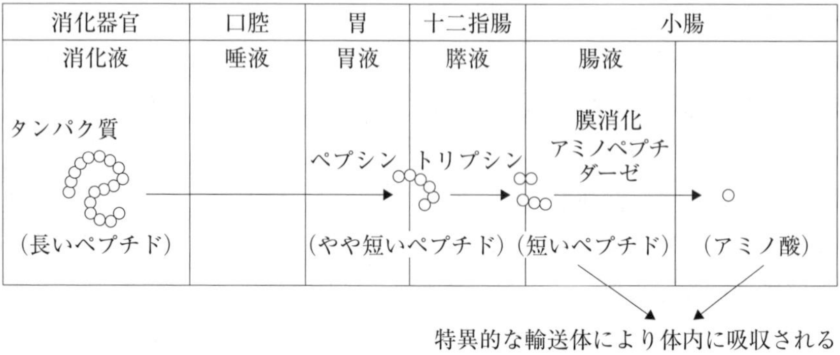

消化器官	口腔	胃	十二指腸	小腸	
消化液	唾液	胃液	膵液	腸液	
タンパク質		ペプシン	トリプシン	膜消化 アミノペプチダーゼ	
（長いペプチド）		（やや短いペプチド）		（短いペプチド）	（アミノ酸）

特異的な輸送体により体内に吸収される

図4-6　タンパク質の消化・吸収過程の概要

と膜消化（「第２章 糖質（１）糖質・消化」の項目を参照のこと）の２つの過程がある。管腔内消化の最初の段階は胃から分泌されるペプシン（胃の細胞からはペプシノーゲンの形で分泌され，胃酸によって活性化される自己触媒作用により部分的に分解されて活性型のペプシンになる）による大まかな分解である。この過程で固体のタンパク質は可溶化された後に，食塊として胃の蠕動運動によって，適切な速度で十二指腸に送られる。管腔内消化の次の段階は膵臓から分泌される種々の消化酵素（トリプシン，キモトリプシン，カルボキシペプチダーゼ，エラスターゼなど）による分解である。これらの消化酵素はそれぞれ基質特異性や作用様式（タンパク質の末端のペプチド結合を分解するエキソ型とタンパク質内部のペプチド結合を分解するエンド型に分かれる）が異なっており，最終的に摂取した食品タンパク質を最長で10個程度のオリゴペプチドから，トリペプチド，ジペプチド，アミノ酸にまで分解する。またペプシンと同様に膵消化酵素も不活型の形で分泌された後に十二指腸内で活性型に変換される。胃および膵臓の消化酵素は常に分泌されているのではなく，食物が胃に入ってきた刺激，胃から十二指腸に食塊が送られてきた刺激により適切なタイミングで分泌される仕組みが存在している。

最終的に小腸内で生成したアミノ酸，ペプチドのうち，アミノ酸鎖長4個以上のペプチドは最終消化段階として膜消化を受ける。膜消化に関わる酵素は消化管の上皮細胞の管腔側の刷子縁膜と呼ばれる膜上に存在している。数種類のアミノペプチダーゼ，エンドペプチダーゼなどいくつかの酵素が膜消化を担当していることが明らかになっており，膜消化によりオリゴペプチドはアミノ酸と低分子ペプチドに分解され，吸収されていく。

（2）アミノ酸・ペプチドの吸収

上述のように食品タンパク質は最終的に低分子のジ・トリペプチドと遊離のアミノ酸にまで消化されるが，ペプチドとアミノ酸の吸収過程は異なる仕組みで起きる。

遊離アミノ酸は消化管吸収上皮細胞に存在している12種類のアミノ酸輸送体（輸送体ごとにアミノ酸の特異性が決まっており，すべてのアミノ酸の輸送ができるようにカバーしている。表4-3を参照）により細胞内に取り込まれる。一方，低分子ペプチドはPEPT1と呼ばれる1種類の輸送体により取り込まれる。PEPT1は数千種類存在すると予想される様々な構造のジ・トリペプチドすべてを輸送することが知られている。これらの輸送はすべて能動輸送であるが，駆動力が異なっており，アミノ酸輸送は上皮細胞内のNa^+勾配を利用し，PEPT1の場合はH^+勾配を利用している。アミノ酸，ペプチドの輸送に関わる輸送体を表4-3にまとめた。細胞内に取り込まれたペプチドは細胞内に存在するペプチド分解酵素（ペプチダーゼ）によりアミノ酸にまで分解され，そのまま吸収されたアミノ酸と一緒に血管側に輸送され（表4-3に記載の側低膜に発現している輸送体を介する），門脈を経由して，体循環

表4-3　アミノ酸，ペプチド輸送体一覧

輸送体名	基質となるアミノ酸，ペプチド	発現場所
中性アミノ酸		
B^{0}	中性アミノ酸	刷子縁膜
ASC	Ala, Ser, Cys, Thr, Gln	刷子縁膜
$B^{0,+}$	中性アミノ酸，塩基性アミノ酸，β-Ala	刷子縁膜
L	中性アミノ酸（Pro を除く）	側低膜
T	Phe, Tyr, Trp	側低膜
A	Gly, Pro, Ala, Ser, Cys, Gln, Asn, His, Met	偏在
塩基性アミノ酸		
$b^{0,+}$	Arg, Lys, Orn, cystine	刷子縁膜
$y^{+}L$	Lys, Arg, Gln, His, Met, Leu	側低膜
酸性アミノ酸		
X^{-}_{AG}	Glu, Asp	刷子縁膜
Pro, Hyp, Gly		
PAT	Pro, Gly, Ala, GABA, β-Ala	刷子縁膜
IMINO	Pro, Hyp	刷子縁膜
βアミノ酸		
β	Tau, β-Ala	刷子縁膜
ペプチド		
PEPT1	全てのジ・トリペプチド	刷子縁膜

に供給されることになる。

食品タンパク質を消化・吸収する際に，アミノ酸として吸収する割合とペプチドとして吸収する割合がどの程度であるかについては議論が定まっていないが，ペプチドとしての吸収の寄与は少なくないと予想されている。なぜならば，ペプチド吸収はアミノ酸吸収よりも速度が速く（図4-7参照），またPEPT1は基質特異性が広く，投与したアミノ酸のバランスが吸収過程によって崩れにくいという利点があるためである。実際，消化管内の低分子ペプチドとアミノ酸の濃度を大まかに比較

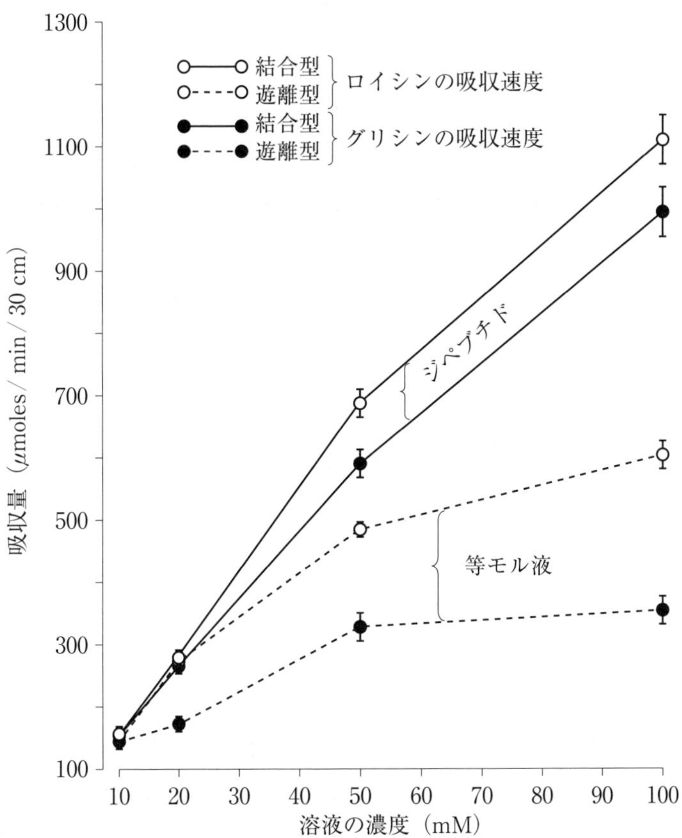

空腸にアミノ酸混合液とそのジペプチドを投与した際の吸収速度を比較した実験。アミノ酸よりもペプチドの輸送速度が速いことが判る。

図4-7　アミノ酸と低分子ペプチド輸送の比較

（野口忠他著『最新栄養化学』朝倉書店，2000より）

すると，消化産物として低分子ペプチドがアミノ酸の約2倍から3倍程度多く存在していることからもペプチド輸送の寄与の大きさが推測される。さらにアミノ酸輸送体が遺伝的に欠損している症状においてもペプチドとしてアミノ酸を投与すると正常人と同様の吸収を示すことが明らかになっていることも，ペプチド吸収の重要性を示唆している。

非常に数が多いことが予想されるペプチドの輸送をたった一つの輸送体である PEPT1 が担っていることは驚くべきことであり，疑問を呈する研究者もいたが，小腸でのペプチド吸収に関わる輸送体は PEPT1 のみであると結論されている。また PEPT1 とよく似た PEPT2 というトランスポーターも発見されているが，小腸以外でのペプチド輸送や薬物の輸送に関わっていることが明らかにされている。

5. アミノ酸・タンパク質の生理機能

(1) アミノ酸・ペプチドの生理機能

食品タンパク質を摂取し，最終的に血液中に供給されたアミノ酸は組織，細胞に取り込まれ，生体のタンパク質を合成するための材料として利用されたり，エネルギー源として利用されたりすることになるが，それ以外にもアミノ酸自身が生理作用を有する例が知られている。具体的には最も単純なアミノ酸であるグリシンが睡眠の質を改善する作用を有していることが報告されている。また疎水性アミノ酸であるロイシン，イソロイシン，バリンには筋肉などにおいてタンパク質合成を促進する作用を発揮することも明らかになっている。さらにこれら 3 つの疎水性アミノ酸は肝機能改善作用を有することも知られている。アミノ酸の中には免疫を活性化する作用を持つものも存在していることも明らかになっており，現在ではこれらの作用を元にした，アミノ酸を原料としたサプリメントや医薬品が開発され，利用されている。

またペプチドの中にも特異的な作用を有するものが知られている。細菌からヒトに至るまで普遍的に存在しているグルタチオンはその一例である。グルタチオンはグルタミン酸，システイン，グリシンが，この順でペプチド結合したトリペプチドである（L-γ-glutamyl-L-cysteinyl-glycine）。ただし，グルタミン酸とシステインの結合は通常のペプチド結合とは異なり，グルタミン酸側鎖のγ-カルボキシ基とシステイン主鎖のα-アミノ基の間に形成されている（γ-グルタミル結合と呼ぶ）。このためグルタチオンは，ペプチドでありながら，ほとんどのプロテアーゼに対して耐性であり，分解されない。グルタチオンは細胞内の主要な抗酸化成分として作用し，また毒物などを細胞外に排出することで，細胞を内的・外的な環境の変化から守る役割を果たしている。グルタチオンは日本薬局方に収載された医薬品であり，また健康や美容の維持に有用であるとして，サプリメントとして販売されている。さらに食品タンパク質が消化される過程で生じる部分ペプチドが特異的な生理作用を有する例も知られており，特定保健用食品やサプリメントとしての利用が進んでいる（後述）。

（2）タンパク質の生理機能

食品タンパク質を，経口摂取したときに，そのタンパク質が本来持っている生理的機能をそのまま利用できる場合がある。例えば，母乳中の抗体は，母乳を摂取した乳児の消化管内で感染を予防したり，アレルゲンの侵入を抑制したりする作用を有している。また，小麦のタンパク質中には，αアミラーゼを阻害する作用を持つタンパク質があり，これを食べると腸管内でのデンプンなどの消化が遅れるために，食後血糖値の上昇が抑制される。しかし，一般的に多くの食品タンパク質は，加工プロセスや消化管内での分解によって変性しており，また速やかに消化されるため，本来の機能は失われることが多い。

しかし，このような消化過程で生成するオリゴペプチドにいくつかの興味深い生理活性があることが近年明らかになった（表4-4）。食品タンパク質の消化物・分解物の中に，例えば，血圧上昇を抑制する機能を持ったペプチド，血中コレステロール上昇を抑制するペプチド，血中中性脂肪の上昇を抑制するペプチド，カルシウム吸収促進作用を持つペプチドなどが見出され，それらの一部は「特定保健用食品」の素材として利用されている。

表4-4　食品タンパク質由来の生理機能性ペプチドの例

由来タンパク質名	アミノ酸配列（配列番号*）	生理機能
β-カゼイン（牛乳）	YPFPG	鎮痛・オピオイド作用
グルテン（小麦）	GYYPT	鎮痛・オピオイド作用
ラクトフェリン（牛乳）	(17-41)*	抗菌作用
αs1-カゼイン（牛乳）	TTMPLW	マクロファージ活性化（免疫増強）
β-カゼイン（牛乳）	VPP, IPP	血圧上昇抑制
オボアルブミン（鶏卵）	FRADHPFL	血圧上昇抑制
アクチン（イワシ）	VY	血圧上昇抑制
ゴマタンパク質	LVY	血圧上昇抑制
血清アルブミン（ウシ血清）	(115-143)*など	インスリン様作用
β-ラクトグロブリン（牛乳）	IIAEK	血中コレステロール低下作用
ヘモグロビン（血液）	VVYP	血清中性脂質低下作用
β-コングリシニン（大豆）	(51-63)*など	摂食抑制作用
β-コングリシニン（大豆）	MITL	抗脱毛作用
β-カゼイン（牛乳）	(1-25)*など	カルシウム吸収促進

*(a－b) はそのタンパク質のN末端からa番目～b番目までのペプチドを示す。なお配列は1文字表記法で示した。

（小城勝相，清水誠編著『食と健康』放送大学教育振興会，2012，p.72より引用）

演習課題

ペプチドの中には特定保健用食品の関与成分として利用されているものが複数ある。そのうち一つを取り上げて，作用機構や実際にどのような形で利用されているか調べてみよう。

参考文献

1．上野川修一，田之倉優編『食品の科学』東京化学同人（2005）
2．宮澤陽夫監修『食品機能性成分の吸収・代謝機構』第１章アミノ酸，１概観：アミノ酸の吸収，pp.37-43，シーエムシー出版（2013）
3．宮澤陽夫監修『食品機能性成分の吸収・代謝機構』第２章タンパク質・ペプチド，１概観：タンパク質・ペプチドの消化・吸収・代謝・生理作用，pp.67-77，シーエムシー出版（2013）
4．中谷延二，小城勝相編『食健康科学』，放送大学教育振興会（2009）

5 タンパク質（2）生体内の代謝・その調節・機能

三浦　豊

《目標＆ポイント》 タンパク質は細胞を構成するタンパク質，血液中のタンパク質，酵素などは様々な役割を果たしている。これらタンパク質は食事から摂取したアミノ酸を原料として合成される。また生体内のタンパク質は分解され，分解で生じたアミノ酸は再利用されたり，他の物質に代謝されたりする。生体内のタンパク質を適正な状態に保つためには，食品からのアミノ酸の補給と適切なタンパク質代謝が重要である。ここでは生体内でのタンパク質代謝（合成と分解），生体にとって適切な食品タンパク質とはどのようなものであるかを示す栄養価，生体内でアミノ酸はどのように代謝されるかを解説し，タンパク質の健康維持における重要性を理解することを目的とする。

《キーワード》 タンパク質，代謝酵素，活性調節，アミノ酸

1．タンパク質代謝について

体重60 kgのヒトの体内にはおよそ9 kgのタンパク質が存在している。この中には組織を支える役割のタンパク質，細胞内の代謝経路を担う酵素，血液中で物質運搬に関与しているタンパク質，免疫に関与している抗体，細胞内で情報を伝達する役割を果たしている調節タンパク質など，多くの種類のタンパク質が含まれている。これらのタンパク質は第4章で解説したように遺伝情報に基づいて合成されているが，一度合成されたものがずっと使用され続けるわけではなく，一定の期間で分解され，再度新たに合成されている。これはある程度の期間使用したタン

パク質が変性などによりその機能を失うことがあったり，必要なタンパク質をその都度合成し，不要になった時点ですぐに壊したりすることで，適切な状態を保つ必要があるためである。タンパク質の寿命は，タンパク質ごとに大きく異なっており，例えば血液中のタンパク質の約半分を占めるアルブミンの半減期は17日から23日と言われている。一方でアルギナーゼという酵素の半減期は4，5日間であり，さらには半減期がわずか10分であり非常に頻繁に入れ替わっているオルニチンデカルボキシラーゼという酵素タンパク質も存在する。このようにタンパク質は常に合成と分解を繰り返しており，常に変化している外部環境に対応した代謝状態を維持することが可能となっている。このような状態を生体内ではタンパク質は動的平衡状態にあるといい，合成と分解の過程を合わせてターンオーバーと呼ぶ。分解により生じたアミノ酸はタンパク質合成の原料として再利用される以外に，他の生理活性物質に代謝されたり，体外に排出されたりするが，体内に存在する遊離のアミノ酸全体を指して，アミノ酸プールと呼ぶ。第4章で解説した過程により，食品タンパク質として摂取し，最終的にアミノ酸として吸収されたアミノ酸も，このアミノ酸プールに合流する。生体内でのタンパク質代謝の大きな流れと食品タンパク質の関連を図5-1に示した。

2. タンパク質の合成経路の概要と調節機構

タンパク質は既述のように遺伝子に記載された情報に基づいて合成され，さらに種々の修飾を受ける。ヒトの場合，タンパク質をコードしている遺伝子は約2万5千個あることが知られているが，生体内のタンパク質は約10万種類存在していることが明らかとなっている。この数字の大きな違いは1つの遺伝子から複数のタンパク質が作られる仕組みがあることに起因している。ここでは遺伝子の情報がタンパク質に変換さ

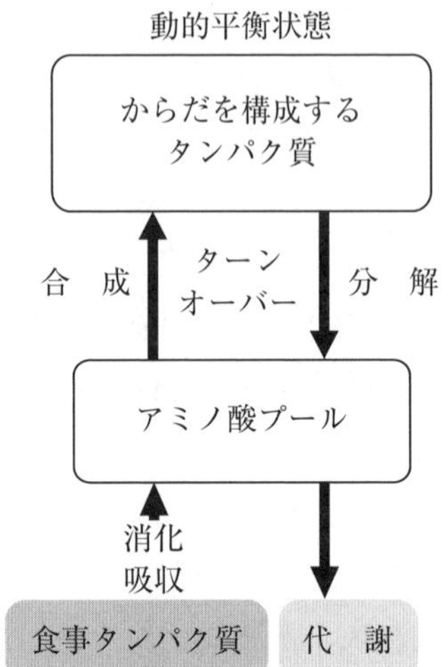

図5-1　タンパク質代謝の概要と食品タンパク質
（吉川正明著，上野川修一，田之倉優編『食品の科学』東京化学同人，2005，一部改変）

れる仕組みを概説するが，タンパク質合成の詳細な機構については生化学や分子生物学の教科書に詳しく記載されているので，そちらも参考にされたい。

遺伝子の分子実体は既知の通りDNAであるが，タンパク質の遺伝子はDNAからmRNAに転写され，転写されたmRNAがタンパク質へと翻訳される。このDNA→mRNA→タンパク質という流れはセントラルドグマと呼ばれる。RNAにはタンパク質合成の情報が写し取られたmRNA以外に，rRNAとtRNAが存在している。これらもDNAから転写され，この3つのRNAがタンパク質合成において主たる役割を果たしている（厳密にいうとRNAには低分子核内RNAやmiRNAなど他にも多くの分子種が存在し，複雑な制御に関与しているが，ここでは取り扱わない）。

DNAからRNAへの転写を触媒する酵素がRNAポリメラーゼであり，真核生物の場合，RNAポリメラーゼⅠが主としてrRNAを，RNAポリメラーゼⅡがmRNAを，RNAポリメラーゼⅢがtRNAを転写する。タンパク質をコードする遺伝子中にはタンパク質になる部分とならない部分が混在しており，前者をエキソン，後者をイントロンと呼ぶ。DNAからmRNAに転写される際には一度遺伝子部分全部が転写されて，長いmRNAが合成され，その後イントロン部分が取り除かれて，エキソンのみからなる成熟mRNAが合成される。この過程をスプライシングと呼び，場合によっては１つの遺伝子から異なるエキソンの組み合わせからなる複数種のmRNAが合成される（この現象を選択的スプライシングと呼び，遺伝子の数よりもタンパク質の数が多くなる１つの理由である）。これらの過程は核内で起きている。

合成された成熟mRNAは，いくつかの修飾を受けた後に，細胞質に移行し，mRNAの先端に存在しているキャップ構造と呼ばれる特殊な修飾を受けた部分を目印にして，複数のrRNAが結合し，さらに他の因子が結合して，リボゾームという複合体を形成する。このリボゾームがmRNA上を移動しながら，mRNAの遺伝情報を読み取り（mRNAの塩基３つが１つのアミノ酸に対応しており，これをコドンと呼ぶ），アミノ酸が結合したtRNAを順次結合させ（tRNAにはコドンに相補的に結合できる配列が存在しており，コドンに対応したアミノ酸を別の部分に結合している），tRNAのアミノ酸をリボゾーム上で順次結合していくことでタンパク質が合成される（この過程を翻訳過程と呼び，開始過程，伸長過程，終始過程の３つの過程に分けられ，それぞれの過程で多数の因子が関わることで調節されている）。合成が盛んに起きているmRNA上には複数のリボゾームが同時に結合した状態にあり，この状態をポリソームと呼ぶ。翻訳過程は細胞内の粗面小胞体上で行われる。

粗面小胞体上で合成されたタンパク質は，分子シャペロンと呼ばれるタンパク質の助けにより，立体構造を形成し，最終的に活性を持つタンパク質が作り上げられる。その後，小胞体から必要とされる場所へと運搬され，その役割を果たすことになる。

ここまでのタンパク質の合成過程の概要を図5-2に示したが，ここに示したものはあくまでも概要であり，既述のように詳細については他の教科書を参照されたい。

タンパク質の合成過程は，多くの段階で調節されている。遺伝子の転写速度を調節する，スプライシング過程を調節する，翻訳段階を調節するなど，非常に複雑な調節が行われている。タンパク質合成の調節には多くの因子が関与しているが，その主たるものはホルモンである。脳が外界の情報を感知し，視床下部においてその情報が統合され，適切な対

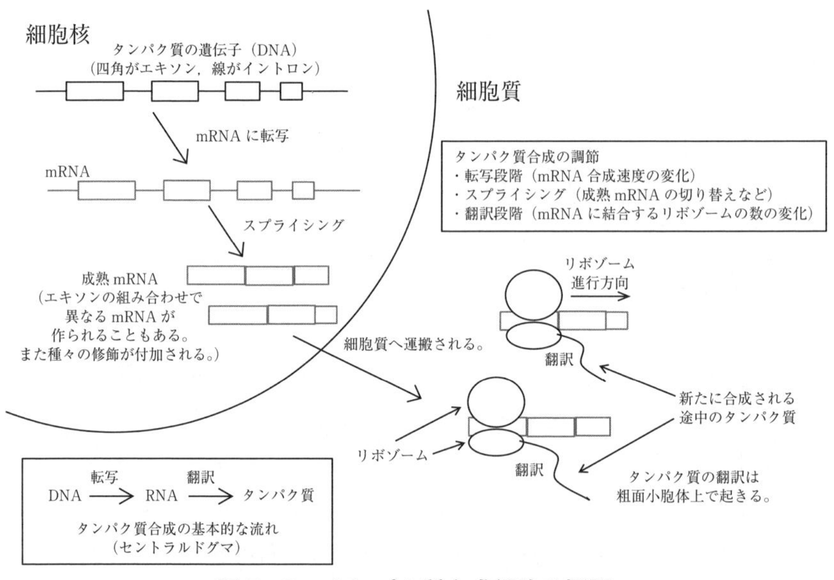

図5-2　タンパク質合成経路の概要

応が行われるように体の各部へと指示が出される。この際に血液を介した情報伝達に使われるのがホルモンであり，各種内分泌器官からホルモンが分泌され，標的臓器において，その作用を発揮する。例えば，ステロイドホルモンは主として遺伝子の転写を調節しており，核内に存在しているステロイドホルモンの受容体に結合した後に，遺伝子の転写を促進（場合によっては抑制）し，合成されるmRNA量を変化させることで，その作用を発揮する。鶏の卵白タンパク質であるオボアルブミンの遺伝子発現はステロイドホルモンの1つであるエストロジェンにより調節されているが，卵を産む前と産むようになった後ではそのmRNA合成速度が数百倍も異なることが知られている。

また糖代謝において中心的役割を果たしていることが知られているインスリン（詳細は第6章参照）は，タンパク質代謝においても重要な役割を果たしていることが知られている。特にインスリンはタンパク質合成を促進する作用を有しており，DNAの転写段階だけでなく，mRNAの翻訳過程を促進することでタンパク質合成を増加させることが明らかになっている。具体的には，インスリンが細胞膜上の受容体に結合し，受容体を起点とした信号が伝達される過程で，アミノ酸の細胞内への取り込みを促進し，また翻訳を開始する際に重要な役割を果たしている翻訳開始因子4E（eIF-4E）をその結合タンパク質（4EBP）から遊離させることで，翻訳過程の開始を促進することが明らかとなっている。さらにインスリンは翻訳の伸長過程も促進することが明らかとなっている。このようにインスリンはタンパク質合成の材料となるアミノ酸の細胞内の量を増加させ，また転写段階，翻訳段階を促進して，結果として細胞内でのタンパク質合成を亢進する作用を発揮する。

タンパク質合成に関与している因子はホルモン以外にもいくつか存在している。食事や食品中の因子もその1つであり，複雑なタンパク質合成過程のいくつかの段階での調節が知られている。例えば，絶食によりタンパク質合成に必要とされるアミノ酸が体内，ひいては細胞内に入ってこない状態に置かれた際には，体内のアミノ酸プールが減少することとなり，合成されるタンパク質のパターンや量が変化する。絶食時には生体の恒常性を維持するため，必要に応じて体のタンパク質（例えば筋肉タンパク質）を分解してアミノ酸を必要な臓器に優先的に供給し，生命維持に必要なタンパク質の合成を継続させることが知られている。また分子レベルでは，絶食時に mRNA あたりのリボゾームの数が減少してタンパク質合成の速度が遅くなるなどの変化も観察されており，食事からのアミノ酸の供給が生命維持に重要であることを示唆している。

さらに特定の食品因子がタンパク質合成を調節する例もある。分岐鎖アミノ酸（BCAA）であるロイシン，イソロイシン，バリンは筋肉，肝臓などの細胞に添加することでタンパク質合成を促進する作用を有することが明らかとなっている。この作用は分岐鎖アミノ酸を経口で摂取した際にも観察できる。第 4 章に記したように BCAA は多くの生理作用を有していることが明らかになっている。BCAA によるタンパク質合成促進作用の分子メカニズムはまだ完全には明らかになっていないが，BCAA 自身はその多彩な生理作用からサプリメントなどの成分として利用されている。

3. タンパク質の分解経路の概要と調節機構

前節ではタンパク質の合成過程やその調節について説明したが，既述のように体内のタンパク質は常に合成と分解を繰り返している。タンパク質の分解過程に関しては長い間その機構が不明であり，あまり注目されてこなかったが，近年タンパク質分解の機構が詳しく明らかになるとともに，タンパク質分解の生理的な重要性が注目されている。

体内（細胞内といっても良い）でタンパク質を分解する作用を有しているのはタンパク質分解酵素（プロテアーゼ）である。プロテアーゼは消化管内で食事から摂取したタンパク質を低分子ペプチド，アミノ酸まで分解する過程でも作用しているが，細胞内でも数多くのプロテアーゼがタンパク質分解に関与している。消化管内では胃や膵臓から分泌されたプロテアーゼ（消化酵素）が消化管内に存在するタンパク質をランダムに分解するが，細胞内でプロテアーゼがランダムに作用してしまうと生命活動を維持することができなくなってしまう。そのため細胞内でのタンパク質分解はプロテアーゼを特定の場所に貯めておき，分解したいタンパク質をプロテアーゼの貯蔵場所に持ってくる方法と細胞質内に存在していても特定の目印がついたタンパク質だけを分解するプロテアーゼを利用する方法の２つの方法で，制御されたタンパク質分解を行っている。これら２つの過程をプロテアソーム経路とオートファジーとそれぞれ呼ぶ。これら経路の概要を図５-３に示した。

まずプロテアソーム経路について説明する。プロテアソームとは細胞質内に存在する約100個のサブユニットからなる巨大タンパク質複合体であり，その分子量は250万である。大まかな形として円筒形をしており，分解すべきタンパク質を入り口から取り込んで，複合体内部で分解して，アミノ酸として細胞質内に放出するやり方でタンパク質を分解する。プロテアソームが分解するタンパク質には，ユビキチンと呼ばれる短いペプチドが結合しており，プロテアソームがユビキチン化されたタンパク質のみを分解することで，やみくもなタンパク質分解が起きないようにしている。細胞内で異常が生じ作用を発揮できなくなったタンパク質（例えば失活した酵素）やタンパク質合成の過程で正常に合成されなかったタンパク質などは細胞内で速やかにユビキチン化され（この過程には複数のユビキチン化酵素群が関与している），ユビキチン化され

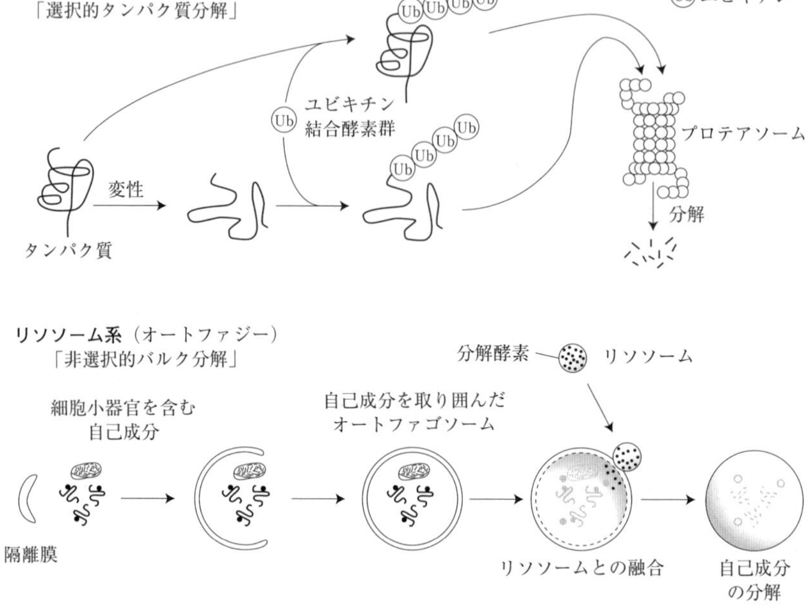

図5-3　細胞内でのタンパク質分解の概要

（小田裕昭，加藤久典，関泰一郎編『健康栄養学―健康科学としての栄養生理化学―』（第２版），共立出版，2014，p.43の図・一部改変）

たタンパク質はプロテアソームが認識し，速やかに分解される。つまりプロテアソーム経路は分解したいタンパク質をピンポイントで分解し，アミノ酸の再利用につなげることで，細胞内の恒常性を維持している。

一方で，オートファジー経路はもう少しアバウトな経路であり，特定のタンパク質ではなく，細胞内の特定の場所や小器官をまとめて分解する際に使われる経路である。細胞内に存在するプロテアーゼはリソソームという細胞小器官に局在している。オートファジー経路ではこのリソソーム内に存在しているプロテアーゼを使ってタンパク質を分解する。

まず細胞内で分解したい細胞小器官などを膜で包み小胞を形成し，他の部分から隔離した状態にする。その膜で包んだ小胞がリソソームと融合することで，リソソーム内に存在している各種プロテアーゼが小胞内に存在するタンパク質をアミノ酸まで分解する。このやり方だと，まだ使える部分まで分解してしまうように見え，一見非効率的な方法に思える。しかし，プロテアソーム経路が１つずつタンパク質を分解していくのに対して，オートファジー経路は多数のタンパク質を同時に分解でき，外界の変化に対して細胞内の環境を維持するためには，一気にタンパク質を分解して変化に対応することが必要な場合もある。例えば，絶食により食事からのアミノ酸供給が途絶えた場合，生命維持に必須ではないタンパク質を分解して，速やかに必要な場所にアミノ酸を供給する必要がある。そのようなケースではプロテアソーム経路による分解では間に合わず，オートファジー経路が重要な役割を果たすこととなる。実際に細胞内で分解する場所を包み込む過程の最初に必要となるタンパク質（LC3）の遺伝子を欠損させ，LC3を作れなくしたマウス（オートファジー経路が働かない状態のマウス）では出生直後に仔マウスが死亡してしまうことが明らかになっている。この現象は次のように説明される。胎児期には胎盤から十分な栄養が供給されているが，出生により仔マウスは一時的な強度の飢餓状態に置かれる。母乳を飲むことである程度の栄養は体内に取り込めるが，すぐに十分な栄養が取れる状態になるわけではない。そのため正常なマウスではオートファジー経路により体のタンパク質を分解し，アミノ酸を必要なところに再配分している。実際，出生直後には心筋においてもオートファジーが誘導され，心筋タンパク質が分解されていることが確認されている。オートファジー欠損マウスではこのような体内でのアミノ酸のやりくりができないため，死亡してしまうと考えられる。このような現象は，オートファジー経路が生命維持に如何に重要な役割を果たしているかを示している。

オートファジー経路は，上記のような必要に応じて誘導されるものと恒常的に細胞内で作用している２種類に分けることができると考えられている。前者を誘導性オートファジー，後者を基礎的オートファジーと呼んでいる。誘導性オートファジーの生理的意義は前述したが，基礎的オートファジーは細胞内の環境を維持する役割を有していると考えられている。さらにオートファジー経路は近年，がんを始め多くの疾病に関与していることも明らかになっており，その研究が益々盛んになっている。一方，プロテアソーム経路も免疫系において重要な役割を果たしていることが知られており，タンパク質分解経路が生命維持において極めて重要な意義を有していることは明らかである。

4. アミノ酸の代謝とタンパク質の栄養価

(1) アミノ酸の代謝

食事からタンパク質として摂取し，生体内でタンパク質を構成する材料となるアミノ酸は前述のように 20 種類（厳密には 21 種類，第 4 章参照のこと）であるが，これらのアミノ酸は大きく２つに分けることができる。すなわち，①体の中で合成できず，食物から摂取する必要があるものと，②体の中で合成することができ，食物から取り込む必要がないものの２つである。前者を必須アミノ酸（または不可欠アミノ酸）と，後者を非必須アミノ酸（または可欠アミノ酸）と呼ぶ。非必須アミノ酸を合成する際には，他のアミノ酸や糖の代謝物とアミノ基が原料となる。他のアミノ酸が材料になる場合の合成経路はアミノ酸ごとに異なっており，例えばフェニルアラニンのベンゼン環が水酸化されるとチロシンが合成されることになる。

アミノ酸からアミノ基が取れた化合物を α-ケト酸と呼ぶが，ケト酸の多くは糖代謝経路で重要な役割を果たしている（第６章で詳述）。アミノ基を転移する反応で重要な役割を果たしているのがグルタミン酸であり，体内でアミノ酸を代謝する際にはほとんどの場合，グルタミン酸が関与している（図５-４）。グルタミン酸に渡されたアミノ基はグルタミン酸脱水素酵素の作用によりアンモニアとして遊離する。遊離したアンモニアは強い細胞毒性を有しているため，直ちに毒性のない尿素に変換される。この経路を尿素回路と呼び，オルニチン，シトルリン，アルギニンの３つのアミノ酸が重要な役割を果たしている。

生体内でアミノ酸はタンパク質に合成される以外にも様々に代謝される。図５-４および図５-５に示したようにアミノ酸はグルコースに変換されたり（糖原生アミノ酸と呼ぶ），エネルギーとして使用されたり（ケト原性アミノ酸と呼ぶ），生理活性物質に代謝されたりしている。

さらにアミノ酸の代謝は大部分が肝臓で行われているが，分岐鎖アミノ酸は主として筋肉で代謝されることが知られており，筋肉でエネルギー源として利用されている。またグルタミンは体の中の遊離アミノ酸

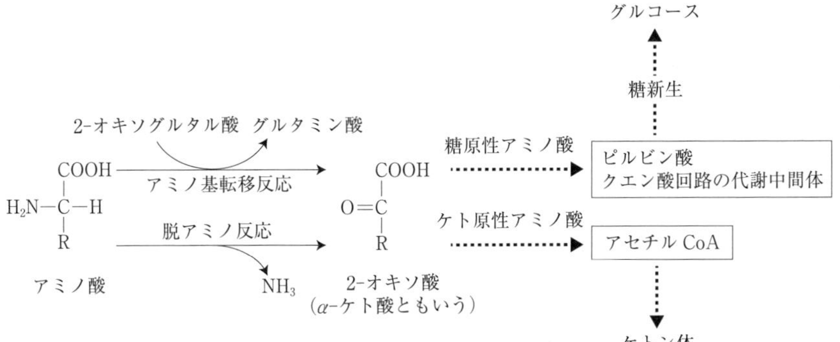

図５-４　アミノ酸のアミノ基の代謝経路について

（小田裕昭，加藤久典，関泰一郎編『健康栄養学―健康科学としての栄養生理化学―』（第２版），共立出版，2014，p.44 より引用）

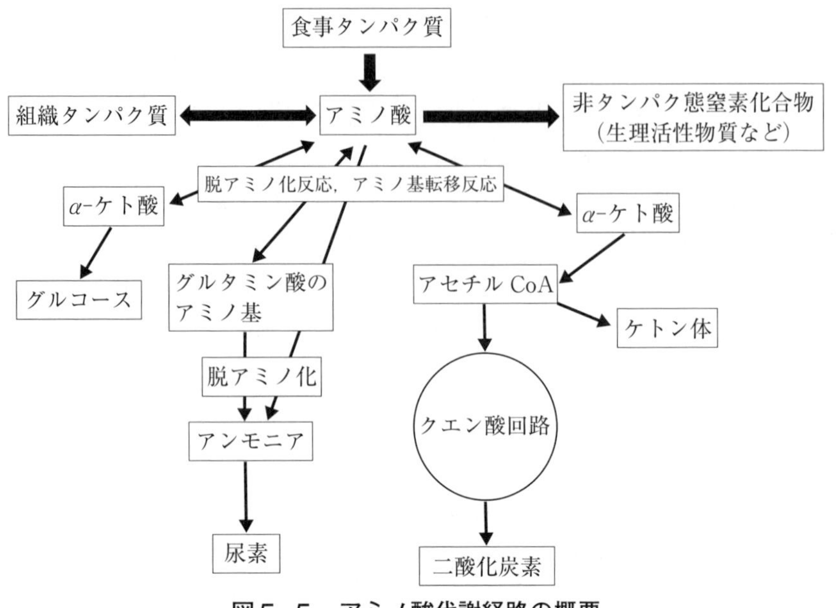

図5-5　アミノ酸代謝経路の概要

として最も多いアミノ酸であるが，腸管にとって最重要のエネルギー源であり，多くのグルタミンが腸管の細胞により消費されている。

(2) タンパク質の栄養価

タンパク質の栄養価は，それを構成するアミノ酸の種類と量に依存する。成人ヒトの場合の必須アミノ酸は，メチオニン，トレオニン，フェニルアラニン，トリプトファン，バリン，イソロイシン，ロイシン，リシン，ヒスチジンの9種類である。これ以外のアミノ酸も生理的条件や病態によっては必須性を示す（食物からの摂取が必要になる）場合があるが，基本的には上記の必須アミノ酸を必要量摂取できるように食事を考える必要がある。

食品タンパク質の栄養価の測定法には，摂取したときの窒素の出納に着目する（窒素が体に取り込まれる主要な栄養素はアミノ酸〈つまりタンパク質〉であるため，窒素の出入りを測定することで，栄養価を評価することができる。この手法で測定される栄養価には生物価，正味タンパク質利用率がある），摂取後の体重増加量を見る（タンパク質効率，そのタンパク質１gを摂取したら体重がどれだけ増えるかという指標）といった生物学的な方法と，タンパク質のアミノ酸組成から推定する方法（アミノ酸スコア）がある。アミノ酸スコアは，理想的なアミノ酸組成（WHO/FAO/UNU のような国際機関が提唱した必要量のパターン，表５-１）と比較した場合に最も不足している必須アミノ酸（第１制限アミノ酸）の割合である。例えば，リシンが本来であればタンパク質１g中に 45 mg 含まれている必要があるのに，ある植物タンパク質では 29 mg しか含まれておらず，これが第１制限アミノ酸と判定された場合には，

表５-１　WHO/FAO/UNU（2007）による
アミノ酸評点パターン

	成人	１-２歳児
ヒスチジン	15	18
イソロイシン	30	31
ロイシン	59	63
リシン	45	52
メチオニン＋システイン	22	26
フェニルアラニン＋チロシン	38	46
トレオニン	23	27
トリプトファン	6	7.4
バリン	39	42

単位は mg/g タンパク質

他の必須アミノ酸がいかに多量に含まれていても，この植物タンパク質のアミノ酸スコアは 29/45 × 100 = 65（%）という数値になる。つまり最も含有率が低いアミノ酸が，そのタンパク質由来のアミノ酸が利用される割合を制限してしまい，他のアミノ酸は無駄になってしまうということである（図 5-6）。必要量パターンについては，FAO/WHO/UNU によって，その見直しが継続的に行われている（表 5-1 に示し

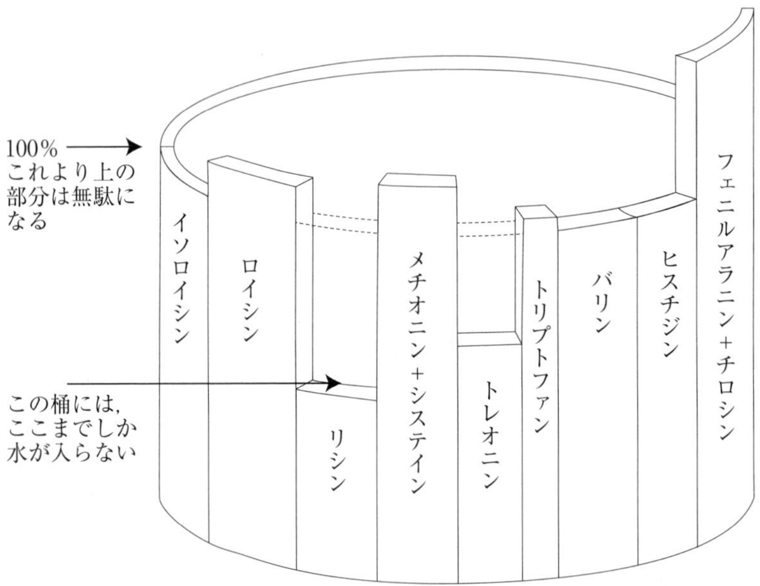

あるタンパク質に含まれる不可欠アミノ酸の量が必要量を 100%としたとき，それぞれ図のようであったとする。このタンパク質の場合，リシンが最も不足しているが，それぞれのアミノ酸を桶の板に見立てると，この桶はリシンの含量までしか水が入らない。すなわち，このタンパク質はこれ以下の部分しか利用されないことになる。欠けている部分の板を補うとより多くの水を入れることができるように，制限アミノ酸を補足すればタンパク質の栄養価が向上する。また，100%を上回る量で含まれる不可欠アミノ酸に関しては，必要量を上回る分は無駄になる。

図 5-6　アミノ酸スコアの概念

（小田裕昭，加藤久典，関泰一郎編『健康栄養学―健康科学としての栄養生理化学―』（第 2 版），共立出版，2014，p.48 より引用・改変）

たのは2007年に発表された必要量パターンである)。表５-１に示したように成人と子供ではその値が異なっている。これは体が成長していく段階にある子供とほぼ成長が止まっている成人では必要とするアミノ酸の量が違うことを示している。

一般に，乳，卵，肉類のタンパク質に含まれるアミノ酸の栄養価は高いが，植物由来のタンパク質では，上記のようにリシンなど一部の必須アミノ酸の含量が理想的パターンに比べて低いことが知られている。表５-２に代表的な食物とそのタンパク質のアミノ酸スコアを示した。

表５-２　主な食品タンパク質のアミノ酸スコア

	アミノ酸スコア（第一制限アミノ酸）
小麦（強力粉）	36 (Lys)
米（精白米）	61 (Lys)
ソバ（全層粉）	100
ジャガイモ	73 (Leu)
大豆（全粒）	100
マグロ	100
イカ	71 (Trp)
牛肉（サーロイン，脂身なし）	100
豚肉（ロース，脂身なし）	100
鶏肉（ムネ）	100
鶏卵	100
牛乳	100
トマト	51 (Leu)
ホウレン草	64 (Lys)
昆布	78 (Lys)
わかめ	100

アミノ酸スコアが100のときは，制限アミノ酸はない。
（吉田勉編『わかりやすい栄養学』，三共出版，2001，p.35より抜粋）

アミノ酸スコアは食物中のタンパク質のアミノ酸組成を測定することで比較的簡単に求めることができるが，生物学的手法による栄養価は動物実験（主としてラット）を必要とする。それ故にヒトが摂取した際とラットが摂取した際には栄養価が同じであるとは限らず，多くの場合アミノ酸スコアがタンパク質の栄養価の評価に使用される。しかし，単純な含有量から計算されるアミノ酸スコアが，実際の栄養的な効果とずれる場合もあり，一概に生物学的手法がヒトに適用できないというわけではない。

日本人の食事摂取基準（2020 年度版）では，1 日のタンパク質摂取の推奨量は成人男子で 65 g/日，65 歳以上の男子で 60 g/日，成人女子で 50 g/日（12 歳～7 歳は 55 g/日）とされている。

5. アミノ酸の作用

第 4 章や本章の前半でアミノ酸自体が生理作用を示すことがあることを説明したが，図 5-5 や表 5-3 に示したようにアミノ酸からは多くの生理活性物質が合成される。例えば神経伝達物質やホルモンとして作用するカテコールアミン類（ドーパミン，アドレナリン，ノルアドレナリン）はフェニルアラニン，チロシンから合成される。また記憶や学習と

表 5-3　アミノ酸から合成される生理活性物質

生理活性物質	原料となるアミノ酸
カテコールアミン	チロシン（フェニルアラニン）
チロキシン（甲状腺ホルモン）	チロシン
ヒスタミン	ヒスチジン
セロトニン	トリプトファン
γ-アミノ酪酸（GABA）	グルタミン酸

いう高次脳神経機能に関係しているγアミノ酪酸（GABA）はグルタミン酸から，アレルギーなどに関与しているヒスタミンはヒスチジンから合成される。さらにアルギニンから合成されるガス状の一酸化窒素は血管や神経の機能調節に重要な役割を果たしている。

近年，遺伝子発現の調節にDNAのメチル化が深く関与していることが明らかになりつつあるが（メチル化された遺伝子は発現が抑制される），体の中でメチル化が起きる際のメチル基供与体はメチオニンから合成される。メチル基代謝経路にはメチオニンだけでなく，コリン，ベタイン，ビタミンB_{12}，B_6，葉酸など多くの栄養素が関係しているが，これらのメチル供与体を妊娠マウスに摂取させたところ，胎児のDNAメチル化の状態が変化し，その結果生まれた子供の体質が変化したという報告があり，胎児期の栄養とメチル基代謝の関連が注目されている。第14章で出生時の体重と将来の生活習慣病の発症リスクとの関連について，胎児プログラミング仮説（DOHaD仮説）について解説されているが，このメチオニンによる胎児のDNAメチル化状態への影響は本仮説を支持する一例と考えられており，妊娠時のタンパク質栄養を考える上での重要なポイントの一つである。

6. まとめ（体内のタンパク質代謝の概要を図5-7に示した）

以上，アミノ酸，タンパク質の代謝を概説したが，体の中でアミノ酸はタンパク質を合成する材料としてだけでなく，様々な役割を果たしている。生体のタンパク質は合成と分解を繰り返しており，タンパク質が分解されてできたアミノ酸は基本的に再利用されるが，他の化合物に代謝されたり，体外に排出されたりするため，食事からアミノ酸を補給する必要がある。補給するべきタンパク質量は体タンパク質の100分の1以下（体重60 kgで体内のタンパク質が約9 kgであり，1日に摂取すべきアミノ酸量は60 gから70 g）であるが，その補給が途絶えると生体の恒常性の維持が難しくなる。タンパク質・アミノ酸代謝を理解することは，食事からのアミノ酸補給の意義を理解することにつながる。

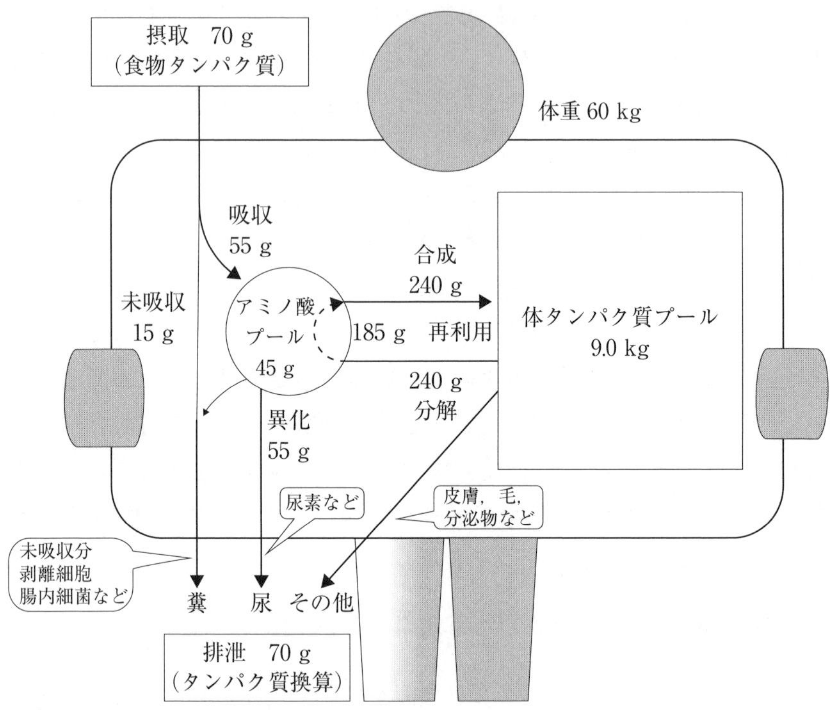

体重 60 kg のヒトの体内に存在するタンパク質やアミノ酸の量と，1日に出入りする窒素化合物の量を示している。タンパク質の分解によって生じるアミノ酸の多くはタンパク質の合成に再利用される。

図5-7　タンパク質の代謝の概要

（小田裕昭，加藤久典，関泰一郎編『健康栄養学—健康科学としての栄養生理化学—』（第2版），共立出版，2014，p.42 より引用）

演習課題

特定の食品（特に植物性食品）由来のタンパク質のみを摂取することは健康に良くないと言われているが，その理由についてタンパク質の栄養価の面から考えてみよう。

参考文献

1. 上野川修一，田之倉優編『食品の科学』東京化学同人（2005）
2. 加藤久典，藤原葉子編『分子栄養学　遺伝子の基礎からわかる』，羊土社（2014）
3. 小田裕昭，加藤久典，関泰一郎編『健康栄養学—健康科学としての栄養生理化学—』（第2版），共立出版（2014）
4. 吉田勉編『わかりやすい栄養学』，三共出版（2001）
5. 厚生労働省「日本人の食事摂取基準（2015年版）」

6　糖質（2）生体内の代謝・その調節・機能

三浦　豊

《目標＆ポイント》　食事から供給される糖質の主なものはグルコースであり，身体を構成している細胞はグルコースを主要なエネルギー源として利用している。血液中のグルコースは生命を維持する上で極めて重要であるため，血液中のグルコース濃度（血糖値）は厳密に制御されている。生体は，食事からのグルコースが十分にあるときには余剰のグルコースを貯蔵する仕組みが，グルコースの供給が足りないときにはグルコースを合成する仕組みを備えているが，その制御がうまくいかないときには肥満，糖尿病などの疾病が引き起こされる場合もある。また糖質はエネルギー源となる以外に他の生体物質にも代謝される。ここでは糖質の代謝経路，その調節機構を概説するとともに，糖質代謝異常に起因する疾病についても解説し，生体にとっての糖質代謝の意義を理解することを目的とする。

《キーワード》　解糖系，TCA 回路，電子伝達系，ペントースリン酸経路，脂肪酸合成経路

1．糖質の代謝経路

食事中に存在する糖質（炭水化物）の主なものはデンプンであるが，第２章で解説したようにデンプンは，消化管内でグルコースなどの単糖まで消化され，吸収される。生体内の主要な糖質はグルコースであるため，ここではグルコースの代謝について解説する。グルコース以外の単糖の代謝についても本節の最後で解説する。なお本章では糖質代謝の概

要を理解するのに必要な記載に留めるため，より詳細な代謝過程を学習する際には生化学の教科書を参照されたい。

グルコースは生体内の主たるエネルギー源であり，その量は厳密に調節されている。しかし，グルコースはエネルギー源として用いられるだけでなく，例えば核酸の構成要素である五単糖に変換されたり，非必須アミノ酸に変換されたりもしている。生体内でのグルコース代謝の概要とそれに関わる経路を図６-１にまとめた。

食物成分の中で炭水化物は最も摂取量が多いものであり，おおよそ１日の摂取エネルギーの６割程度を炭水化物から得ている。また前述のように糖質は通常時は体内での主要なエネルギー源として利用されている。しかし体内での糖質の量は，せいぜい 300 g から 400 g（体重 70 kg とした場合，肝臓中に 100 g 程度，筋肉中に 250 g 程度，血液中に 10 g 程度）であり，体重に対する割合はわずか 0.5%程度でしかない。糖質は，タンパク質のように体を構成する栄養素ではなく，また脂質のようにエネルギーを貯蔵することで体内に保持される栄養素でもない。食事から摂取された糖質は速やかに代謝され，その役割を果たしている

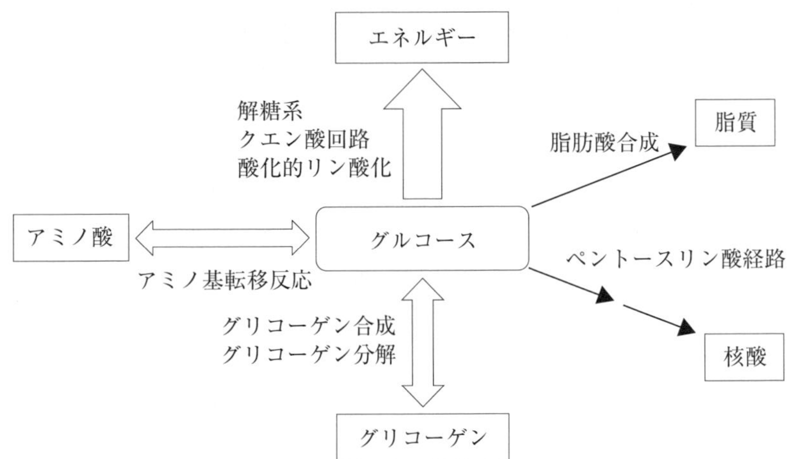

食事由来の糖質（主としてグルコース）の体内での代謝の概要とそれに関わる経路を示した。

図６-１　糖質（グルコース）代謝の概要

栄養素である。以下に糖質（主としてグルコース）が代謝される経路を概説する。

グルコースはすべての細胞でエネルギー源として利用される。グルコースがエネルギーに変換される反応は，化学的にはグルコース1モル（$C_6H_{12}O_6$）が6モルの酸素と反応して，6モルの二酸化炭素と6モルの水に変換されるものであり，単純な燃焼反応と同じものである。しかし，体内で代謝される際には燃焼反応のように一度に多くのエネルギーを発生するのではなく，生体が利用しやすい形で順次エネルギーを取り出していく，より複雑な経路で代謝される。グルコース代謝経路は，嫌気的に反応が進む解糖系と，好気的なクエン酸回路に分けることができる。ここで得られたエネルギーはATP（場合によってはGTP），NADH，$FADH_2$という化合物に蓄えられ，ATPは高エネルギー物質であるためそのままの形で利用され，NADHと$FADH_2$は酸化的リン酸化反応を経由してATPの産生に利用される。図6-2に示したよう

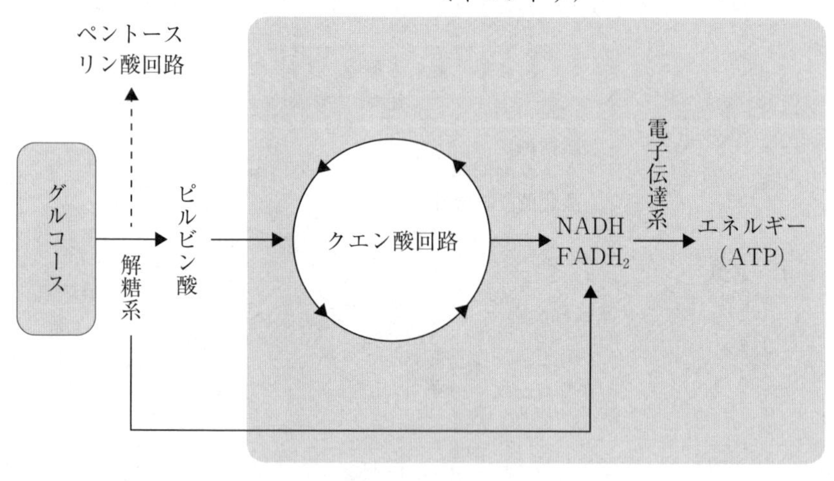

図6-2　グルコースからエネルギーを取り出す代謝経路の概要

（山田和彦著，上野川修一，田之倉優編『食品の科学』東京化学同人（2005），一部改変）

に，解糖系は細胞質内において嫌気的に，それ以降の過程はミトコンドリア内で好気的に起きる過程である。

（1）解糖系（概要を図６－３に示した）

グルコースがピルビン酸まで代謝される経路を解糖系と呼び，前述のように嫌気的な条件下で進行する反応経路である。グルコースは約９段階の酵素反応を経てピルビン酸に変換されるが，この過程のうちグルコースがグリセロアルデヒド３-リン酸まで代謝される第一段階ではエネルギーが消費されながら進行する。一方，グリセロアルデヒド３-リン酸からピルビン酸までの第二段階ではエネルギーが産生される。第二段階では２モルの ATP を消費するが，第２段階では２モルの ATP が

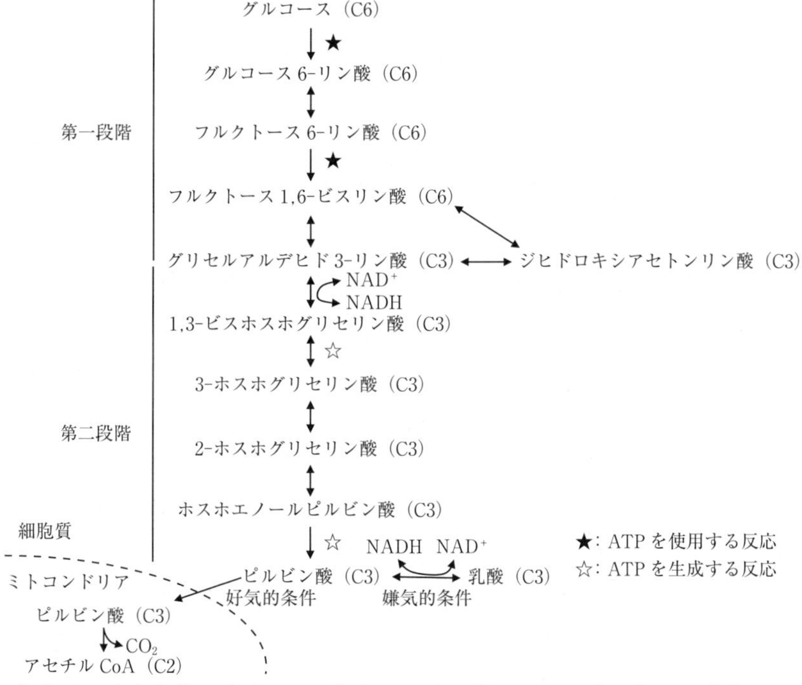

各段階の酵素名等は省略した。矢印は可逆的段階，不可逆的段階を意味しており，一方方向の矢印は不可逆的な反応であることを示している。カッコ内は炭素数。

図６－３　解糖系の概要

産生される。1モルのグルコースからは2モルのグリセロアルデヒド3-リン酸（最終的には2モルのピルビン酸）が生じるため，差し引き2モルのATPが生成される。また解糖系では2モルのNADHも生成される。解糖系の各段階のうち，その多くは可逆的であるが，3つの段階（酵素反応）は不可逆的であり，この不可逆的過程が律速段階として解糖系の速度を調節している（この3つの段階は，後述のグルコースを作り出す経路である糖新生経路と共有しない段階である）。

解糖系で生成したピルビン酸は好気的条件下では，アセチルCoAを経て，次節で解説するクエン酸回路に入っていく。しかし，嫌気的な条件下ではNADHを用いて乳酸に変換される。酸素の供給が間に合わない条件（例えば急激な筋肉の運動時）などでは産生したNADHを消費して，乳酸が産生されるため，解糖系で産生されるのは2モルのATPのみとなる。このような過程で産生された乳酸は急激な筋肉の運動による痛み（俗にいう筋肉痛）の原因となる。筋肉などで作られた乳酸は血液を介して肝臓に戻り，後述の糖新生経路によりグルコースに戻され，再度エネルギー源として利用される（この乳酸とグルコースの臓器間循環を乳酸回路またはCori回路と呼ぶ）。また急速に増殖しているがん組織の内部では細胞の増殖速度に新しく血管を作る速度が追いつかず，細胞が極端な低酸素状態に置かれる場合があることが知られており，その際がん細胞は嫌気的な回路である解糖系のみでエネルギーを産生することが明らかとなっている。がん細胞ではグルコースの取り込みが非常に高くなっており（がん検診に用いられるPET〈陽電子放射断層法〉はこの性質を利用している），大量に取り込んだグルコースを解糖系で代謝し，その盛んな細胞増殖に用いるエネルギーを産生している（ワールブルク効果と呼ばれる）。がん細胞の代謝経路は正常細胞のそれと大きく異なっており，その違いをメタボロミクス（細胞内の代謝物を質量分析計により網羅的に調べる手法）により明らかにし，がん細胞特異的な代謝物や代謝経路を見出し，それを標的として新たながん治療薬を開発しようという試みが盛んに行われている。

（2）クエン酸回路と酸化的リン酸化反応

クエン酸回路とは解糖系で生じたピルビン酸が最終的に代謝され，二酸化炭素とNADH，$FADH_2$にまで変換される経路のことである。9つのケト酸化合物が図6－4に示したように回路を形成しており，ミトコンドリア内で起きる代謝経路である。この回路により，グルコース由来

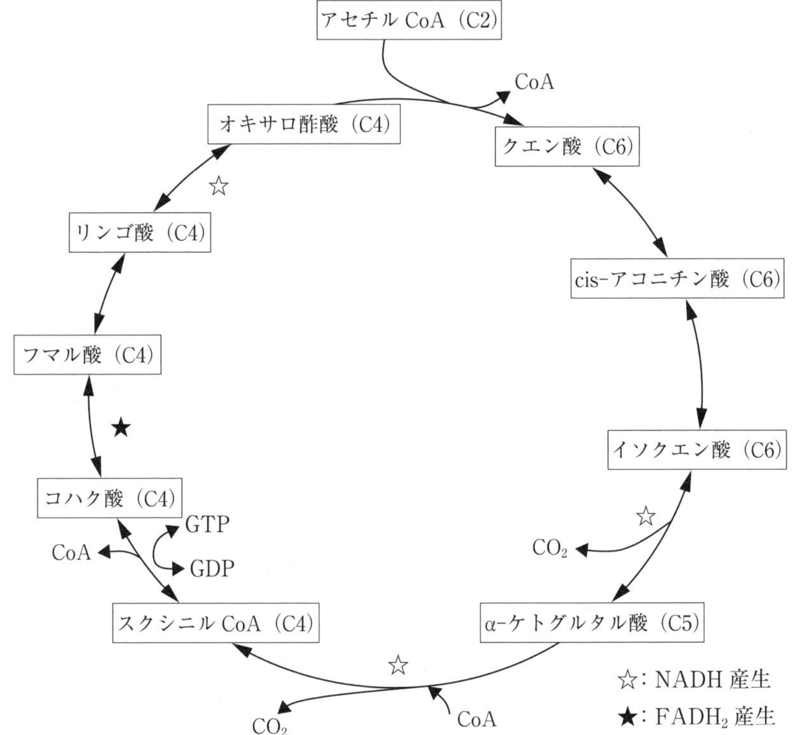

各段階の酵素名等は省略した。矢印は可逆的段階，不可逆的段階を意味しており，一方方向の矢印は不可逆的な反応であることを示している。カッコ内は炭素数。ただし，アセチルCoA，スクシニルCoAでは，それぞれアセチル基，スクシニル基の炭素数。

図6－4　クエン酸回路（TCA回路）

の6個の炭素分子はすべて二酸化炭素に変換される。

解糖系で最終的に生成したピルビン酸は，ピルビン酸デヒドロゲナーゼ複合体によりアセチル CoA に変換された後に，オキサロ酢酸と結合し，クエン酸が生成する。クエン酸が複数の脱炭酸反応および酸化反応を繰り返すことで，上述のようにアセチル CoA の炭素原子は二酸化炭素に変換される一方，エネルギーが NADH，$FADH_2$，GTP（エネルギーとしては ATP と等価）に蓄えられていく。クエン酸は最終的にオキサロ酢酸に戻り，回路が形成される。クエン酸回路を構成しているケト酸は，アミノ基が転移することで非必須アミノ酸に変換されるが，回路を維持するために必要な量はミトコンドリア内で維持する必要があるため，非必須アミノ酸の合成とケト酸の存在量は厳密に調節されている。

図6-4からもわかるように，クエン酸回路が一回転すると3モルの NADH と1モルの $FADH_2$ が産生されることになる。また GTP も1モル産生される。NADH や $FADH_2$ はミトコンドリアに存在している酸化的リン酸化反応を経て ATP を産生する。酸化的リン酸化反応において，1モルの NADH は2.5モルの ATP を，1モルの $FADH_2$ は1.5モルの ATP を生成する。それらをまとめると，1モルのグルコースが解糖系，クエン酸回路，酸化的リン酸化反応までの代謝経路を経て，合計で30モルから32モル ATP を産生することになる（数字に幅があるのは解糖系で生じた NADH がミトコンドリアに入る際の経路が2種類あり，その違いによって産生する ATP のモル数が異なるためである）。嫌気的反応である解糖系が2モルの ATP しか産生できないことと比較すると，酸素を利用した好気的反応を利用することで，より多くのエネルギーをグルコースから取り出せることが理解できる。酸化的リン酸化反応において水素原子は酸素分子と反応して水に変換され，ここまでの

段階でグルコースに由来する炭素原子，水素原子がすべて消費され，前述のように燃焼反応と同様の反応式が完成する。

（3）ペントースリン酸経路（図6-5）

グルコースはそのほとんどが前述の解糖系を経てピルビン酸まで代謝されるが，その一部は解糖系の初発段階であるグルコース6-リン酸からペントースリン酸経路と呼ばれる別の経路で代謝される。この経路では形式上，最終的にグルコース6-リン酸がグルコース6-リン酸に戻る

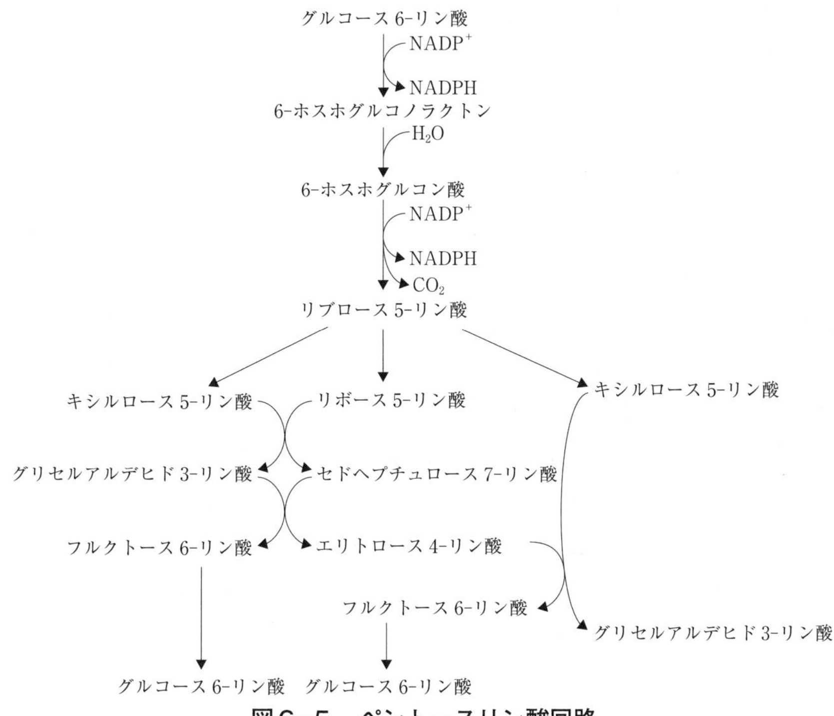

図6-5　ペントースリン酸回路

（小田裕昭，加藤久典，関泰一郎編『健康栄養学―健康科学としての栄養生理化学―』（第2版），共立出版（2014）p.15より引用）

ので回路と呼ばれる。しかし実際には6モルのグルコース6-リン酸が5モルのグルコース6-リン酸に変換する過程で，6モルの二酸化炭素に変換されると同時に，12モルのNADPHが生成することになる。ペントースリン酸経路は不可逆的な酸化反応過程と可逆的な非酸化経路に分けることができる（図6-5）。この経路の最も大きな生理的役割は，還元力を持った化学エネルギー運搬態であるNADPHを生成することと核酸合成の原料となるリボース5-リン酸（ペントース）を生成することである。NAPDHは脂肪酸やステロイド合成の際に利用される物質である。従ってペントースリン酸経路は，脂肪酸やステロイド合成が盛んな肝臓，脂肪組織，授乳期の乳腺，副腎，生殖器でその活性が高い。またNADPHはグルタチオンを介して細胞内の酸化ストレスの制御にも関与している。

さらに核酸合成は上記の組織以外の組織でも行われているため，リボースの合成は全身で起きている。その際，リボースの合成はグルコース6-リン酸からだけでなく，ペントースリン酸経路の可逆的非酸化経路の逆行によりフルクトース6-リン酸からも行われている。リボースは核酸だけでなく，NAD，NADP，FAD，CoAの構成要素としても利用される重要な五炭糖である。

（4）グリコーゲンとグルクロン酸経路について

グリコーゲンは，体内で貯蔵されている糖質の中で最も利用しやすい形のエネルギー源である。化学的には第2章にも記したように，動物体内の肝臓や筋肉に貯えられるα-D-グルコースのみで構成される多糖であり，その分子量は100万～1,000万である。グリコーゲンの構造は，デンプンのアミロペクチンと類似しているが，アミロペクチンよりさらにα-1,6結合による枝分かれが多く，枝分かれした直鎖部分のグルコースの重合度はアミロペクチンよりは小さく12～18程度である。このような構造は，より単位体積当たりのグルコース量が多くなるようにするためと考えられている。肝臓中の含量は4～6％，筋肉中では0.4～0.7％であるが，全身の筋肉量を加味すると筋肉中の方がグリコーゲン量は多くなる。筋肉中のグリコーゲンは運動に利用され，肝臓のグリコーゲンは血糖の供給に利用される。

グリコーゲンの合成過程は，解糖系の初発段階であるグルコース6-リン酸がグルコース1-リン酸に変換された後，UTPと結合してUDP-グルコースとなり，これがグリコーゲン合成酵素の基質となって，グルコースの鎖が延長されていく。枝分かれ構造は，すでに合成されたグリコーゲンの鎖が一度切られて，新たに付加されることで形成されていく。一方でグリコーゲンの分解時には，グリコーゲンからグルコース1-リン酸が切り出され，これがグルコース6-リン酸に変換されて，利用される。肝臓ではグルコース6-リン酸をグルコースに変換する酵素が存在しているので，グルコースとして血液中に放出され，血糖値の調節に関与するが，筋肉にはこの酵素がないため，グルコース6-リン酸は解糖系（一部はペントースリン酸経路）に入り，主としてエネルギー産生（筋肉収縮のためのATP産生）に利用される。

グルクロン酸経路は，その名の通りグルクロン酸を合成する経路であるが，グルクロン酸は体内からの異物の排泄に利用される物質である。さらに霊長類，モルモット，コウモリ，ある種の鳥類と魚類を除く動物ではグルクロン酸からアスコルビン酸が生成する。従って，これらの動物ではアスコルビン酸はビタミンではないことになる。ヒトでも，アスコルビン酸合成の最終酵素の遺伝子に変異があるため，合成できず，アスコルビン酸をビタミンとして摂取する必要がある。

（5）糖新生経路

既述のようにグルコースは生体内での主要なエネルギー源であり，特に脳・神経系ならびに赤血球はグルコースを主として利用している。そのため血糖値を一定に保つ必要があることは既述の通りである。脳と赤血球が１日に利用するグルコースは約 120 g とされる。食事を摂取しているときも，していないときにも血糖値は一定に保たれる必要があるが，食事を摂取していないときに血液へのグルコースの供給に関与するのが肝臓グリコーゲン分解（上述）と糖新生である。肝臓のグリコーゲン量には限りがあり，数時間から半日程度の絶食によりほとんどなくなってしまう。そのため血糖維持の主要な役割は糖新生が担うことになる。糖新生は乳酸，ピルビン酸，オキサロ酢酸，糖原生アミノ酸などの糖質ではない前駆体からグルコースを合成する経路のことである。糖新生が起きるのは主として肝臓であり，一部が腎臓でも行われている。解糖系の項でも記載したように，グルコースからピルビン酸に至る 10 段階のうち３つが不可逆的であり，残る７つは可逆的である。可逆的な段階は糖新生でも利用されるが，不可逆な段階については別の経路を利用して糖新生が行われ，解糖系と同じく，この３つの段階が律速段階となっている。最初の段階はピルビン酸をホスホエノールピルビン酸に戻す段階である。図６－６に示したように，ピルビン酸は一度ミトコンドリアに入り，オキサロ酢酸，リンゴ酸と変換され，リンゴ酸が細胞質に出て，再びオキサロ酢酸に戻された後，ホスホエノールピルビン酸に変換される。２つ目の段階はフルクトース 1,6–二リン酸からフルクトース１–リン酸への段階であり，３つ目の段階はグルコース６–リン酸からグルコースに戻す段階である。解糖系がエネルギーを産生する経路であることから，それを逆行する糖新生経路ではエネルギーを使用する必要があり，２モルのピルビン酸を１モルのグルコースに変換するためには４モルの ATP，２モルの GTP，２モルの NADH が必要となる。

糖新生の材料となるのは上述のようにピルビン酸であるが，乳酸もピ

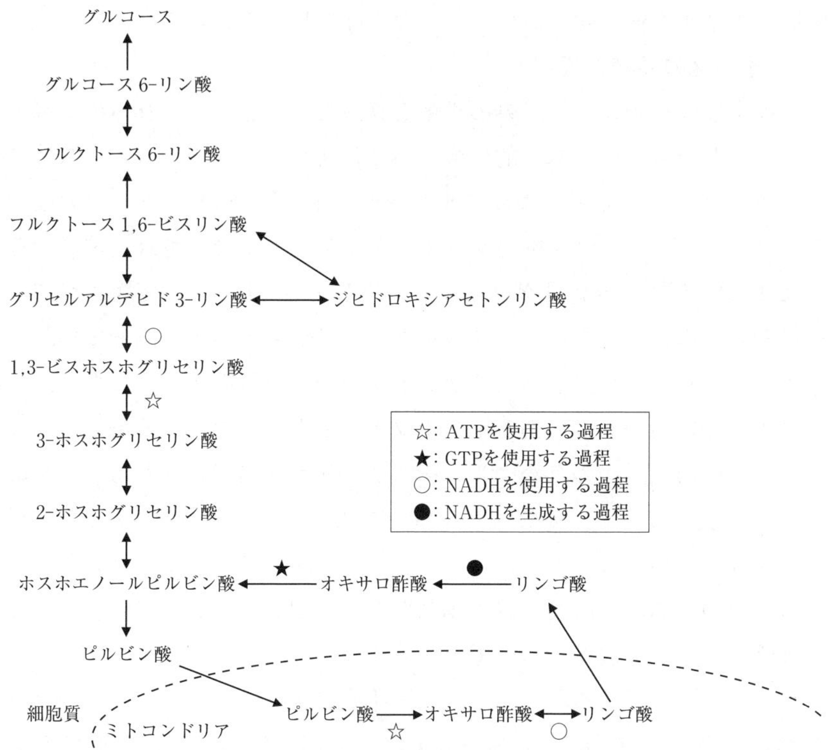

解糖系の不可逆的な反応段階を別の経路と酵素を用いて逆行している（図6-3および本文参照）。

図6-6　糖新生の概要

ルビン酸を経由することで，また脱アミノ反応により対応するケト酸に変換されたアミノ酸もTCA回路を経て，グルコース合成の原料となりうるが，アセチルCoAはグルコース合成の原料にはなりえない。なぜなら，アセチルCoAがTCA回路で代謝される際には，その2つの炭素原子はすべて二酸化炭素に代謝されてしまうからである。これは脂肪酸からグルコースを合成できないことと関連しており，肥満時や逆に飢餓時のエネルギー代謝において大きな意味を持っている。

(6) その他の単糖の代謝

食品中にはグルコース以外の単糖も存在しているが，これらの単糖の中でも主要なものは，基本的に解糖系で代謝される。フルクトースはフルクトキナーゼの作用によりフルクトース1-リン酸となり，その後ジヒドロキシアセトンリン酸とグリセルアルデヒドに分解され，前者はそのまま解糖系に，後者はグリセルアルデヒド3-リン酸に変換されて，やはり解糖系に入っていく。フルクトースはショ糖の構成成分であり，砂糖として食品から摂取されるが，上記の経路で解糖系に入るため，解糖系の調節段階の一つであるホスホフルクトキナーゼによる調節を受けないことになる。そのためグルコースより速やかに代謝される。大量のショ糖の摂取は，多くのピルビン酸，アセチルCoAを産生することにつながり，肝臓では余剰のエネルギーとして脂肪酸合成が活性化され，血液中の中性脂肪の濃度上昇や脂肪肝を引き起こし，肥満に代表される代謝性の疾患の原因になると考えられている（後述）。

ガラクトースはガラクトキナーゼの作用を受け，ガラクトース1-リン酸になり，UDP-ガラクトースを経てUDP-グルコースの形でグルコース代謝経路に合流する。ガラクトースは乳の主要な糖である乳糖の構成成分であるため，乳腺では逆にUDP-グルコースからUDP-ガラクトースが作られ，グルコースと結合して乳糖が合成されている。

(7) 他の栄養素代謝と糖質代謝

糖質の代謝はここまで記載したように多岐にわたるが，その代謝経路は脂肪酸合成経路やアミノ酸代謝経路とも密接に関連している。体内の恒常性を維持するための量以上の糖質を食品から摂取した場合，その余剰の糖質由来のエネルギーは脂質（主としてトリアシルグリセロール）として貯蔵される。脂肪酸合成の原料となるのはアセチルCoAである。摂取した糖質から解糖系を経由してミトコンドリア内で合成されたアセチルCoAは，そのままの形ではミトコンドリア外に出られないため，いったんクエン酸に変換され，クエン酸の形で細胞質に輸送される。その後クエン酸はATPを用いてアセチルCoAに戻され，アセチルCoAカルボキシラーゼの作用によりマロニルCoAに変換され，このマロニルCoAに脂肪酸合成酵素が作用し，アセチルCoAが次々と付加することで脂肪酸であるパルミチン酸が合成される（図6－7に脂肪酸合成の概略を示した)。ここで合成されたパルミチン酸を原料として，他の脂肪酸が合成され，さらに3分子の脂肪酸が1分子のグリセロール

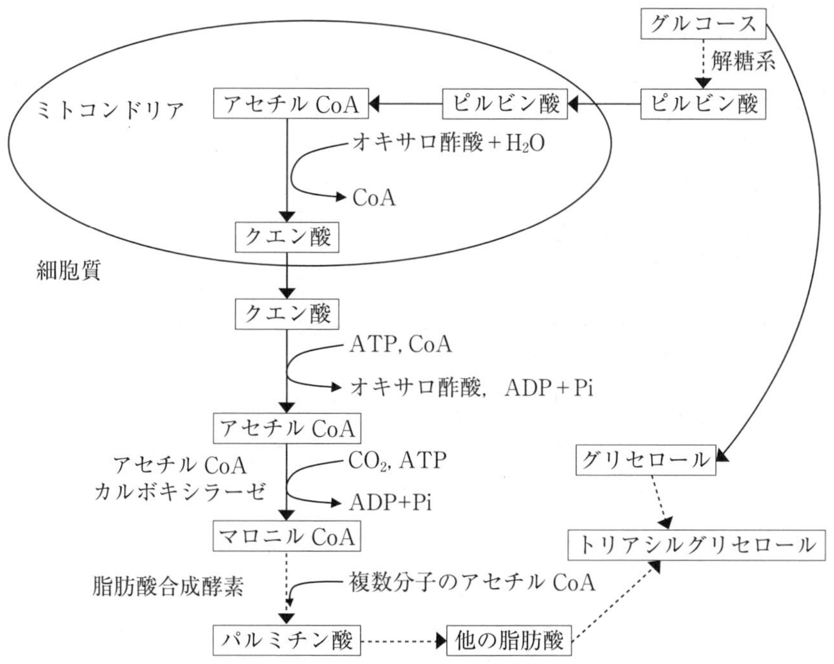

図6－7　余剰のグルコースが脂肪酸と中性脂肪に合成される仕組みの概略

（これも解糖系から供給される）と結合してトリアシルグリセロールが生成し，脂肪組織などに貯蔵される。トリアシルグリセロールに加えて，細胞膜やリポタンパク質の合成に不可欠なリン脂質も同様に合成されるが，詳細は第７章の脂質の項目を参照されたい。余剰に摂取した糖質が脂質に変換され，肥満につながるのはこれが原因である。

また前述のように TCA 回路を構成するケト酸は容易にグルコースに変換され，またその逆にグルコースからケト酸が産生され，アミノ基転移反応（第５章参照）を介して非必須アミノ酸の合成が行われる。糖質の摂取が少ないとアミノ酸がグルコースに変換され，エネルギー代謝に利用されるため，糖質にはタンパク質の節約作用があると考えられる。

ここまで述べてきたことからも理解できるように，糖質からはアミノ酸，脂質に代謝される以外に，ペントースリン酸経路を介して核酸の原料も供給している。従って，身体を構成しているほとんどの高分子は糖質があれば合成できることになる（図６-１）。この事実も糖質を食品から摂取する重要性を示している。

2. 糖質代謝の調節

ここまで述べてきたように糖質の代謝は，エネルギー代謝や生体構成成分の供給の観点から，生命維持にとり極めて重要な代謝過程である。また既述のように血糖値を維持することも生命維持にとり必須の調節過程である。この重要な糖質代謝の調節において中心的役割を果たしているのがインスリンとグルカゴンという膵臓が分泌するホルモンである。インスリンは膵臓のランゲルハンス島の β 細胞から，グルカゴンは α 細胞から分泌される。インスリンは血糖値を下げる作用を，グルカゴンは血糖値を上げる作用を有している。血糖値を上昇させるホルモンには，グルカゴン以外にもアドレナリン，グルココルチコイド，甲状腺ホルモン，成長ホルモンがある。図6-8に大まかな血糖値の調節機構を示した。糖質を含んだ食事を摂取すると，グルコースが腸管から吸収され，血糖値が上昇する。上昇した血糖値は膵臓で検知される。実際には血液から膵臓にグルコースが取り込まれると細胞内で代謝され，ATPが産生されるが，これがシグナルとなりインスリンが血液に分泌される。分泌されたインスリンは血液を介して標的組織，細胞に到達し，細胞膜上の受容体に結合して，信号（血糖値の上昇）を伝える。それにより細胞（主として筋肉，脂肪組織の細胞）のグルコース取り込み，グルコース代謝経路（解糖系）が活性化され，糖新生経路は抑制される。ま

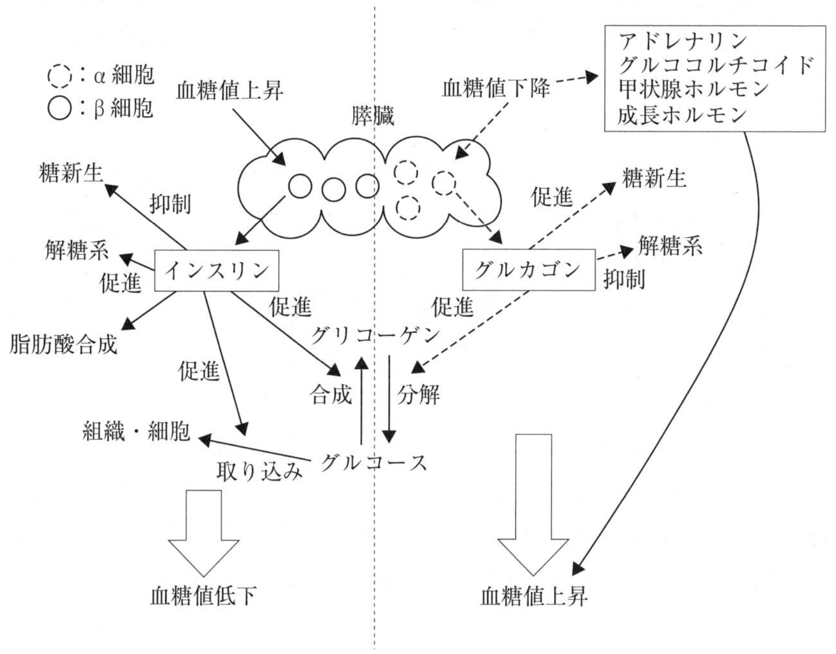

図6-8　血糖値調節機構の概要

たインスリンは肝臓と筋肉においてグリコーゲン合成を促進し，グリコーゲン分解を抑制する。さらに余剰のエネルギーを脂質として貯蔵するため，脂肪酸合成が活性化する。インスリンの作用は糖質にとどまらず，アミノ酸の取り込みやタンパク質合成も促進するので，インスリンは同化的に作用するホルモンといえる。またインスリン分泌は，消化管から分泌されるホルモンによっても調節されている。具体的にはGLP-1とGIPと呼ばれるホルモンが食事の刺激により消化管から分泌され，膵臓からのインスリン分泌を刺激する。このインスリン分泌刺激は血糖値依存的であり，血糖値が上昇した際にのみインスリン分泌が刺激される。このような消化管ホルモンはインクレチンと総称される。グルコースを経口で投与した際と同じ量のグルコースを静脈に直接投与した場合で，血液中のインスリン濃度が大きく異なり，経口投与時の方がより高いインスリン濃度の上昇が観察されることが知られており，この現象をインクレチン効果と呼んでいた。その実態がGLP-1やGIPなどの消化管ホルモンであることが判明し，口から摂取した食品をどのように代謝されるかの調節に血液を介した調節だけでなく，消化管が深く関与していることが明らかにされつつある。またインクレチン効果が糖尿病（後述）時には小さくなっていることが判明し，インクレチンを標的とした糖尿病治療法や治療薬の開発が盛んに行われ，より副作用の少ない薬剤の開発が期待されている（第2章 糖質（1）参照）。

一方，血糖値が低下した際には，そのシグナルが膵臓に伝わり膵臓ランゲルハンス島α細胞からグルカゴンが分泌される。グルカゴンは肝臓に作用し，細胞上の受容体に結合した後に，細胞内のセカンドメッセンジャーであるcAMP濃度を上昇させ，cAMPにより活性化されるリン酸化酵素を介して，グリコーゲン分解の促進（分解抑制も起きる），糖新生経路の活性化（解糖系は阻害される）が起き，合成されたグルコースが血液中に分泌されて，血糖値が上昇する（前述のように筋肉のグリコーゲンは血糖値の上昇には寄与しない)。また血糖値の低下は脳にも伝わり，交感神経系や下垂体を介して，アドレナリン，グルココルチコイドの分泌が促進され，肝臓でのグルコース産生の増加，筋肉のアミノ酸を材料としたグルコース産生などが促進し，これらも血糖値の上昇に寄与している。

このように血糖値は多くのホルモンなどにより厳密に調節されているが，血糖値を上昇させるホルモンが複数存在するのに対して，血糖値を低下させるホルモンはインスリンのみである。これは我々ヒトを含む生物が進化してきた過程で，常に飢餓状態に置かれていたため，血糖値が低下することによる死を防ぐ必要があり，血糖値を上昇させる機構が安全のために何通りも用意されてきたからだと推測されている。一方で，血糖値が上昇し過ぎるという状態はこれまでの進化の過程では生物が経験してこなかったため，血糖値を低下させる仕組みはインスリンだけしか用意されてこなかったといえる。このアンバランスが，飽食の時代を迎えた先進国などにおける近年の糖尿病をはじめとする代謝性疾患の増加の要因の一つであると考えられる（第14章参照)。

3. 糖質代謝異常に起因する疾病

前節で記載したように，糖代謝は生体内のほとんどの高分子化合物の代謝と密接に関連している。従って糖代謝の異常は生体に大きな変化を引き起こし，場合によっては重篤な疾病の要因となる。その代表が糖尿病であり，わが国では成人の約5人に1人が糖尿病もしくはその予備群であるとされている（糖尿病については第14章も参照されたい)。

糖尿病はインスリンが不足したり，インスリンの作用が不十分（細胞のインスリンへの感受性の低下，インスリン抵抗性と呼ぶ）であったりすることが原因で発症する。それらの要因はグルコースの利用を低下させ，血糖値が高くなったままになってしまう。血糖値が高いままの状態が続くと，グルコースが血管内や組織内で悪影響を及ぼし，血管，神経，腎臓などの異常が起き，合併症と呼ばれる症状を引き起こす。また血液中にはグルコースがたくさん存在しているにもかかわらず，細胞内はグルコースが枯渇した状態になり，脂質やアミノ酸がエネルギーとして利用され，広範な代謝経路に大きな影響を与える。糖尿病の遠因には，運動不足，高脂肪食の摂取による肥満があり，肥満に起因するホルモンや生理活性物質の作用の変化が原因となっている。

糖尿病の治療にはインスリン不足とインスリン抵抗性を改善する必要があるが，最も重要なのは食事療法と運動療法である。またインスリン不足を解消するため，膵臓からのインスリン分泌を促進する薬剤やインスリン抵抗性を改善する薬剤なども利用されている。さらに糖尿病では食後の血糖値の上昇とその持続が観察され，それが症状の悪性化につながることが知られているため，食後血糖値のコントロールが重要となる。既述のように食事中の炭水化物は消化管で消化を受け，小腸から吸収される。この吸収を穏やかにすることで食後血糖値の上昇を緩やかにできることが知られており，その目的のため糖分解酵素の阻害作用を有する物質が利用されている。食品中には糖分解酵素阻害活性を持つ成分が存在していることが明らかになっており，それらの成分は「食後の血糖値の上昇を緩やかにする」との健康表示をした特定保健用食品に利用されている。

4. まとめ

以上，糖代謝について解説したが，記述のように糖代謝は生体内の様々な物質の代謝経路と密接に関連している。我々が生命を維持し，活動するためには適切な糖代謝を行う必要がある。代謝経路は非常に複雑であり，また細かな点まで理解する必要があるため，理解が大変な面もあるが，食と健康を考える上で糖代謝の理解はその基本となる部分が多いため，深く理解することが望ましい。また本章では血糖値の調節機構や糖尿病などについて十分に記述できなかった部分もあるため，それらについてはより詳しい教科書や参考書を参照されたい。

演習課題

砂糖の摂り過ぎは体に良くないと考えられているが，それはなぜなのか。砂糖の化学構造と糖質代謝から考察してまとめてみよう。

参考文献

1．上野川修一，田之倉優編『食品の科学』東京化学同人（2005）
2．小田裕昭，加藤久典，関泰一郎編『健康栄養学―健康科学としての栄養生理化学―』（第２版），共立出版（2014）
3．吉田勉編『わかりやすい栄養学』，三共出版（2001）

7 脂質（2）生体内の代謝・その調節・機能

佐藤隆一郎

《目標＆ポイント》 生活習慣病の多くは脂質代謝の乱れから生じることが知られている。脂質異常症，肥満は言うまでもなく，高血圧症，糖尿病も脂質代謝の制御破綻が原因の一部となる。食品中の脂質成分が吸収された後にどのような経路で代謝されていくかについて理解し，食と健康のつながりを脂質代謝の観点から解説する。
《キーワード》 リパーゼ，カイロミクロン，リポタンパク質，LDL，白色脂肪，褐色脂肪

1．脂質の体内吸収

（1）小腸での吸収

食品に含まれる脂質の大部分はトリアシルグリセロールである。トリアシルグリセロールは小腸上部に分泌される胆汁の働きで乳化され，水溶性環境に溶け込むことができるようになる（図7-1）。その結果，膵

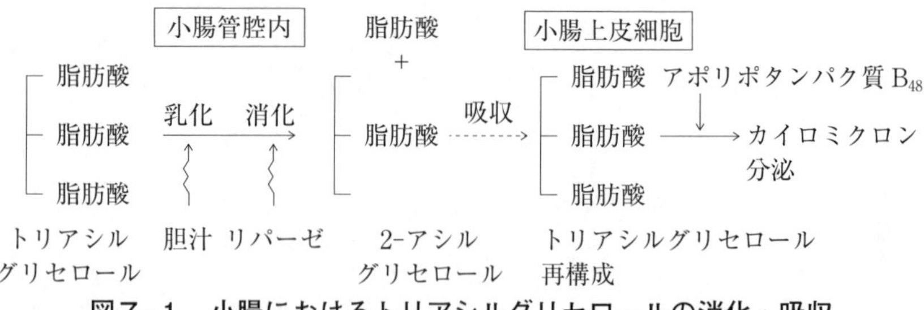

図7-1　小腸におけるトリアシルグリセロールの消化・吸収

臓から分泌されるリパーゼによる消化を受け，脂肪酸２分子とグリセロールの２位に脂肪酸が結合した２-アシルグリセロールになり，やがて小腸上皮細胞へと取り込まれる。小腸上皮細胞内では，トリアシルグリセロールに再構成される。同様に食品に含まれるコレステロールエステルもコレステロールと１分子の脂肪酸へと消化された後に，小腸上皮細胞に取り込まれ，再びコレステロールエステルとなる。こうして吸収された脂質は，小腸で合成されたアポリポタンパク質 B_{48} と結合して，カイロミクロンとしてリンパ液中に放出され，最終的には血液中へと運ばれる。炭素数の少ない中鎖，短鎖脂肪酸はトリアシルグリセロールに組み込まれにくく，そのまま門脈血流へと流れ込む。こうした吸収，輸送経路の違いから，長鎖脂肪酸と中鎖脂肪酸の運命は大きく異なる。カイロミクロンにトリアシルグリセロールとして取り込まれた長鎖脂肪酸は，体内で脂肪組織などにトリアシルグリセロールの構成成分として蓄えられる。一方，中鎖，短鎖脂肪酸は血液中でアルブミンに結合し，容易に各組織に取り込まれ，そこでエネルギー源として消費される運命をたどる。この違いを利用して，中鎖脂肪酸を多く含む植物油を主成分とした食用油が，体に脂肪が溜まりにくい機能性食用油として販売されている。

（2）血液中の脂質成分

血液は水分を豊富に含み，そこに水溶性成分を溶解させ，それらを栄養素あるいは老廃物として各種臓器へ輸送，運搬している。脂質はそのままの形では水に不溶であり，親水性分子に取り囲まれ，粒子状の形態をして血液中で存在する。この粒子をリポタンパク質と呼ぶ（図７-２）。水に不溶のトリアシルグリセロール，コレステロールエステル（コレステロールに脂肪酸がエステル結合）を中心に含み（ちょうど饅頭のアンコのように），その周りを一層のリン脂質が取り囲み，粒子を

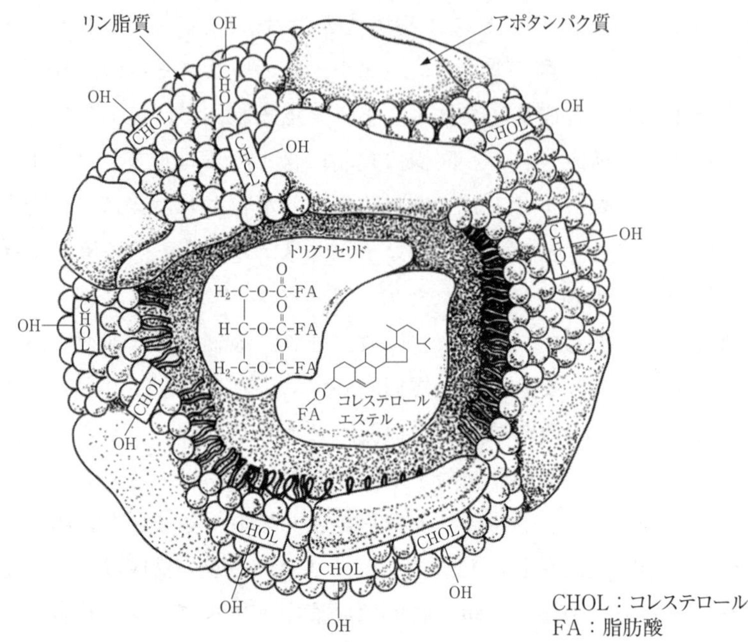

リン脂質の極性基は粒子の外側に，中性脂質（トリグリセリドとコレステロールエステル）は，粒子の内部に配置されている。

H. B. Brewer, Jr., *Klin. Wochenschr.*, 59, 1023 (1981)

図7-2　リポタンパク質粒子の構造

（菅野道廣，今泉勝巳共著『コレステロール』三共出版より）

形成している。リン脂質は両親媒性分子と呼ばれ，親水性部位と疎水性部位を分子内に持つ。親水性部位を外側に向けるようにして脂質を取り囲み，こうして形成されたリポタンパク質は水溶性成分として血液にとけ込むことができる。

小腸で吸収された脂質は，アポリポタンパク質 B_{48} が粒子表面を覆うようにして形成されるカイロミクロン（キロミクロンとも表記）粒子として，やがて血流に乗る。カイロミクロンは中心に大量のトリアシルグリセロールを含み，血液中を流れるリポタンパク質中で最も大きなサイズである。血液中に流入したカイロミクロンは，血管壁に局在する酵素，リポタンパク質リパーゼ（LPL）により，その中心に位置するトリアシルグリセロールが分解されることにより，次第にサイズを小さくする（図７－３）。LPLによりトリアシルグリセロールから脂肪酸が遊離し，こうして放出された脂肪酸は局所的に近接する組織に取り込まれエネルギー源として利用される。小型化したカイロミクロンはカイロミクロンレムナントと呼ばれ，最終的に肝臓に取り込まれる。

肝臓は体内で最も活発にコレステロールを合成する臓器で，その合成量は毎日およそ１g程度である。食事由来の脂質がカイロミクロンレムナントとして取り込まれ，さらに自ら合成したコレステロール，トリアシルグリセロールを合わせて肝臓は超低密度リポタンパク質（VLDL）を分泌する。この際にカイロミクロンとは異なり，アポリポタンパク質

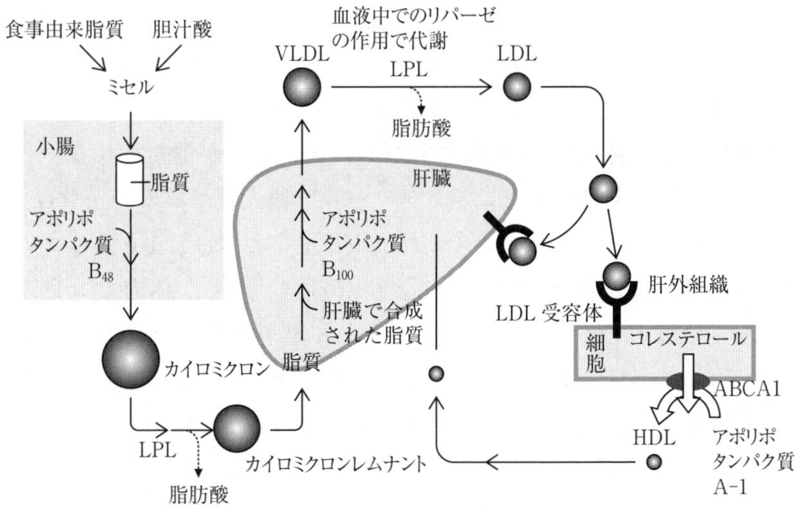

LPL：リポタンパク質リパーゼ

図７−３　小腸，肝臓，肝外組織における脂質の輸送，代謝

（佐藤隆一郎，今川正良共著『生活習慣病の分子生物学』三共出版より一部改変）

B_{100} を1粒子あたり1分子，粒子上に付加する。VLDL はカイロミクロン同様，脂質を多く含み，その比重は軽く，超低密度であることからこのように命名されている。VLDL も LPL の作用を受け，次第に密度を上昇させ（トリアシルグリセロールが減少した結果），中間密度リポタンパク質（IDL）を経た後に，コレステロール含量の高い低密度リポタンパク質（LDL）へと変化していく。LDL はコレステロール含有量が高いことにより，肝臓から体の各所へのコレステロール運搬体としての役割を担っている。

全身のほとんどすべての細胞表面には，血液中から LDL を取り込む LDL 受容体が存在している。LDL 受容体は，LDL 粒子上のアポリポタンパク質 B_{100} をリガンドとして認識し，結合することにより，LDL 粒子を細胞内へと取り込むことができる。小腸で合成されるアポリポタンパク質 B_{48} は，肝臓で合成されるアポリポタンパク質 B_{100} の C 末端側が欠けたタンパク質（全体の 52% 部分が欠落しているので B_{48} と呼ばれる）であり，その結果，B_{48} は LDL 受容体のリガンドとしては認識されず，カイロミクロンもしくはカイロミクロンレムナントが LDL 受容体により細胞内に取り込まれることはない。

こうして体の各所に LDL によりコレステロールが供給される。食事に含まれ，それを吸収したコレステロール（個人差があるが，数百 mg 程度）と肝臓で合成したコレステロールを足すと，毎日 1 g 強のコレステロールを我々の体は受け取ることになる。しかし，体内でコレステロールを分解もしくはエネルギー源として燃焼することはできない。従って，体の各所では LDL 受容体により LDL コレステロールを取り込むと同時に，細胞からコレステロールを排出して，常に平衡状態を保つ必要がある。ほとんどの細胞の表面には ABCA1 と呼ばれる排出ポンプが存在し，このポンプが細胞内のコレステロールを効率良く細胞外へ

表７-１　リポタンパク質の種類

種類	生成	脂質含有量（%）	働き
カイロミクロン	小腸において食物由来の脂質から生成	トリアシルグリセロール（TG）～85%	トリアシルグリセロールを肝臓へ運ぶ。一部は分解され脂肪酸を各種組織へ供給。
超低密度リポタンパク質（VLDL）	肝臓で合成したコレステロール（Chol）と食事由来脂質から生成	TG ～55% Chol 15～25%	LDL へと代謝される。TG の一部は分解され脂肪酸を各種組織へ供給。
低密度リポタンパク質（LDL）	VLDL より生成	TG ～10% Chol 40～50%	Chol を全身の細胞に運ぶ。
高密度リポタンパク質（HDL）	様々な組織で生成	TG ～5% Chol ～20%	末梢組織からコレステロールを引き抜き，肝臓へ運搬。

と排出する（図７-３）。こうして排出されたコレステロールを血液中のアポリポタンパク質 A-１が受け取り，こうして新生高密度リポタンパク質（HDL）が産生される。HDL コレステロールが低値であると，細胞からコレステロールを引き抜く活性が低いと判断され，それ故，低 HDL 状態は脂質異常症（後述）と診断される。HDL 中のコレステロールは最終的に肝臓へと運ばれる。このようなことから，この仕組みをコレステロールの逆転送系と呼ぶ（表７-１）。

（３）LDL 受容体

LDL 受容体は膜を１回貫通する膜タンパク質である。N 末端側を細胞外に突き出す形の LDL 受容体は，その N 末端に７回の繰り返し構造を持ち，その領域が LDL 粒子上のアポリポタンパク質 B_{100} を認識，結合する（図７-４）。こうして我々の体を構成するほとんどの細胞（脳内では血液を介した LDL 輸送はない）では取り込んだ LDL に含まれる

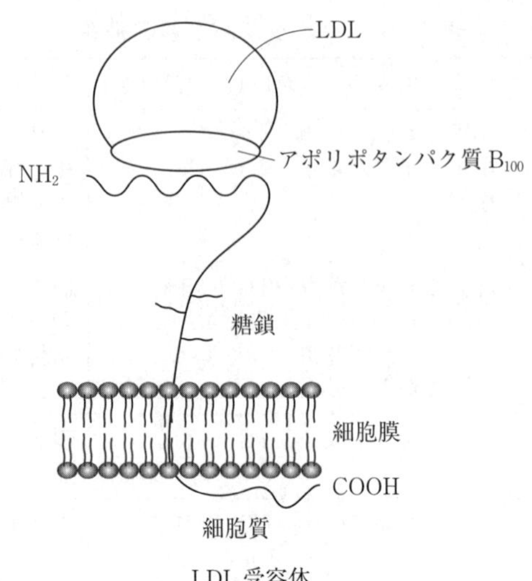

図7-4　LDL 受容体の構造と LDL 結合

（佐藤隆一郎，今川正良共著『生活習慣病の分子生物学』三共出版より一部改変）

コレステロールを生命活動に利用する。しかし，血液より十分過ぎるLDL が供給されると，細胞はそれ以上のコレステロールを必要としなくなり，やがて細胞表面の LDL 受容体の数は減少する。細胞内のコレステロール量は極めて厳密に調節されており，LDL 受容体の数を変化させることにより調節する。従って，血中 LDL コレステロールが高い状態に陥ると，LDL は体の各組織で取り込まれる効率が低下し，ますます上昇することになる。このような状態が高 LDL コレステロール血症であり，行き場を失った LDL は血液中に長い時間滞留し，やがて酸化を受ける。こうして形成される酸化 LDL が動脈硬化発症の引き金となる。LDL 受容体による LDL 取り込み活性が低下すると高頻度で動脈硬化が発症することから，血中 LDL コレステロール値は動脈硬化発症の代表的リスクファクター（危険因子）として捉えられている。

2. 脂質異常症

血中中性脂肪（トリアシルグリセロール）やコレステロール値が高い状態を以前は高脂血症と呼んでいた。しかし，その表現は必ずしも適切でないという考えから，現在は，脂質異常症という病名が用いられている。脂質異常症の診断基準として，空腹時採血のLDLコレステロール値，HDLコレステロール値，トリアシルグリセロール（トリグリセライド）値が挙げられる（表７－２）。

以前は，総コレステロール値のレベルも診断基準として使われたが，現在ではLDL，HDLそれぞれに含まれるコレステロール値を問題視する。LDLコレステロールは俗に「悪玉コレステロール」とも呼ばれ，この値が高いと動脈硬化性疾患を引き起こすリスクが高いことから，140 mg/dLに境界線が敷かれている。一方，HDLコレステロールは善玉コレステロールとも呼ばれ，上述したように各組織からコレステロー

表７－２　脂質異常症：スクリーニングのための診断基準（空腹時採血*）

LDLコレステロール	140 mg/dL以上	高LDLコレステロール血症
	120～139 mg/dL	境界域高LDLコレステロール血症**
HDLコレステロール	40 mg/dL未満	低HDLコレステロール血症
トリアシルグリセロール（TG）	150 mg/dL以上	高トリアシルグリセロール血症

・LDLコレステロールはFriedewald（TC-HDL-Chol-TG/5）の式で計算する（TGが400 mg/dL未満の場合）。（TC，total cholesterol，総コレステロール値）
・TGが400 mg/dL以上や食後採血の場合にはnon HDL-C（TC-HDL-Chol）を使用し，その基準はLDL-Chol＋30 mg/dLとする。
*10時間以上の絶食を「空腹時」とする。ただし，水やお茶などカロリーのない水分の摂取は可とする。
**スクリーニングで境界域高LDLコレステロール血症を示した場合は，高リスク病態がないか検討し，治療の必要性を考慮する。
（日本動脈硬化学会編『動脈硬化性疾患予防ガイドライン2017年版』日本動脈硬化学会，2017より一部改変）

ルを肝臓へと逆転送する働きを持つことから，40 mg/dL 未満を低 HDL コレステロール血症としている。LDL に含まれるコレステロールも HDL に含まれるコレステロールも物質としては同一のものであって，悪玉，善玉という２種類のコレステロールが存在しているという意味ではない。トリアシルグリセロールに関しては，150 mg/dL 以上を高トリアシルグリセロール（トリグリセライド）血症としている。

3. 脂肪組織と肥満

(1) 脂肪組織における脂肪蓄積

我々ヒトは生命進化の頂点に立つ生物であるが，これまで数十億年の生命進化の過程で生物は常に飢餓と闘ってきた。従って，摂食することによりエネルギー源を得ると，直ちにそれをトリアシルグリセロールにして脂肪組織に蓄え，次の飢餓に備える。別のエネルギー貯蔵物質としてグリコーゲンも挙げられる。グリコーゲンはグルコースが多数連なった構造をしており，体内では大量の水分子と結合して存在する。この様な物質を大量に保持することは個体の機動性を著しく損なうことから(外敵から身を守るためには不利となる)，その保持量には限界がある。このような理由から，我々の体内に蓄積されたグリコーゲンは絶食に対してせいぜい 24 時間程度のエネルギー供給源にしかならない。グルコース１g から得られるエネルギーはおよそ４kcal であるのに対し，脂肪のそれは９kcal であり，脂肪組織にトリアシルグリセロールを蓄える理由が理解できる。脂肪組織には血液を介して，グルコース，脂肪酸，リポタンパク質が輸送され，それらから効率よくトリアシルグリセロールが生成される。こうして生成されたトリアシルグリセロールは，脂肪細胞内で脂肪滴を形成し，次の飢餓に備えてエネルギー貯蔵庫の役割を果たす。

（2）白色脂肪と褐色脂肪

我々の体はおよそ60兆個（37兆個という説もある）の細胞から成ると考えられている。平均体重の健常者は，その全細胞の約0.05％に相当するおよそ300億個の脂肪細胞を脂肪組織に蓄えていると考えられている。脂肪細胞のサイズは他の細胞に比べて大きく，健常者の脂肪組織の重量は体重のおよそ20％程度を占める。これが肥満者になると，体重の30-40％に相当する脂肪組織を蓄えるようになり，脂肪細胞の数も倍増して全細胞の0.1％近くにまでなる。

脂肪組織を構成する脂肪細胞内には脂肪滴と呼ばれるトリアシルグリセロールを多量に含む油滴が蓄積する。絶食時などエネルギー供給が不足すると，副腎，交感神経よりホルモン（アドレナリンなどのカテコールアミン）が分泌され，脂肪細胞上の受容体に結合し，脂肪細胞内の脂肪滴中のトリアシルグリセロールを分解するシステムが作動する。その結果，脂肪酸とグリセロールが産生され，血液中に分泌され，骨格筋をはじめとするエネルギーを必要とする組織に脂肪酸を供給する。こうしたエネルギー貯蔵庫の役割を担う脂肪細胞を白色脂肪細胞と呼ぶ。通常白色脂肪細胞には大型の脂肪滴が一つ存在し（単房性），細胞のほとんどの空間を脂肪滴が占める（表7－3）。牛肉や豚肉の白い脂身が白色脂肪細胞からなる白色脂肪組織である。

一方，褐色の脂肪細胞が存在し，褐色脂肪組織と呼ばれる。褐色の原因は，褐色脂肪組織を構成する褐色脂肪細胞にミトコンドリアが多く含まれ，細胞の色が褐色に見えることによる。褐色脂肪細胞の特徴は，白色脂肪細胞と異なり，複数の小型脂肪滴を細胞内に含み（多房性），エネルギー貯蔵より，熱産生機能に特化している点である。ヒトにおいては，新生児において肩甲間，腎臓周辺に解剖学的にも褐色を呈した脂肪組織が認められる。一方，成人になるとこれらの組織がほとんど検出さ

表7-3　白色脂肪細胞と褐色脂肪細胞の比較

	白色脂肪細胞	褐色脂肪細胞
存在部位	皮下，内臓周囲	肩甲間，腎臓周囲
形態特徴	直径 50-100 μm 単房性脂肪滴	直径 20-40 μm 多房性脂肪滴 ミトコンドリア豊富
生理的役割	エネルギー貯蔵と放出	熱産生

れないことより，褐色脂肪組織は若年時期にのみ機能する組織と考えられてきた。しかし近年，先端機器を用いた分析技術の進歩により，成人にも褐色脂肪組織は存在することが明らかになり，成人が寒冷環境下に置かれると，より活性化されることも示されている。また，唐辛子の辛味成分カプサイシンなどの刺激により，同様の応答も生じることが明らかにされている。

（3）脂肪分解機構

脂肪細胞内に蓄えられた脂肪滴のトリアシルグリセロールは，エネルギー枯渇時には分解され，脂肪酸とグリセロールになり，血液中に放出される。脂肪酸は血液中では主要タンパク質であるアルブミンに結合して，骨格筋，肝臓などの組織にまで送られ，そこで取り込まれエネルギー源として利用される。このような脂肪分解のスイッチをオンにする刺激は，交感神経・副腎から分泌される神経伝達物質であるカテコールアミンによる。脂肪細胞の表面にはβ_3アドレナリン受容体が存在し，この受容体がカテコールアミンを結合し，細胞内にシグナルを伝達する。こうして脂肪細胞内のトリアシルグリセロールは，脂肪分解酵素リパーゼの作用により，脂肪酸を一分子ずつ解離し，これが細胞外へ放出され，血流に乗って，種々の組織へと運搬される。

脂肪分解はカテコールアミンの作用により厳密に制御されているが，

それでも肥満状態で脂肪細胞内に大量のトリアシルグリセロールが存在すると，その一部は分解を受けて常時脂肪酸が血液中へと放出されることになる。従って，肥満に伴い血中脂肪酸濃度は高くなる傾向にあり，この遊離の脂肪酸が肝臓，骨格筋においてインスリンの効きを低下させ，インスリン抵抗性を引き起こす原因となっている。

上述した脂肪分解機構は白色脂肪細胞での脂肪分解の全容である。褐色脂肪細胞では，同じくカテコールアミン刺激に伴い，小型の脂肪滴に含まれるトリアシルグリセロールが分解を受け，脂肪酸が放出される。こうして細胞内の脂肪酸が増えると，積極的に熱産生を行うようになる。

上述したように，脂肪分解の指令はカテコールアミンの分泌に起因する。食品中の辛味成分にはカテコールアミン分泌を亢進することが知られており，同様の生理応答を引き起こす。唐辛子の辛味成分カプサイシン，コショウのピペリン，ショウガのジンゲロンなどには，このような効果があり，体脂肪の減少効果が認められる（図7-5）。また，実際辛味成分を食べると発熱，発汗を経験することはあるが，このような機構が働いた結果といえる。

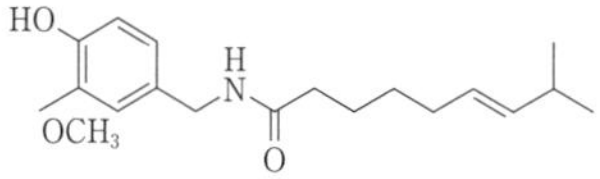

HO　OCH₃　H N　O　カプサイシン（唐辛子）

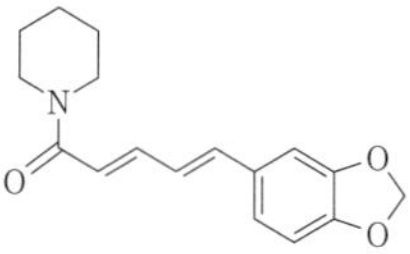

N　O　O　O　ピペリン（コショウ）

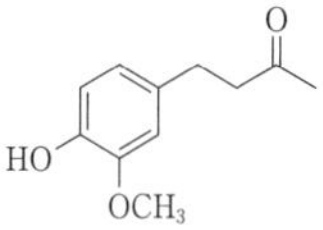

O　HO　OCH₃　ジンゲロン（ショウガ）

図7-5　カテコールアミン分泌を上昇させる辛味成分

（4）肥満

肥満は体脂肪が過剰に蓄積した状態である。体脂肪率については性差があり，男性では15～20％程度，女性では20～25％程度が適正であるとされている。近年，一般家庭に普及している体脂肪測定器は，体内に微弱な電流を流し，電気抵抗の程度から体脂肪率を推定しているものであり，厳密な数値として評価することはできない。肥満度を評価する指標として最も汎用されているのが，Body Mass Index（BMI）である。BMI は，体重を身長の二乗で割った，体重（kg）/［身長（m）］^{2} で計算された値である（単位：kg/m^2）。日本では BMI25 以上を肥満と判定するが，WHO（世界保健機関）の基準では 30 以上となる。日本人の場合，身長 160 cm の人で 64 kg，170 cm の人で 72 kg までは肥満と見なされないことになる。一方，BMI30 を基準とすると，170 cm の人で 87 kg 以上の人が肥満となり，肥満大国アメリカでは成人の 3 人に 1 人以上がこの基準を超える。BMI は体型を評価する便利な数値であるが，体脂肪が低く筋肉質なスポーツマンでは数値が高くなることもあり，脂肪の分布についてなど評価することは困難である。

我が国において，BMI が 22 のときに各種疾患の有病率が最も低くなることが知られており，それぞれの身長に対して BMI22 になる体重を理想体重と見なしている。ちなみに身長 160 cm の人では，1.6（m）× 1.6（m）× 22 = 56 kg，170 cm の人では，1.7（m）× 1.7（m）× 22 = 64 kg になる。

4．脂肪酸の分解

脂肪組織に蓄えられたトリアシルグリセロールがエネルギー貯蔵物質として機能するためには，3 分子の脂肪酸が切り離された後に，分解されてエネルギーを産生する必要がある。脂肪細胞から放出された脂肪酸は，血液中に最も高濃度で存在する血清タンパク質であるアルブミンに結合して輸送される。骨格筋，肝臓などの臓器で取り込まれた脂肪酸はやがて分解を受ける。これを脂肪酸酸化（脂肪酸燃焼）と呼ぶ。細胞の中のミトコンドリア，もしくはパーオキシソームという小器官には，脂肪酸を分解する酵素が局在している。生体内の脂肪酸の大半は炭素数が16-18個以上の偶数個からなっており，これら脂肪酸から炭素数2個の断片が次々と除かれてアセチルCoAとなり分解が進む。この過程で$FADH_2$，NADHが作られ，酸化的リン酸化反応を介してATP（アデノシン3リン酸）が合成される。従って，脂肪組織からエネルギーを必要とする組織に脂肪酸を輸送し，そこで脂肪酸酸化を介してエネルギーを得ることとなる。脂肪酸酸化を亢進することは，脂肪蓄積を抑制し，抗肥満へとつながることになる。

演習課題

経口摂取した脂質成分が，どこでどのようにして消化され，吸収され，代謝されて身体の構築や生命活動に利用されていくのか，そのプロセスを理解するようにしよう。

参考文献

1．小城勝相，清水誠編著『食健康科学』放送大学教育振興会（2015）
2．小城勝相，清水誠編著『食と健康』放送大学教育振興会（2012）
3．佐藤隆一郎，今川正良共著『生活習慣病の分子生物学』三共出版（2012）

8 ビタミン

朝倉富子

《目標 & ポイント》 ビタミンは，私達の生命の維持や発達に関わる微量栄養素である。ビタミンは，欠乏症の原因究明の過程で発見されたものが多い。なぜビタミンが必須栄養素であるのかを，その作用メカニズムを学ぶことで明らかにする。具体的には，各種ビタミンの機能とそれらが関わる代謝を学び，欠乏を回避するための方途や，食品からの摂取に関する知見を得る。

《キーワード》 水溶性ビタミン，脂溶性ビタミン，補酵素，欠乏症，過剰症，摂取基準

1．はじめに

現在では，ビタミンとは「ヒトの正常な成長や健康の維持に関わる生体成分の一つで，ヒトの体内で合成できないあるいは必要量を合成できない微量有機化合物」と定義されている。

最初に発見されたビタミンは，ビタミンB_1で，抗脚気因子として報告された。ビタミン発見の歴史は，食品成分が関わる欠乏症とその成分究明の歴史でもある。

日本では江戸時代に江戸で脚気が大流行し，江戸煩いと呼ばれ，明治に入ってからも蔓延が続き大きな社会問題であった。一方で動物を用いた成長試験から，純粋なタンパク質，糖質，脂質，塩類を用いただけではラットが正常に生育できないことから，これら以外の微量成分が正常

な生育に必要ではないかと考えられていた。世界中で脚気の原因解明の研究が広まる中，1911年，鈴木梅太郎博士によって米ぬかから抗脚気成分オリザニンが単離された。

20世紀初頭，世界で蔓延していた疾病の中で，ビタミンが関与していることが明らかとなったのは，脚気の他にペラグラ，壊血病，くる病，悪性貧血，夜盲症である。これらは，先人達の努力によって治癒する成分が見出された（表8-1）。ビタミン発見の歴史は，欠乏症と人類の戦いの歴史でもある。

ビタミンという名の由来は，ポーランド人の科学者フンクが，米ぬかエキスからハトの脚気様症状を改善する物質を単離し，1912年にvitamineと命名した。生命の意味の接頭語Vita-と化合物が一種のアミンであったことからvitamineと命名されたが，その後，微量で生命活動に重要な働きを示すamineに含まない化合物が次々と発見されたので，最後のeを削除しaminとし，現在の名称vitaminとなった。

現在ビタミンに分類されているのは水溶性ビタミン9種（B_1，B_2，ナイアシン，B_6，B_{12}，葉酸，パントテン酸，ビオチン，C），脂溶性ビタミン4種（A，D，E，K）の計13種である。それぞれのビタミンは，それ自体が単独で働くものもあるが，多くは吸収されたままの形ではなく複合体を形成し，活性型に変換された後に働くものが多い。生体内の重要な化学反応の補欠因子として働く。具体的には補酵素や，核内受容体に結合して遺伝子発現を制御する作用などである。

2. 各種ビタミン―その構造と機能

ビタミンは，水溶性ビタミンと脂溶性ビタミンに分けることができる。一般に，水溶性ビタミンは過剰量を摂取した場合でもそのまま体外に排出されるので過剰症は起こりにくい。一方，脂溶性ビタミンは主と

表8-1　ビタミンの生化学的機能，欠乏症および摂取推奨量

	種類	主な生化学的機能	主な欠乏症	摂取推奨量[1]
水溶性ビタミン	ビタミン B_1（チアミン）	糖質代謝	脚気，ウェルニッケ脳症	1.4 mg，1.1 mg
	ビタミン B_2（リボフラビン）	酸化還元	皮膚障害，口角炎，口唇炎	1.6 mg，1.2 mg
	ナイアシン（ニコチン酸，ニコチンアミド）	酸化還元	ペラグラ	15 mgNE，11 mgNE[2]
	パントテン酸	CoA の構成要素，脂質代謝	皮膚障害	5 mg，5 mg*
	ビタミン B_6（ピリドキシン，ピリドキサール，ピリドキサミン）	アミノ酸代謝	ペラグラ様皮膚炎	1.4 mg，1.1 mg
	ビオチン	脂肪酸合成	皮膚障害	50 μg，50 μg*
	葉酸	DNA 合成	巨赤芽球性貧血	240 μg，240 μg
	ビタミン B_{12}（コバラミン）	メチオニン合成，DNA 合成	巨赤芽球性貧血	2.4 μg，2.4 μg
	ビタミン C（アスコルビン酸）	コラーゲン生合成	壊血病	100 mg，100 mg
脂溶性ビタミン	ビタミン A（レチノール，レチナール，レチノイン酸）	視覚，遺伝子発現の制御	夜盲症	850 μgRAE[3]，650 μgRAE
	ビタミン D（コレカルシフェロール，エルゴカルシフェロール）	骨代謝	くる病 骨軟化症	8.5 μg，8.5 μg*
	ビタミン E（トコフェロール）	抗酸化	未熟児の溶血性貧血	6.0 mg，5.0 mg[4],*
	ビタミン K（フィロキノン，メナキノン）	血液凝固	血液凝固の遅延	150 μg，150 μg*

1）18～29 歳年齢における 1 日あたりの摂取推奨値。男性，女性の順。*は目安量を示す。2020 年版「日本人の食事摂取基準」より引用

2）NE；ナイアシン等量＝ナイアシン＋1/60 トリプトファン

3）RAE；レチノール活性当量

4）α-トコフェロールについて算定

して肝臓に蓄積され，過剰症を生じる場合がある。ビタミンそれぞれの化学名，生化学的機能，欠乏症，摂取推奨値を表8-1にまとめた。なお，摂取推奨量は厚生労働省策定の「日本人の食事摂取基準2020年版」（引用文献1）による。

（1）水溶性ビタミン

1）ビタミンB_1

ビタミンB_1の化学名はチアミン（図8-1）である。食物から摂取したチアミンは，リン酸化され，リン酸が一つ結合したチアミンモノリン酸（TMP），二つ結合したチアミンピロリン酸（TDP），三つ結合したチアミントリリン酸（TTP）の形で存在し，生細胞中では補酵素型のTDPが最も多い。

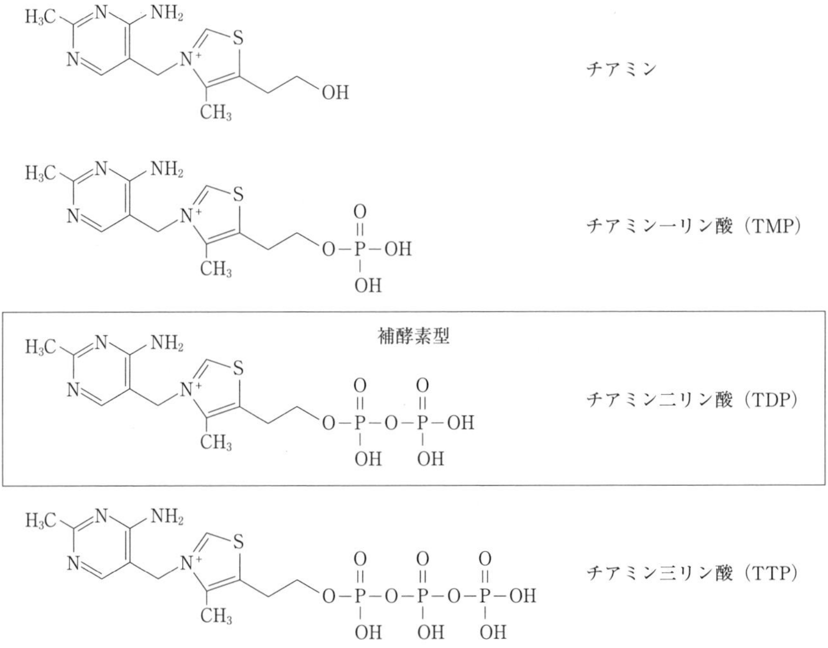

チアミン

チアミン一リン酸（TMP）

補酵素型

チアミン二リン酸（TDP）

チアミン三リン酸（TTP）

図8-1　ビタミンB_1

TDP（チアミンピロリン酸：TPPともいう）は，ピルビン酸デヒドロゲナーゼ複合体の補酵素としての機能など糖代謝や分岐鎖アミノ酸の代謝に関与している。TDPが関与する代謝は，クエン酸回路（TCA回路）の主要反応であり，エネルギー産生に重要な役割を担っている。

体内に吸収できるのは遊離型のチアミンで，リン酸化されたチアミンは，小腸内でホスファターゼによって脱リン酸化され，空腸と回腸において吸収される。

脚気はTDPの欠乏で生じる。この欠乏はピルビン酸からアセチルCoAへの変換を抑制し，乳酸の蓄積による細胞の酸性化を招く。また，糖の代謝不全はATPの合成の低下につながる。特に，このような病状が全身的なものであるため，重篤な疾病となる。

チアミンは，多くの食品中に存在するが，全粒粉，肉，魚，酵母には特に含有量が多い。普通の食事をしていれば，欠乏症になることはまずない。しかし，エネルギー摂取量に対して，ビタミンB_1の摂取量が著しく低い場合，「B_1摂取量が1000 kcalあたり0.16 mgを下回ると欠乏症（脚気）が出現するおそれがある」という報告もある。

ビタミンB_1は摂取量が増え，飽和量に達すると尿中への排泄が始まり，その後，摂取量に応じて排出量が増加する。ビタミンB_1の過剰摂取による健康障害はほぼ起こらない。

2）ビタミンB_2

ビタミンB_2の化学名はリボフラビンで，大半は遊離型のリボフラビンがリン酸化されたフラビンモノヌクレオチド（FMN），FMNにAMPが結合したフラビンアデニンジヌクレオチド（FAD）である。補酵素型はFADとFMNで，生体内ではFADが多く，次いでFMNであり，FADとFMNはタンパク質と結合した状態で存在する。FAD，FMNは，酸化還元反応を触媒する酵素において1位と5位の窒素に水素が付加された還元型をとることができ，プロトンの受け渡しを媒介する補酵素として働く（図8-2）。これらの酵素は，TCA 回路，脂肪酸の β 酸化，電子伝達系などのエネルギー代謝に関わるものが多い。そのため，欠乏症としては，口唇炎，舌炎などの炎症，また子供では成長遅延が起こる。ビタミン B_2 は，熱や酸に対して比較的強いが，アルカリや光照射には弱い。レバー，卵，緑黄色野菜に多く含まれている。

3）ナイアシン

ナイアシンは，ニコチン酸とニコチンアミドの総称である。補酵素型は，ニコチンアミドアデニンジヌクレオチド（NAD^+）と，NAD^+ にリン酸が付加したニコチンアミドアデニンジヌクレオチドリン酸（$NADP^+$）である。NAD^+ あるいは $NADP^+$ は水素原子を受容して還元型（NADH あるいは NADPH）となる（図8-3）。このように，水素原子の授受を行うことで酸化還元反応を触媒する酵素の補酵素となっている。図8-5

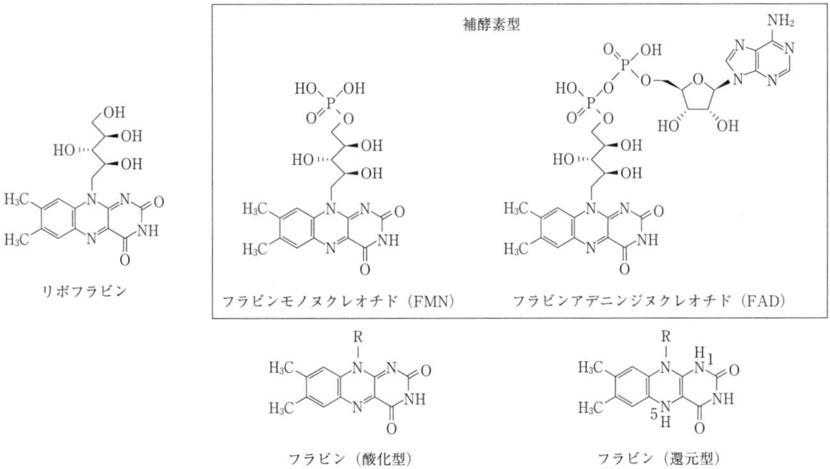

リボフラビン

補酵素型

フラビンモノヌクレオチド（FMN）

フラビンアデニンジヌクレオチド（FAD）

フラビン（酸化型）

フラビン（還元型）

図8-2　ビタミン B_2

に示すように，解糖系，TCA 回路の補酵素として機能している。ナイアシンの欠乏症としては，ペラグラ（主症状として日光過敏性皮膚炎，下痢，認知症を生じる）や，子供の成長障害が知られている。ナイアシンは，食事からの摂取の他に，トリプトファンからも合成される。しかし，トリプトファンからの合成量は少なく，摂取したトリプトファン 60 mg がナイアシン 1 mg に相当するため，摂取基準では，ナイアシン当量（NE）（ニコチンアミド摂取量＋ニコチン酸摂取量＋トリプトファン摂取量×1/60）を用いて表される。ナイアシンを多く含む食品は，レバー，肉類，魚である。

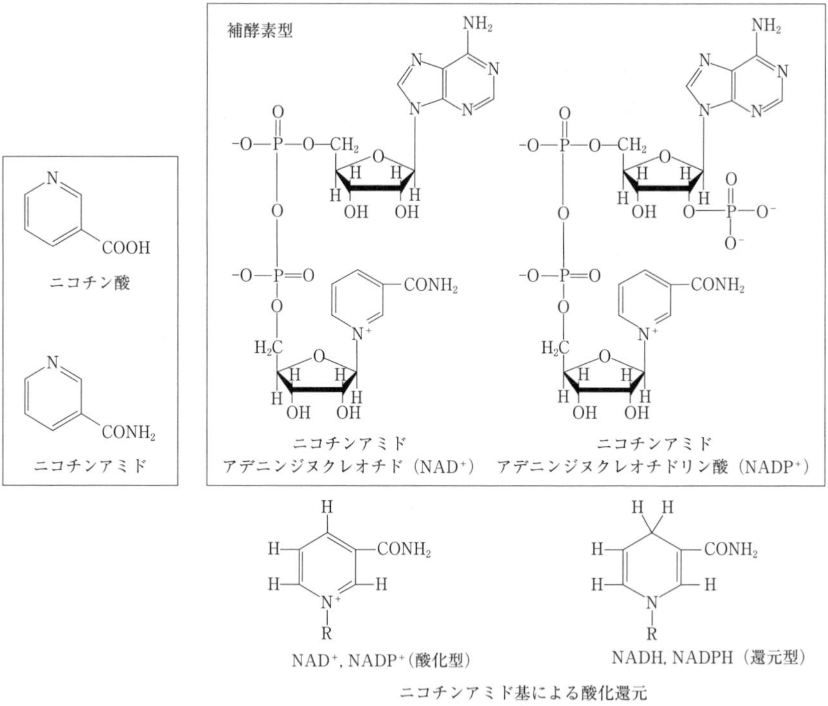

ニコチン酸

ニコチンアミド

補酵素型

ニコチンアミドアデニンジヌクレオチド（NAD^+）

ニコチンアミドアデニンジヌクレオチドリン酸（$NADP^+$）

NAD^+, $NADP^+$（酸化型）

NADH, NADPH（還元型）

ニコチンアミド基による酸化還元

図8-3　ナイアシン

『食と健康』放送大学教育振興会（2018）より引用

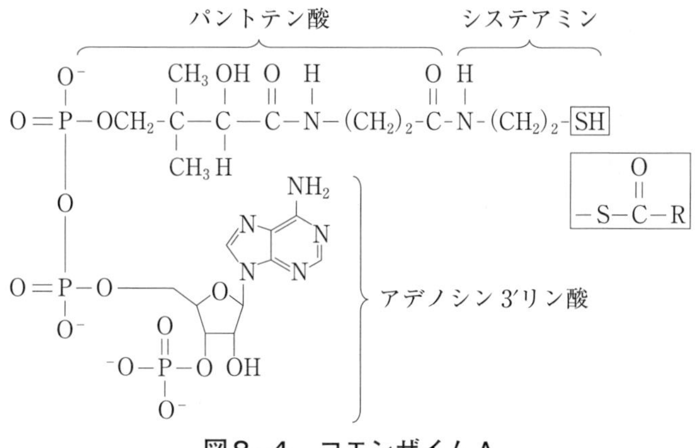

図8-4　コエンザイムA

4）パントテン酸

パントテン酸は，コエンザイム A（CoA）の構成成分であり，糖質，脂質，アミノ酸の代謝に関わる。CoA はシステアミンのチオール基（-SH）が，アシル基（RCO-）とチオエステル結合を形成することができ，これによってアシル基の転移を触媒する酵素の補酵素となる（図8-4）。

糖質の代謝では，解糖系でピルビン酸にまで代謝された糖は，アセチル CoA に変換されて TCA 回路に入る。脂肪酸の分解系では，まず，脂肪酸は CoA と結合してアシル CoA となり，β 酸化を受けて，1サイクルごとにアセチル CoA が1分子生成し，最終的に TCA 回路で代謝される。また，脂肪酸の合成系では，脂肪酸の炭化水素鎖が2個ずつ伸長していくが，合成中間体の脂肪酸アシル基は，まず最初に CoA に結合する。このようにパントテン酸を補酵素とする CoA は，生体内のエネルギー代謝において重要である。さらに，コレステロール，ビタミン D などの合成にも関与している。パントテン酸は動物性食品に広く含まれており，欠乏症はまれである。

ビタミンB群に属するビタミンB_1（チアミン），ビタミンB_2（リボフラビン），ナイアシン，パントテン酸は，いずれもエネルギー代謝における主要な酵素の補酵素として働いている。これらが関与する代謝経路を，グルコースの代謝を通して示す。

糖をエネルギーに変換する解糖系は，炭素数6のグルコースを炭素数3のピルビン酸2分子に代謝する。グルコースはグルコース6-リン酸を経てグリセルアルデヒド3-リン酸となる。グリセルアルデヒド3-リン酸デヒドロゲナーゼにより，1,3-ビスホスホグリセリン酸へと変換される。このときNAD^+からNADHが生成する。1,3-ビスホスホグリセリン酸は代謝されピルビン酸になる。ピルビン酸は，酸素が十分にあり，呼吸が行われる場合には，ピルビン酸のアセチル基は，CoAに転移してアセチルCoAを形成する。この過程は，ピルビン酸デヒドロゲナーゼ複合体により進行する。ピルビン酸デヒドロゲナーゼ複合体には，補酵素としてビタミンB_1，ビタミンB_2，ナイアシン，パントテン酸が含まれている（図8-5）。アセチルCoAに受容されたアセチル基はTCA回路へと進む。TCA回路ではイソクエン酸を2-オキソグルタル酸へ変換するイソクエン酸デヒドロゲナーゼ，リンゴ酸をオキザロ酢酸に変換するリンゴ酸デヒドロゲナーゼにはナイアシンが，コハク酸をフマル酸に変換するコハク酸デヒドロゲナーゼにはビタミンB_2が，補酵素として働いている。2-オキソグルタル酸をスクシニルCoAに変換する2-オキソグルタル酸デヒドロゲナーゼ複合体には，ビタミンB_1，ビタミンB_2，ナイアシン，パントテン酸が，補酵素として働く。ビタミンB群は，糖質の代謝だけでなくエネルギー獲得のためのATPを産生する過程にある解糖系，TCA回路，電子伝達系においても重要な役割を果たしている。

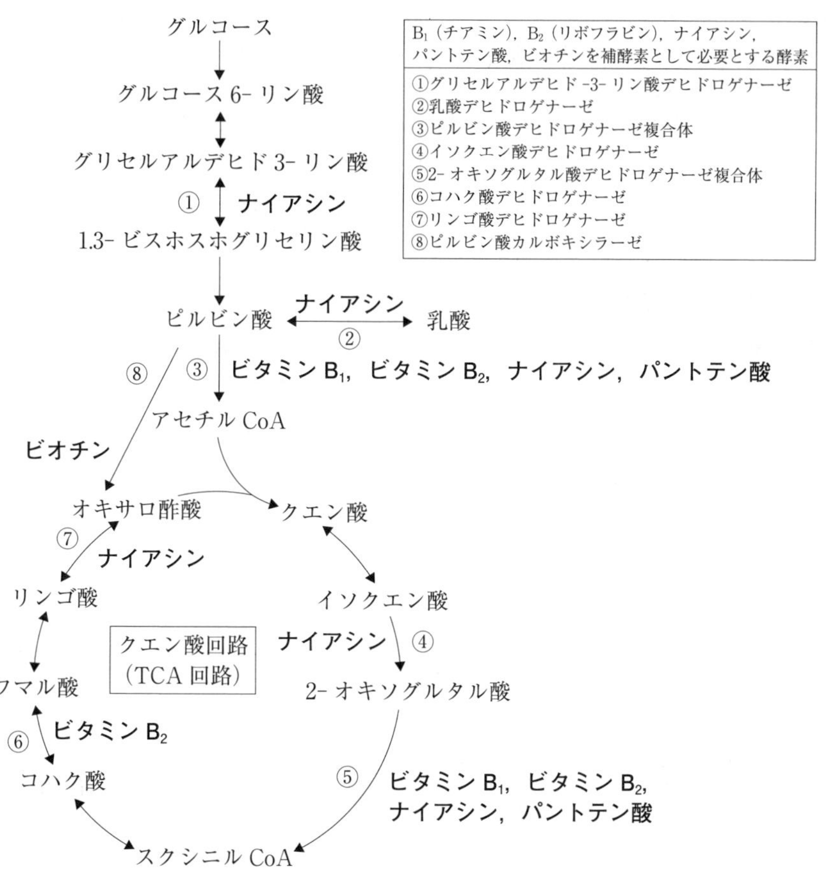

図8-5　グルコース代謝とビタミンB

（池田彩子他編『基礎栄養学　補訂版』，東京化学同人（2019），p.125 図7.16を参考に作成）

一方，酸素が不十分の場合には，ピルビン酸は乳酸デヒドロゲナーゼにより乳酸に還元される。この反応の還元剤はNADHで，乳酸デヒドロゲナーゼの補酵素となっている（図8-5）。

5）ビタミン B_6

ビタミン B_6 には，ピリドキシン，ピリドキサール，ピリドキサミンの3種類がある（図8－6）。これらはリン酸化されてそれぞれピリドキシンリン酸，ピリドキサールリン酸，ピリドキサミンリン酸となる。このうち補酵素型はピリドキサールリン酸（図8－6）で，アミノ基の転移反応を触媒する酵素をはじめとして，アミノ酸の合成から分解に関わる反応に広く関与する。例としてグルタミン酸－オキザロ酢酸トランスアミナーゼ（GOT），グルタミン酸－ピルビン酸トランスアミナーゼ（GPT）がある。グリコーゲンフォスフォリラーゼの補酵素としてグリコーゲンからグルコース1－リン酸を生じる反応にも寄与している。

ビタミン B_6 は多種類の食物中に幅広く含まれ，欠乏症は比較的まれであるが，ペラグラ様の皮膚炎や末梢神経障害などがある。

6）ビオチン

ビオチンは，食品中ではたんぱく質に結合しており，摂取後生体内で消化され遊離のビオチンとなって吸収される。ビオチンは酵素たんぱく

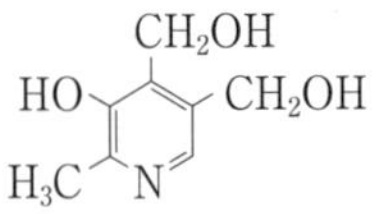

CH_2OH, HO, CH_2OH, H_3C, N

ピリドキシン（PN）

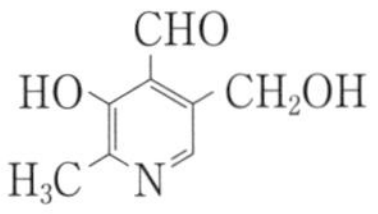

CHO, HO, CH_2OH, H_3C, N

ピリドキサール（PL）

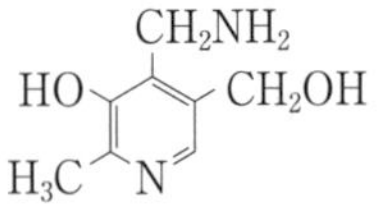

CH_2NH_2, HO, CH_2OH, H_3C, N

ピリドキサミン（PM）

補酵素型

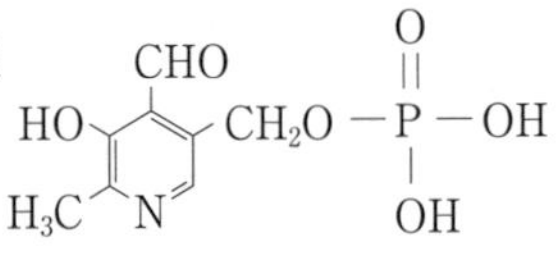

CHO, HO, $CH_2O-P(=O)(OH)-OH$, H_3C, N

ピリドキサール5′－リン酸（PLP）

図8－6　ビタミン B_6

質のリジン残基と結合し，酵素反応の最初の段階で，まず，重炭酸イオンから CO_2 がビオチンに取り込まれる。このとき ATP のエネルギーが使われ，ADP が生成する。カルボキシ化されたビオチン酵素は，カルボキシル基を基質に転移し，基質がカルボキシ化される。このようにビオチンを補酵素としてカルボキシ化を触媒する酵素には，糖新生時のピルビン酸からオキザロ酢酸を生成するピルビン酸カルボキシラーゼ，脂肪酸合成の最初の段階であるアセチル CoA が脂肪酸合成経路へ入るためのマロニル CoA を生成するアセチル CoA カルボキシラーゼ（図8-7），奇数鎖脂肪酸や分岐アミノ酸の代謝でプロピオニル CoA をメチルマロニル CoA に変換するプロピオニル CoA カルボキシラーゼがある。

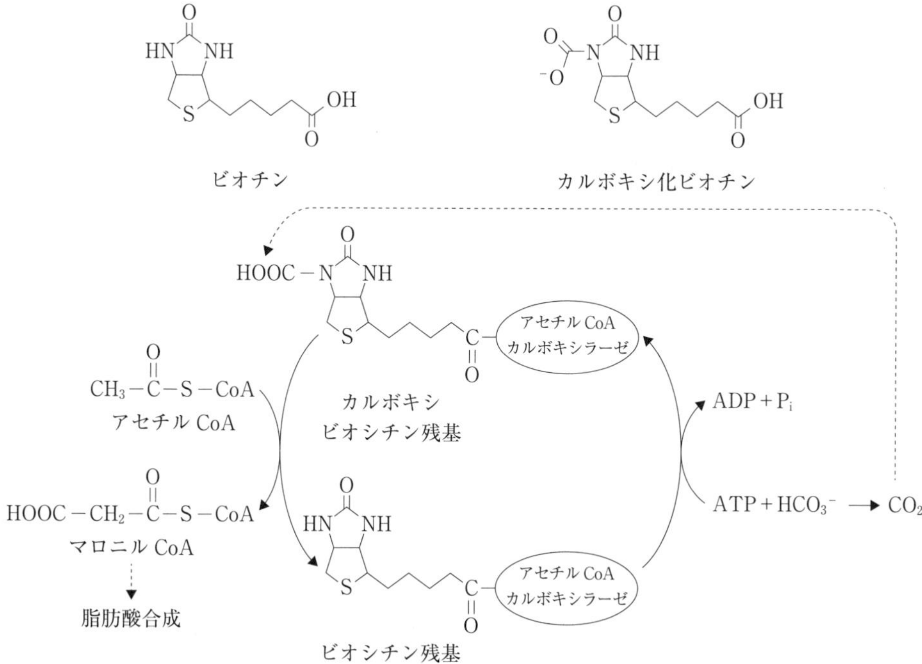

図8-7　ビオチンとビオチンの補酵素作用（アセチル CoA カルボキシラーゼ）
（池田彩子他編『基礎栄養学　補訂版』，東京化学同人（2019）を参考に作成）

ビオチンは食品に広く含まれており欠乏症はまれである。ただし，卵白に含まれる糖タンパク質のアビジンはビオチンと強固な結合を形成するため，多量の生卵を摂取することによる欠乏症の可能性が指摘されている。

7）葉酸

葉酸は*p*-アミノ安息香酸にプテリン環とグルタミン酸が結合した構造をしている（プテロイルグルタミン酸）（図8-8）。食品に含まれるのはプテロイルポリグルタミン酸型であり，小腸粘膜でモノグルタミン酸型となり吸収される。補酵素型はプテリン環が還元されたテトラヒドロ葉酸で，メチル基が結合するとメチルテトラヒドロ葉酸となる（図8-9）。このような構造をとることで，メチル基をはじめとした炭素1個を含む官能基の受け渡しを行う酵素の補酵素となる。

葉酸が胎児における神経管閉鎖障害の発症リスクの低減に効果があることが認められている。また葉酸の不足は，動脈硬化の引き金となる血清ホモシステイン値を高くする。食品に広く存在し特にレバーに多い。

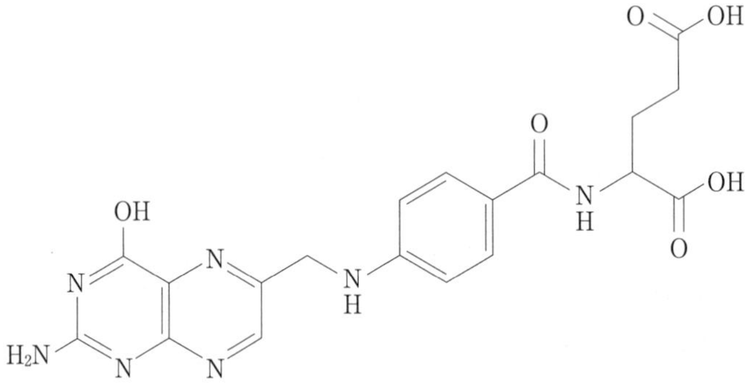

プテリン環　　*p*-アミノ安息香酸　　グルタミン酸

図8-8　プテロイルモノグルタミン酸（葉酸）

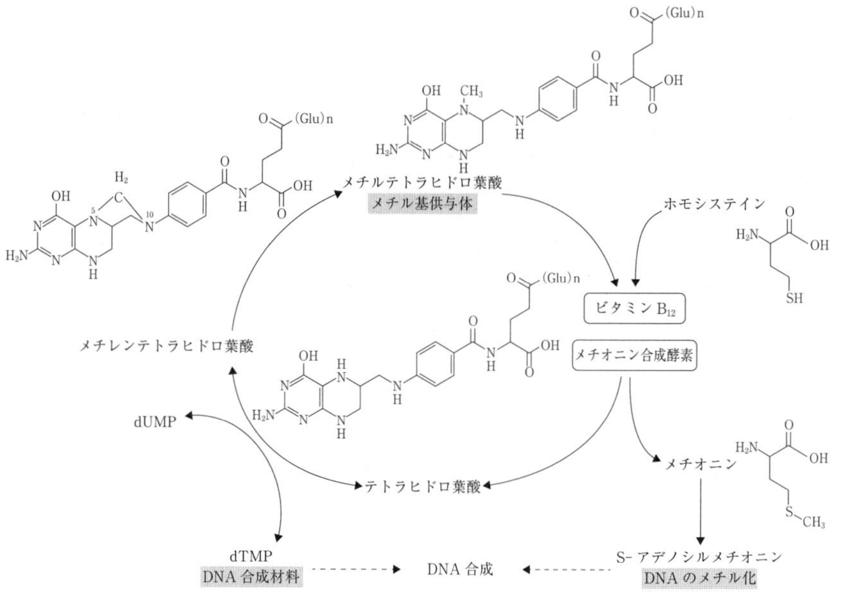

図8-9　ビタミン B_{12} と葉酸の補酵素作用

（池田彩子他編『基礎栄養学　補訂版』，東京化学同人（2019），p.130 図 7.23 を参考に作成）

8）ビタミン B_{12}

コバラミンと言われ，分子内にコバルトを含む複雑な化合物である。メチルコバラミンは補酵素型である（図8-10）。ビタミン B_{12} は，ホモシステインからメチオニンを合成するメチオニン合成酵素の補酵素で，メチルテトラヒドロ葉酸からメチル基を受け取り，ホモシステインに供与することで，メチオニンを合成する（図8-9）。ビタミン B_{12} が不足するとメチオニン合成酵素の活性が低下し，メチルテトラヒドロ葉酸が細胞内に蓄積し，テトラヒドロ葉酸が再生されず，葉酸が関わる反応が低下する。DNA 合成に必要なデオキシチミジン一リン酸（dTMP）が減少し，DNA の合成が低下する。DNA 合成に関しては，メチオニンから生成する S-アデノシルメチオニンが DNA のメチル化におけるメチル基供与体であることから，ホモシステインからメチオニンを合成する経路の活性低下は，DNA 合成に影響を与える（図８−９）。

葉酸とビタミン B_{12} が欠乏すると赤血球の細胞数が減り貧血症状が現れる。この貧血ではサイズが大きい赤芽球（赤血球の前駆細胞）が出現するので，巨赤芽球性貧血と呼ばれる。

ビタミン B_{12} の吸収は，他のビタミンとはかなり異なる様式をとっている。食物中のビタミン B_{12} は，多くがタンパク質と結合しており，摂取後，胃内でタンパク質が分解されて遊離型になると，唾液に含まれる糖タンパク質と胃内で結合する。小腸上部でタンパク質が分解されると，胃から分泌される内因子と結合し，回腸にある内因子・コバラミン受容体を介して吸収される。このため，摂取量が十分であっても萎縮性

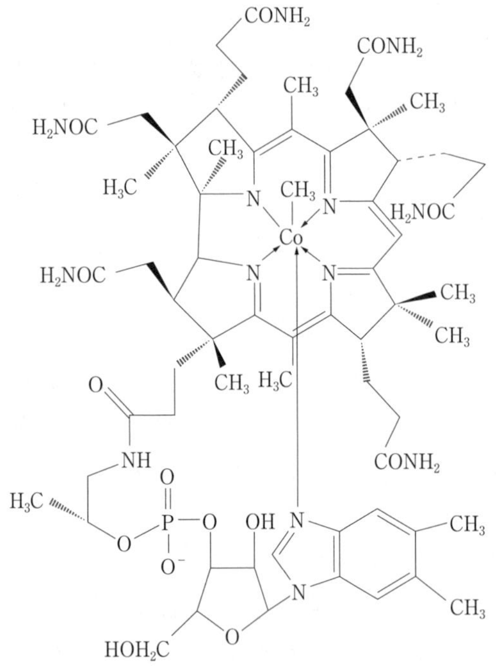

図８−10　メチルコバラミン

（『食と健康』放送大学教育振興会（2018）より引用）

胃炎や胃を切除した場合など，内因子が不足すると欠乏症になりやすい。供給源は動物性食品のため，ベジタリアンやヴィーガンは注意が必要である。

・補酵素

生命活動を営むためには，膨大な化学反応が生体内で進行する必要がある。この化学反応によって，食べ物は消化，吸収され，エネルギー源となる。その他にも，タンパク質の化学修飾，遺伝情報の維持ための無数の化学反応が，酵素によって触媒されている。酵素はタンパク質であり，酵素タンパク質のみで反応が進む場合もあるが，酵素タンパク質以外の分子が必要な場合がある。これを補酵素という。ここまで見てきたようにビタミン（特にビタミンＢ群）は，補酵素として働く。補酵素は，低分子化合物で，アポ酵素（補酵素が結合していない酵素たんぱく質）と共有結合または非共有結合し，水素原子の授受，すなわち酸化還元反応や，メチル基，ホルミル基，アミノ基などの原子団を転移させる反応に関与する。

９）ビタミンＣ

ビタミンＣは壊血病を予防する因子として発見された。化学名はアスコルビン酸で，強い還元作用を持っている（図８-11）。アスコルビン酸（還元型）が酸化を受けるとモノデヒドロアスコルビン酸となり，さらに酸化を受けることでデヒドロアスコルビン酸（酸化型）になる。アスコルビン酸は，自らが酸化を受けることで還元剤として働き，活性酸素の消去やビタミンＥの再生を行う。酸化型ビタミンＣは，細胞内で還元型に戻す酵素やグルタチオンを用いて還元型に戻るため，細胞内のビタミンＣは，ほとんどが還元型である。

壊血病はアスコルビン酸の欠乏で生じる。これはアスコルビン酸がコラーゲンの生成に必要となっているからである。コラーゲンは動物組織

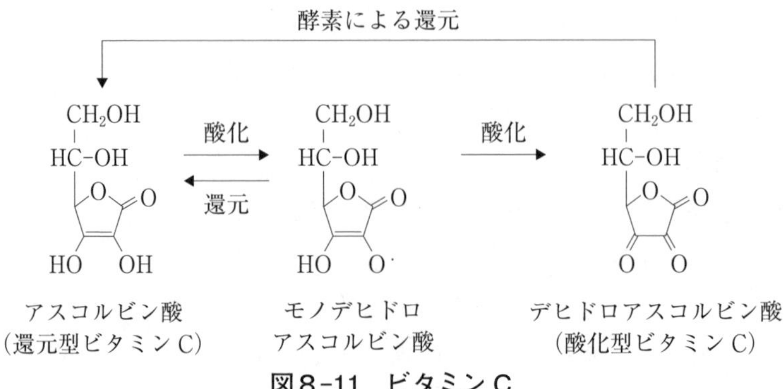

図8-11　ビタミンC

（池田彩子他編『基礎栄養学　補訂版』，東京化学同人（2019），p.134 図7.30を参考に作成）

の細胞外マトリクスの主要成分である。様々な組織に存在し，骨，軟骨，腱，皮膚に弾力性を与えており，強い力が掛かったために骨折が起こるのを防ぐ。結合組織において非常に重要なタンパク質である。

このような特徴ある性質を持つコラーゲン繊維は，三重らせん構造という特徴的な構造をとっている。三重らせん構造は，コラーゲンの特徴あるアミノ酸配列によるものであるが，その特徴を生み出す一つに，通常のタンパク質では存在しないヒドロキシプロリンを多く含むことがあげられる。ヒドロキシプロリンは遺伝子の翻訳終了後，プロリン残基の修飾によって作られる。反応はプロリルヒドロキシラーゼにより触媒されるが，この酵素反応にはFe^{2+}，2-オキソグルタル酸，O_2が必要で，アスコルビン酸はFe^{2+}を還元状態に保つ働きをしている。壊血病はコラーゲンの生成が阻害され，血管の結合組織が弱くなり出血しやすくなる。皮膚や粘膜の出血の他，全身倦怠，関節痛，さらに感染に対する抵抗力低下もみられる。

その他，ビタミンCの作用として，カテコールアミンの生合成において，ドーパミンヒドロキシラーゼの銅イオン（Cu^{2+}）を還元し，1

価（Cu^{+}）に保つことによってドーパミンからノルアドレナリンの合成を促進する。さらに，アスコルビン酸は，小腸での鉄の吸収時に Fe^{3+} から Fe^{2+} への還元に関与し，非ヘム鉄の吸収を増加させる。ビタミンCは，生体内の酸化還元反応に関与する重要な化合物である。

ビタミンCの還元作用は，食品の品質保持のために酸化防止剤（抗酸化剤）としても広く使用されている。

（2）脂溶性ビタミン

1）ビタミンA

ビタミンAはレチノイドといい，末端の構造の違いによってアルコール型のレチノール，アルデヒド型のレチナール，カルボン酸型のレチノイン酸に分類される（図8-12）。レチノールは眼の網膜の視細胞に取り込まれアルデヒド型のレチナールとなる。レチノイン酸は核内受容体に結合して遺伝子発現を制御する。

網膜には，ロドプシンと呼ばれる機能タンパク質がある。ロドプシンはオプシンというタンパク質とビタミンAの異性体である11-cis-レチナールが結合したもので，桿体細胞に多量に存在している。ロドプシンは，暗順応（暗いところにしばらくいると目が慣れて次第に物が見えるようになること）に関わるため，ビタミンAが欠乏すると暗順応が低下し夜盲症になる。乳幼児では，欠乏によって角膜乾燥症から失明に至ることもある。

ビタミンAはレバー，ウナギに多く含まれている。ニンジンやカボチャの黄橙色はカロテノイドで，ビタミンA作用を持つ。例えば β-カロテンは，体内で酵素によって分解されてレチナール2分子となる。このようなビタミンの前駆体をプロビタミンといい，カロテノイドのうちビタミンA作用を持つものをプロビタミンAという。ビタミンAとしての活性はレチノール活性当量（RAE）として示される。摂取基準値

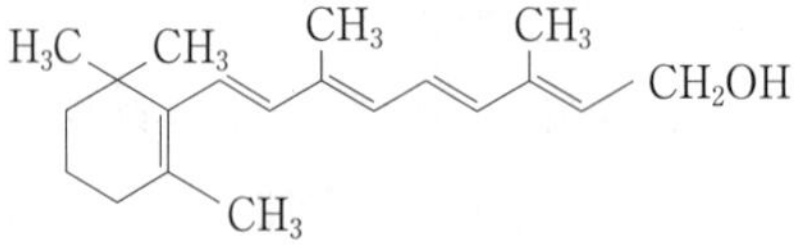

レチノール

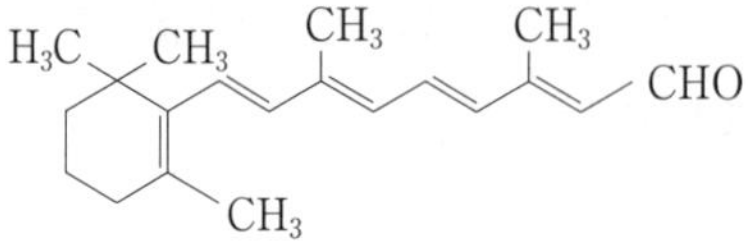

レチナール

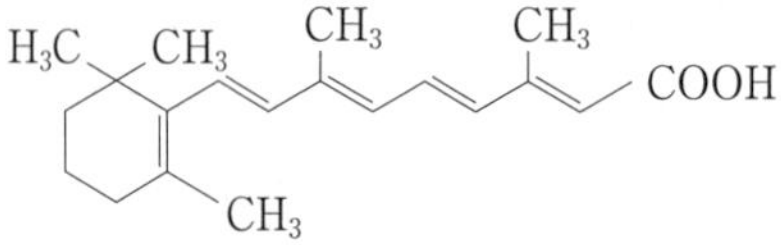

レチノイン酸

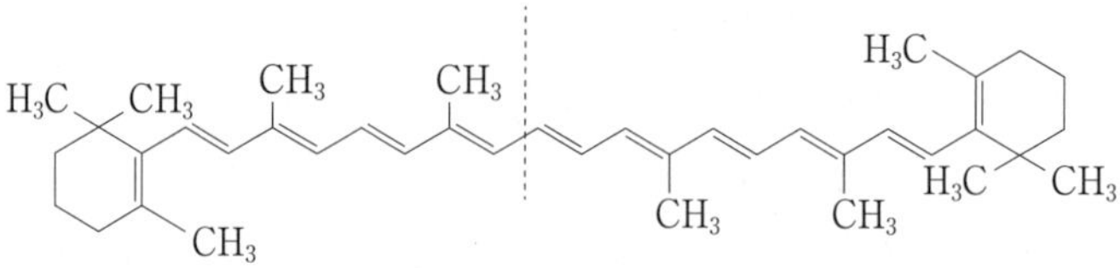

β-カロテン

図8-12　ビタミンAとプロビタミンA

（柴田克己，合田敏尚編『基礎栄養学　改訂第6版』，南江堂（2020），p.200 図10-1 より引用）

では，食品中のビタミンA活性は，プロビタミンAの生体利用率などを考慮して次の式で求められている。

レチノール活性当量（μg RAE）＝レチノール（μg）＋β-カロテン（μg）×1/12＋α-カロテン（μg）×1/24＋β-クリプトキサンチン（μg）×1/24＋その他のプロビタミンAカロテノイド（μg）×1/24

ビタミンAは，摂取量が過剰になると体内での蓄積が過剰となり，健康障害が生じることが報告されている。β-カロテンの過剰摂取による障害の報告はなく，プロビタミンAであるカロテノイドに対しては，上限量は定められておらず，カロテノイドを除くレチノールの量で耐容上限量を設けている（表8-1参照）。

2）ビタミンD

ビタミンDには，植物性食品に含まれるビタミンD_2（エルゴカルシフェロール）と動物性食品に含まれるビタミンD_3（コレカルシフェロール）とがある（図8-13）。ビタミンD_2は，プロビタミンD_2（エルゴステロール）から，ビタミンD_3は，コレステロール合成過程で生じるプロビタミンD_3（7-デヒドロコレステロール）から生成する。プロビタミンD_3は，皮膚において紫外線の照射と体温によってビタミンD_3へ変換される。

食事から吸収した，あるいは体内で合成されたビタミンDは，肝臓で水酸化を受け，25-ヒドロキシビタミンDとなり，さらに腎臓で水酸化され，活性型の1α,25-ジヒドロキシビタミンDとなる（図8-13）。ビタミンDの主要な働きはカルシウムの代謝を調節することで，ビタミンDの欠乏は，くる病や骨軟化症を生じる。一方，過剰摂取は，高カルシウム血症，腎障害，軟組織の石灰化を生じる。ビタミンDは魚肉，バター，卵黄，干しシイタケに多く含まれている。

ビタミンの働きの中には，核内受容体に結合して遺伝子の発現を調節する作用を持つものがある。最もよく理解されているのはビタミンAとビタミンDである。どちらも，核内受容体に結合することで標的遺伝子の転写調節を行っている。一例を示す。細胞内に取り込まれた9-シス-レチノイン酸は，レチノイドX受容体（RXR）に結合する。活性型ビタミンDである1α,25-ジヒドロキシビタミンDは，ビタミンD受容体（VDR）に結合する。リガンド*が結合した受容体は，ヘテロダイマーを形成して核へと移行し，DNA上のビタミンD応答配列に結合

* リガンド：特定のタンパク質と特異的に結合して複合体を形成する低分子化合物

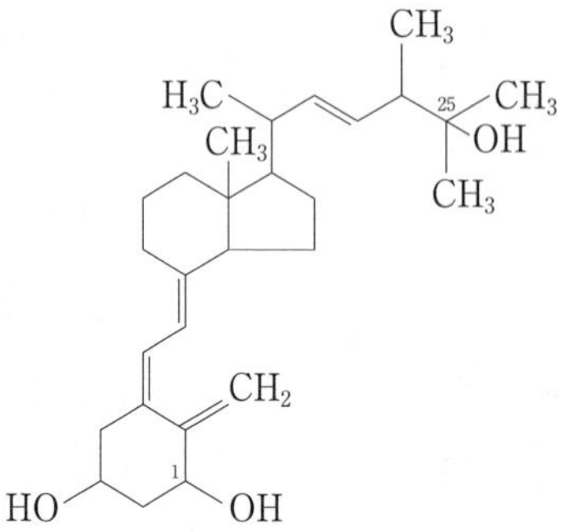

ビタミン D_2

エルゴカルシフェロール

活性型

1α, 25-ジヒドロキシビタミン D_2

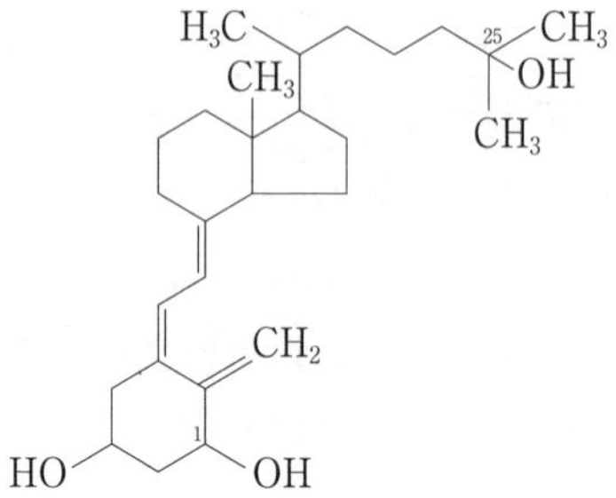

ビタミン D_3

コレカルシフェロール

活性型

1α, 25-ジヒドロキシビタミン D_3

図8-13　ビタミンD

する。この結合によって下流のカルシウム代謝関連遺伝子の発現が誘導され，カルシウム・骨代謝が調節される（図8-14）。核内受容体に制御されている生体反応は多く，ビタミンA，ビタミンDだけでなくステロイドホルモン，甲状腺ホルモンなど種々のホルモンがリガンドとなり，標的遺伝子の発現を調節している。

3）ビタミンE

ビタミンEは代表的な脂溶性抗酸化物質である。ビタミンEは，α-トコフェロール（図8-15）とその同族体で，合計8種類が知られている。食品中にはα-トコフェロールとγ-トコフェロールが多いが，体内ではα-トコフェロールがほとんどを占め，食事摂取基準ではα-トコフェロール量をビタミンE量としている。α-トコフェロールは，生体膜中に存在し，生体膜に含まれるリン脂質を構成する多価不飽和脂肪酸が酸化されて脂質ラジカルになり，さらにペルオキシラジカルとなって

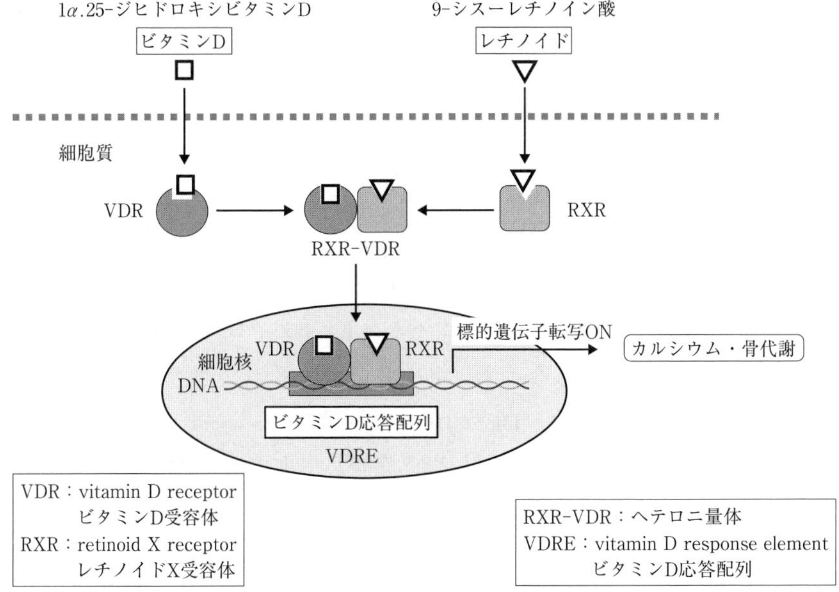

図8-14　ビタミンと核内受容体

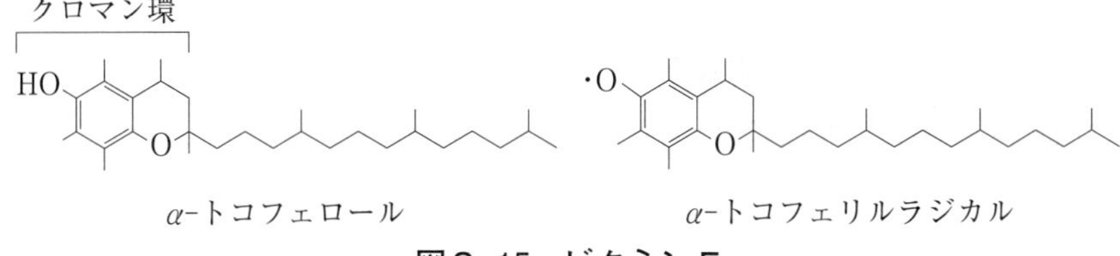

図8-15　ビタミンE

脂肪酸の酸化反応が連鎖的に引き起こされるのを抑制する。その作用機序は，トコフェロールの同族体に共通のクロマン環のヒドロキシ基に由来するα-トコフェリルラジカルが，ペルオキシラジカルを捕捉することによる。このとき生じたα-トコフェリルラジカルは，ビタミンCによりα-トコフェロールに再生され，ビタミンCは，還元型から酸化型になる。

動物におけるビタミンE欠乏実験では，不妊以外に脳軟化症，肝臓壊死，腎障害，溶血性貧血，筋ジストロフィーなどの症状を呈する。過剰症として出血傾向が上昇する。しかし，ヒトでは通常の食品からの摂取における過剰症，欠乏症は発症しない。

4）ビタミンK

ビタミンKの名前は，血液凝固を意味するドイツ語のKoagulationに由来する。ビタミンKには，ビタミンK_1（フィロキノン）とビタミンK_2（メナキノン）がある。ナフトキノンが両者の共通の部分構造で，側鎖構造を異にしている（図8-16）。還元型ビタミンKは，γ-グルタミルカルボキシラーゼの補酵素として機能し，血液凝固因子の一つであるプロトロンビンや骨の石灰化に必要なオステオカルシン前駆体タンパク質のグルタミン酸をγ-カルボキシグルタミン酸に変換する。この変換によってカルシウムとのキレート結合が可能となる（図8-16）。血液凝固反応は，血液凝固因子の連鎖的な反応により進行するが，これらの因子の活性化にビタミンKが関わっている。このため，ビタミンKの主な生理作用は，血液凝固作用や骨代謝作用である。ビタミンKは緑黄色野菜や納豆，海藻に多く含まれている。

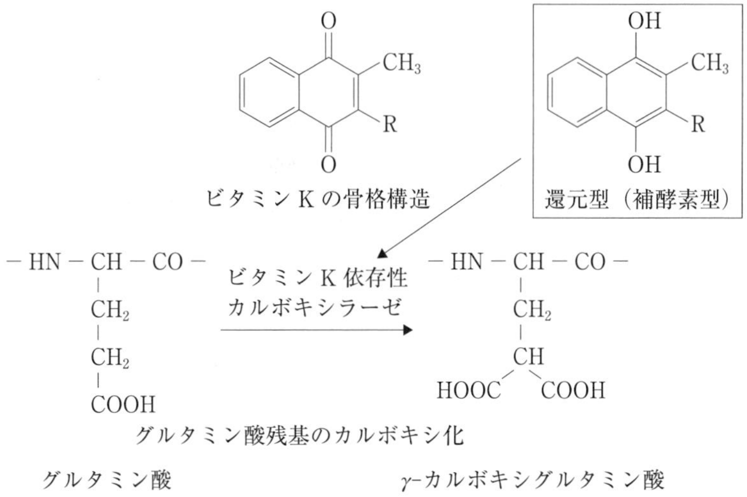

図8-16　ビタミンK

演習課題

1．ビタミンは，生体に与える生理機能の調節だけでなく，食品の加工の分野においても広く利用されている。どのような食品に用いられているかを調べてみよう。

2．近年，サプリメントとして，ビタミンが販売されているのをよく見掛けるようになった。サプリメントを利用する際の留意点について考えてみよう。

引用文献

1．「日本人の食事摂取基準2020年版」厚生労働省

2．池田彩子，鈴木恵美子，脊山洋右，野口忠，藤原葉子編『基礎栄養学　補訂版』東京化学同人（2019）

参考文献

1．柴田克己，福渡努編『ビタミンの新栄養学』講談社（2000）
2．吉村悦郎，佐藤隆一郎『食と健康 '18』放送大学教育振興会
3．吉田勉編『わかりやすい栄養学』三共出版（2001）

9 ミネラル

朝倉富子

《目標＆ポイント》 ミネラルは，生体の構成成分や生体機能の調節など多様な生理作用を有している。そして，生命維持のために必須の成分が存在する。本章では，多量ミネラルと微量ミネラルの各ミネラルについて機能や摂取基準について学ぶ。また，摂取量が不足しがちなカルシウムと鉄，過剰摂取が問題とされるナトリウムについて，生体においてどのような代謝に関与し，役割を持っているかについて学び，欠乏症や過剰症，生理作用について理解を深める。

《キーワード》 多量ミネラル，微量ミネラル，必須元素，ホメオスタシス，カルシウム，鉄，ナトリウム，摂取基準

1. はじめに

生物は多様な元素から構成されている。ヒトを例に挙げると，含有量は酸素が最も多く，炭素，水素，窒素の順になっている（図９-１）。体重のおよそ65％を占める水は，酸素と水素から成り，体の構成要素であるタンパク質，脂質や遺伝情報を司る核酸も酸素，水素，炭素，窒素の元素から成る。これら４つの元素で96％を占め，残り４％がミネラルである。さらに，図９-１のカルシウムからマグネシウムまでを含めると99.97％になる。これに続く鉄以下の元素を微量元素という。微量元素のうち，体内での生理作用が明らかになっている鉄，亜鉛，セレン，マンガン，銅，ヨウ素，コバルト，クロム，モリブデンは必須微量

元素と言われる。超微量元素に関しては，栄養上の必須性，すなわち栄養学的または生化学的機能と必要量などの，数値データの取得が困難なものも依然存在する。

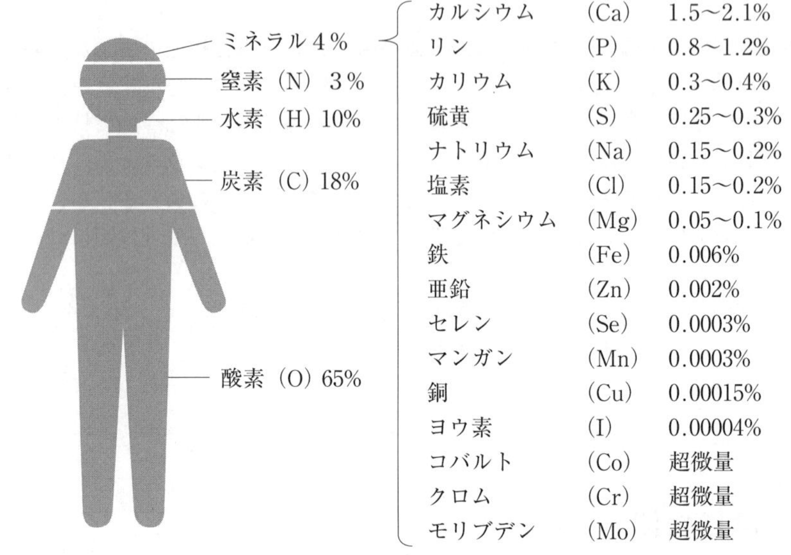

図9－1　人体の構成元素

（奥恒行，柴田克己編『基礎栄養学　改訂第5版』，南江堂（2015），p.243 図11－9を参考に作成）

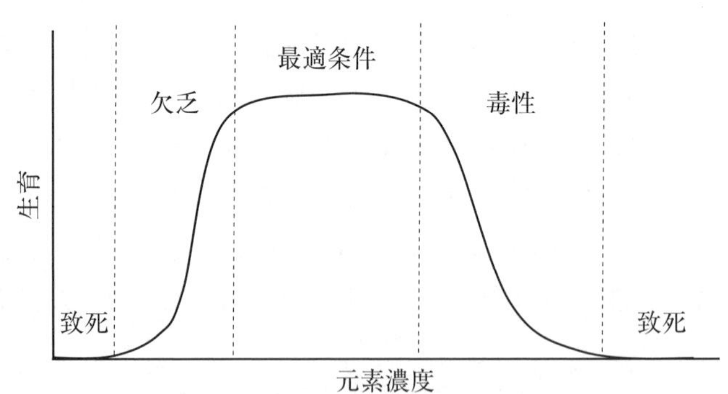

図9－2　生物の生育と食事に含まれる必須元素濃度との関係

（『食と健康』放送大学教育振興会（2018）より引用）

その元素が必須であるか否かは，図9－2の摂取量と健康状態の関係から理解することができる。食物に含まれる元素濃度と生物の生育との一般的関係は，横軸に摂取濃度，縦軸に生育を取ると，正常な生育の最適条件である濃度範囲があり，これより低濃度では欠乏症が現れ，さらに極端な低濃度では致死となる。一方，必須元素であっても高濃度では毒性を示して過剰症を生じ，重篤な場合は致死となることもある。過剰症に関しては非必須元素であっても起こり得るが，非必須元素では欠乏症状は現れず，低濃度で欠乏症状が現れるものが，必須元素である。

2. 食事摂取基準

各種栄養素の摂取量の指標を示したものが食事摂取基準である。日本人の食事摂取基準は，５年に一度改定され，健康な個人および集団を対象として，健康の保持・増進，生活習慣病の予防のために摂取する栄養素の基準を示すものである。改定にあたっては，最新の研究知見，国際動向，食生活の変化，栄養状態，疾病発症状況の変化，人口構成などの背景要因を踏まえて改定が行われている。食事摂取基準では指標として５つの値（推定平均必要量，推奨量，目安量，耐容上限量，目標量）を示している。食事摂取基準に記載されている値を正しく運用するためには，各指標について，数値の示すところを理解する必要がある。推定平均必要量は，ある対象集団において測定された必要量の分布に基づき，母集団における必要量の平均値を示す。推奨量は推定平均必要量から算定されている。図9－3は，習慣的な摂取量と摂取不足または過剰摂取に由来する健康障害のリスク，すなわち，健康障害が生じる確率との関係を概念的に示している。縦軸は，個人の場合は不足または過剰によって健康障害が生じる確率を，集団の場合は不足状態にある者または過剰摂取によって健康障害を生じる者の割合を示す。不足の確率が推定平均

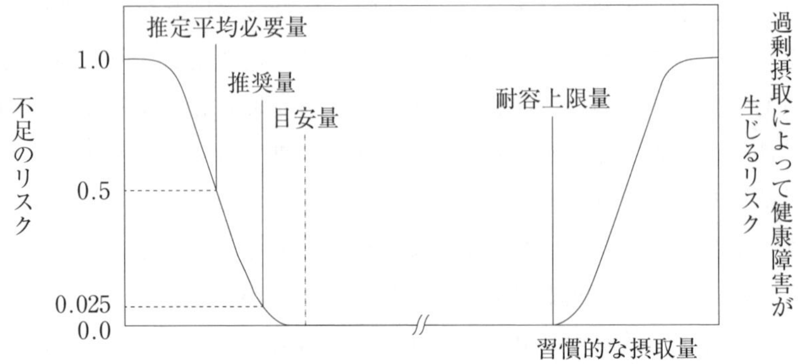

図９-３　食事摂取基準の各指標（推定平均必要量，推奨量，目安量，耐容上限量）を理解するための概念図

（「日本人の食事摂取基準 2020 版」より引用）

必要量では 0.5（50％）あり，50％の人が必要量を満たすと推定される１日の摂取量である。推奨量では 0.02〜0.03（中間値として 0.025）で，対象母集団のほとんどの人（97〜98％）が，必要量を満たすと推定される量である。耐容上限量は，健康障害を起こすリスクがないとみなされる習慣的な摂取量の上限と定義されている。目安量は，十分な科学的根拠が得られず推定平均必要量が算定できない場合に用いられる。目安量は，推定平均必要量および推奨量とは一定の関係を持たないが，推奨量よりも大きい（図９-３では右方）と考えられる。そして，推奨量と耐容上限量との間の摂取量では，不足のリスク，過剰摂取による健康障害が生じるリスクともに０（ゼロ）に近いことを示す。

表９-１に各ミネラルの主な欠乏症，過剰症および 2020 年版食事摂取基準の基準値一覧を示した。

カリウムは細胞内に最も多いイオンである。カリウムは膜輸送，細胞内外の電位差の維持，浸透圧，酸塩基平衡の維持に働いている。細胞内外のイオン濃度勾配は，様々な生理機能に関与し，一定に保たれる仕組

表9-1　ミネラルの生化学的機能，欠乏症，過剰症，所要量

ミネラル	主な生化学的機能[1]	主な欠乏症/過剰症[1,2]	食事摂取基準における所要量[3]
ナトリウム(Na)	細胞外液の浸透圧	筋肉痛，熱けいれん/高血圧，胃がん	推定平均必要量 600 mg，600 mg
カリウム(K)	細胞内液の浸透圧 筋や神経の情報伝達	筋無力症，不整脈	目安量 2,500 mg，2,000 mg
カルシウム(Ca)	骨形成，血液凝固，筋や神経の情報伝達	骨粗しょう症，テタニー，てんかん/ミルクアルカリ症候群，結石	推奨量 800 mg，650 mg 耐容上限量 2,500 mg，2,500 mg
マグネシウム(Mg)	酵素の活性化 体温・血圧の調節	心臓疾患/下痢	推奨量 340 mg，270 mg
リン(P)	ATP の形成，補酵素成分，骨成分	骨疾患/カルシウム吸収低下	目安量 1,000 mg，800 mg 耐容上限量 3,000 mg，3,000 mg
鉄(Fe)	酵素の運搬貯蔵，酸化還元反応	鉄欠乏性貧血/ヘモクロマトーシス	推奨量 7.5 mg，6.5 mg（月経なし）/10.5 mg（月経あり） 耐容上限量 50 mg，40 mg
亜鉛(Zn)	酵素成分，核酸代謝，細胞分裂	皮疹，味覚異常/神経症状，免疫障害，銅欠乏症	推奨量 11 mg，8 mg 耐容上限量 40 mg，35 mg
銅(Cu)	酵素成分	貧血，毛髪異常/吐き気，黄疸	推奨量 0.9 mg，0.7 mg 耐容上限量 7 mg，7 mg
マンガン(Mn)	骨形成，酵素の活性化	骨病変，成長障害/中毒症	目安量 4.0 mg，3.5 mg 耐容上限量 11 mg，11 mg
ヨウ素(I)	甲状腺ホルモン構成	甲状腺腫/甲状腺機能低下症，甲状腺腫，甲状腺中毒症	推奨量 130 μg，130 μg 耐容上限量 3,000 μg，3,000 μg
セレン(Se)	抗酸化作用	心臓疾患，克山病/脱毛，爪の変形，中毒症	推奨量 30 μg，25 μg 耐容上限量 450 μg，350 μg
クロム(Cr)	糖質代謝，コレステロール代謝	耐糖能低下/嘔吐，下痢，腹痛，腎臓・肝臓障害	目安量 10 μg，10 μg 耐容上限量 500 μg，500 μg
モリブデン(Mo)	酵素成分	成長遅延/胃腸障害，心不全，高尿酸血症	推奨量 30 μg，25 μg 耐容上限量 600 μg，500 μg

1）出典：「わかりやすい栄養学（三共出版）」
2）出典：「最新基礎栄養学 第9版（医歯薬出版）」
3）「日本人の食事摂取基準」（2020 年版）18〜29 歳年齢における1日あたりの数値。男性，女性の順。
注：欠乏症および過剰症に関しては，通常の食事では生じないものも含まれている。遺伝的疾患や術後などの特殊な状況で欠乏症が生じる場合がある。また，過剰症では，急性中毒症と長期摂取による慢性中毒症がある。

みが働いている。カリウムの摂取不足，腎臓疾患による尿中からのカリウムの損失は，低血圧，不整脈，筋無力症を引き起こす。

マグネシウムは，2/3がリン酸塩または炭酸塩として骨や歯に存在する。また，300 種類以上の酵素の補酵素として働いている。

亜鉛は，DNA ポリメラーゼ，RNA ポリメラーゼなど亜鉛含有酵素の構成成分である。欠乏すると食欲不振や味覚障害が生じる。

ヨウ素は 70～80％が甲状腺に存在し，甲状腺ホルモン（トリヨードチロニン，チロキシン）の構成成分である。

銅，マンガンはスーパーオキシドジスムターゼ（SOD），セレンはグルタチオンペルオキシダーゼ（GPx），モリブデンはアルデヒドオキシダーゼなど，酵素の構成成分である。

3. カルシウム（Ca）

カルシウムは，骨や歯の構成成分であるとともに，筋収縮，血液凝固，白血球や血小板の活性化，細胞内情報伝達など，生体において多様な生命活動の調節に関わっている。ヒトには体重のおよそ２％のカルシウムが含まれ，体重 60 kg の場合 1.2 kg のカルシウムが含まれることになる。このうち 99％は骨や歯に存在し，残り１％は血液や組織液中に分布している。タンパク質などに結合した結合型カルシウムと，カルシウムイオンの状態とがあり，血液中では，カルシウムはアルブミンと結合している。カルシウムのほとんどが存在する骨組織は，常に形成と分解を繰り返しながら，新陳代謝が進行している。骨は，体を支える働きだけでなく，カルシウムの貯蔵庫でもあり，必要に応じて，骨からの放出と取り込みが行われている。

（1）カルシウムの吸収と代謝

食事から摂取したカルシウムは腸管から吸収され，腎臓と腸管からそれぞれ，尿と糞便に含まれて排出される。腸管からの取り込みには，細胞内を通過する能動輸送と細胞間隙を通過する受動輸送がある。小腸の上皮細胞を介して吸収される経路は，能動輸送である。カルシウムの取り込みは，まず刷子縁膜に存在するカルシウムイオンチャネル（TRPV 6）によって細胞内に取り込まれる。取り込まれたカルシウムは，細胞内でカルシウムイオンを輸送するカルビンディン（カルシウム結合たんぱく質）に結合し，基底膜側に移動し，基底膜にあるカルシウムポンプによって排出される。活性型ビタミンDは，カルシウム結合たんぱく質などのカルシウム吸収に関与する分子の発現を正に制御し，腸管からのカルシウムの取り込みを促進する。

血中のカルシウム濃度が低下すると，副甲状腺ホルモンのパラトルモン（PTH）の分泌が増加する。PTHは骨のカルシウムを溶出させて血中へ放出する骨吸収を促進する。また，腎臓での活性型ビタミンDの合成を促進し，カルシウムの腎臓からの再吸収を上昇させる。同様に，活性型ビタミンDの上昇は，腸管からのカルシウム吸収も上昇させる（図9-4）。一方，血中のカルシウム濃度が上昇すると，甲状腺からのカルシトニンの分泌が増加する。カルシトニンは，骨形成を促進し，腎臓ではカルシウムの排泄を上昇するように働く。

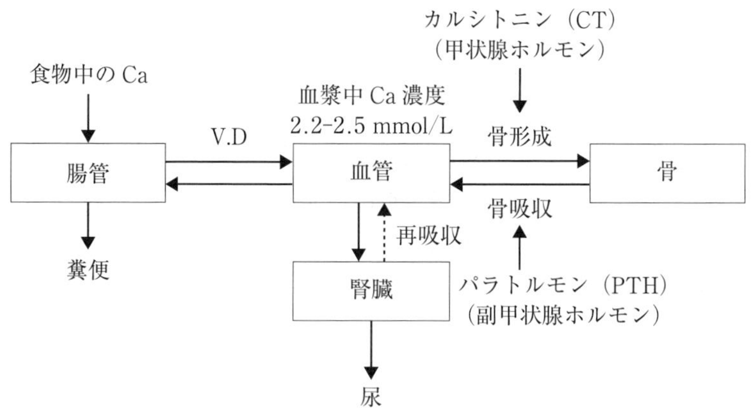

図9-4　カルシウムの体内動態の概略

このようにして血中のカルシウム濃度は厳密に保たれている。生体成分の恒常性が保たれている現象をホメオスタシスという。

(2) シグナル伝達とカルシウム

カルシウムには，体の構成成分としてだけでなく細胞内あるいは細胞間のシグナル伝達物質としての働きもある。細胞外のカルシウムの濃度は，2×10^{-3} mol/L 程度であるのに対して細胞内では 10^{-7} mol/L 程度と4桁低い。この細胞内のカルシウム濃度が著しく低いことがシグナル伝達に重要である。何らかの刺激によって細胞外から細胞質にカルシウムが流入する，あるいは細胞内の小胞に蓄えられたカルシウムが細胞質に放出されると，細胞質に存在する様々な酵素が活性化されたり，神経伝達物質が放出されたりするなど，多様なパスウェイが動き出す。例えば，神経細胞では，シナプスを介して興奮を伝えるメッセンジャーとしての役目を果たし，筋肉では，活動電位の発生によって生じた脱分極により，筋小胞体に蓄えられていたカルシウムが放出され，筋肉の収縮が起こる。カルシウムが筋小胞体に再吸収されると筋肉は弛緩する。このようにカルシウムがメッセンジャーとして関与する生体内シグナル伝達は多岐にわたり，カルシウムは，生命活動を支える重要な働きをする。

活動電位：刺激によって細胞膜の膜電位が一過的に変化することをいう。活動電位の発生によって細胞内に様々な変化が引き起こされ，刺激が伝達される。

脱分極：細胞に刺激を与えたとき，Na^+が細胞内に流入して細胞の膜電位が正方向に移動すること。

メッセンジャー：与えられた刺激を，他の分子に伝達する役割を持つ。

シナプス：神経間において情報を出力する側と入力する側の間に位置する接合部位のことで，出力側のシナプスから神経伝達物質の放出などが起こり，入力側のシナプスで受容される。

（3）骨のリモデリング

骨は，成長期までは骨格の大きさ，太さなどが増加するが，成長が止まったのちにも新陳代謝が行われ，新しい骨に作り替えられる。古い骨は吸収されて新しい骨が形成される。吸収と形成のバランスがとれていれば骨量は減らないが，加齢とともに骨の吸収が形成を上回るようになる。20 代，30 代頃迄は，骨量は増え続けるが，次第に減少する。特に女性では，エストロゲンが骨形成に関わる働きをすることから，閉経後の女性ホルモン低下によって骨量低下が起こる。ヒトの骨量は成長期まで増加するがその後は減る一方であることから，最大骨量を高めておくこと，減少量を少なくすることが大切である。

骨組織には骨代謝を担う細胞が存在する。破骨細胞は古くなった骨に作用してリン酸カルシウムの溶解，骨基質タンパク質の分解をして骨吸収をする。破骨細胞によって吸収された部分に骨芽細胞が入り，骨細胞へと分化し，新しい骨を形成する。これを骨形成という。骨細胞は骨の吸収と形成を制御し，骨のリモデリングを調整する働きをする。骨のリモデリングには，カルシウム，ビタミン D 量が重要な要素であるが，運動もまた，骨の形成に影響を与える因子である。牛乳の乳清タンパク質に含まれる乳塩基性タンパク質（MBP）は，骨芽細胞の増殖を促進すると同時に破骨細胞の働きを抑制することで骨形成を促進することが知られている。

（4）食品からのカルシウムの取り込み

食品から摂取されたカルシウムは小腸上部で吸収されるが，吸収率は比較的低く，成人で 20～30％と言われている。食事に含まれるカルシウムは，カルシウムイオンの形で腸管から吸収され，血中に移行する。カルシウムを多く含む食品は，緑黄色野菜，牛乳，乳製品，小魚などであるが，吸収率は食品によって異なり，食品中のカルシウムの形態が影響を与える。例えば，植物の種子にはリン貯蔵物質としてフィチン酸が存在する。フィチン酸は多数のリン酸基を有し，カルシウムと結合することによって吸収を低下させる。また，ホウレンソウには最も簡単なジカルボン酸であるシュウ酸が多く含まれている。2つのカルボキシ基によりカルシウムイオンと強く結合し，吸収率を下げる。これらの化合物を含む野菜のカルシウム吸収は一般的に低い。一方，牛乳はカルシウムの吸収効率が高いことが知られている。その理由は，牛乳中の主要タンパク質であるカゼインにある。カゼインはカゼインミセルという構造をとり，カルシウムの不溶化を防ぎ，カルシウムを分散した状態で存在させることができる。また，カゼインが，小腸において消化酵素によって分解されると，カゼインホスホペプチド（CPP）と呼ばれるセリン残基がリン酸化されたリン酸化セリンを含むペプチドが生成する。CPP はカルシウムと結合し，沈殿形成を防ぐとともに小腸での吸収を助ける。CPP は特定保健用食品として認可・承認されている。

さらにカルシウムの吸収に影響を与える要因として，Ca と P の比率が挙げられる。リンは，リン酸として骨や歯に含まれ，カルシウムと結合してリン酸カルシウムを形成している。リンの過剰摂取はカルシウムの吸収を低下させる。日本人のカルシウムの摂取量は以前に比べると増加してきたが，まだ，食事摂取基準値を満たしていない人が多いのが現状である。加工食品の利用増加に伴い，食品添加物として使われているリン酸塩の摂取が多くなっている可能性が指摘されている。カルシウムの十分な摂取量を取ることはもちろんだが，リンの摂取量にも注意を払う必要がある。

4. 鉄（Fe）

（1）生体内での鉄の形態

鉄は，成人男性（体重 70 kg の場合）で約 3.4 g，女性では（体重 50 kg の場合）約 1.9 g 含まれている。鉄は，生理機能を有する機能鉄と体内に貯蔵される貯蔵鉄に分類される。

前者は，体内の総鉄量の 2/3 を占め，残りが貯蔵鉄である。機能鉄は，ヘモグロビン，ミオグロビン，カタラーゼやシトクロム P-450 などのヘム酵素の構成成分，鉄の輸送体であるトランスフェリンと結合して存在する。残り 1/3 は貯蔵鉄として，肝臓，脾臓，骨髄中にフェリチン，ヘモシデリンとして存在する。女性は貯蔵鉄量の比率が男性よりも低く 1/8 と言われている。

鉄は生体内でヘム鉄または非ヘム鉄として存在している。ヘムとは，テトラピロールのポルフィリンを基本骨格として４個の窒素原子が鉄に配位結合している鉄錯体構造である（図９-５）。狭義には２価鉄（Fe^{2+}）錯体を指す。ポルフィリンは化学修飾の違いによりいくつかの種類が存在する。このようなヘム中に含まれる鉄のことをヘム鉄という。ヘムは単独では存在せず，タンパク質の中に組み込まれたヘムタンパク質の形をとる。

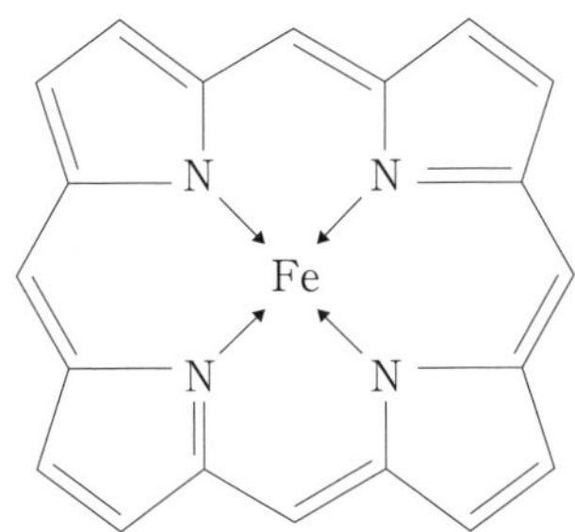

図９-５　ヘムの骨格構造

（『食と健康』放送大学教育振興会（2018）より引用）

(2) 鉄の吸収と代謝

食事から取り込まれる鉄は，ヘム鉄あるいは非ヘム鉄の形で十二指腸か空腸上部から吸収されるが，両者は別々の経路で取り込まれる。非ヘム鉄は，鉄還元酵素によってFe^{3+}からFe^{2+}に還元されて小腸上皮細胞の鉄のトランスポーターであるDMT 1によって細胞内に取り込まれる。ヘム鉄は，ヘム輸送体によって細胞内に取り込まれ，分解されてFe^{2+}が遊離する。Fe^{2+}は，腸管から血液中に放出され，鉄酸化酵素によってFe^{3+}となり，トランスフェリンに結合して各器官に送られる。骨髄に送られた鉄は，ヘモグロビンとなり，赤血球の成分として血中に戻る。ヘモグロビンは，肺で酸素を受け取り，全身に酸素を運搬する。赤血球の寿命は約120日で，寿命が来た赤血球は脾臓でマクロファージによって分解され，鉄は再利用される。出血，月経，皮膚の脱落などで排泄されない限り約90%が再利用されると言われている。筋肉に運ばれた鉄はミオグロビンの生成に利用される。残りはフェリチンやヘモシデリンとして貯蔵される（図9-6）。フェリチンやヘモシデリンは鉄貯

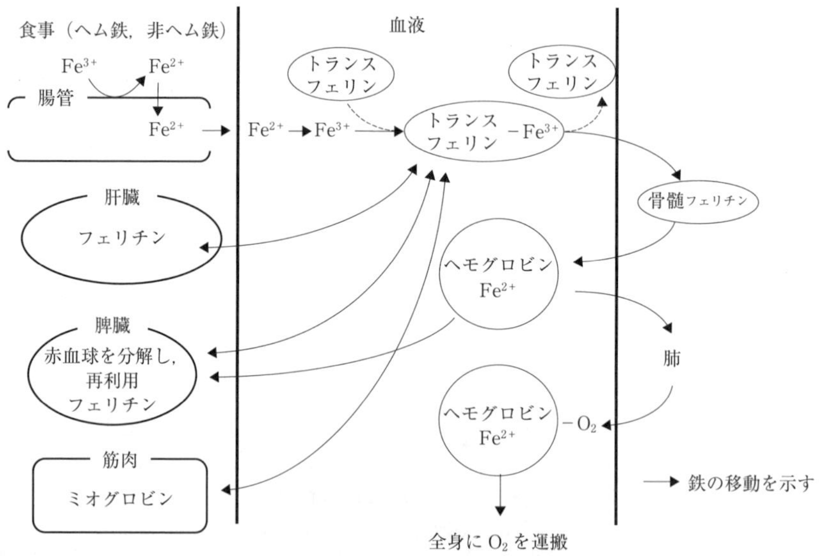

図9-6　鉄の吸収と代謝の概略

蔵タンパク質である。フェリチンは肝臓，脾臓，骨髄などに存在し，分子量45万の水溶性タンパク質アポフェリチンに，鉄が結合したものである。2,000個以上の鉄が結合したものをフェリチンという。ヘモシデリンは，フェリチンタンパク質の殻が一部消化され，重合したものと言われており，鉄含量はフェリチンよりも多く，37%にも達すると言われる不溶性の物質である。

体内の鉄の約70%はヘモグロビンとして存在する。鉄は，体内への酸素運搬が主たる役割である。私達は呼吸によって肺から酸素を吸収し，二酸化炭素を排出する。これを外呼吸という。このとき，酸素はヘモグロビンに結合して運ばれる。肺で取り込まれた酸素は，末梢組織において毛細血管から細胞内に酸素を供給し，二酸化炭素を受けとる。二酸化炭素は，赤血球中の炭酸脱水素酵素によって重炭酸イオンに変化して運ばれる。これを内呼吸という。

ヘモグロビンによる酸素の運搬は，酸素分圧—酸素飽和度曲線で説明される。酸素分圧が100 torrの肺において，ヘモグロビンに結合した酸素は，酸素分圧が40 torrの組織では酸素飽和度が60%となり，この差分の40%を抹消組織で放出することができる。酸素分圧—酸素飽和度曲線が右にずれると組織において供給できる酸素量が増加する。ヘモグロビンの示すS字状の酸素分圧—酸素飽和度曲線は，CO_2分圧の上昇，pHの低下，体温の上昇，赤血球の解糖系の代謝中間体である2，3-ジホスホグリセレート（2，3-DPG）の上昇によって右にシフトする。すなわち，生理条件の変化を反映して，各組織に運ぶ酸素量を調節することができる（図9-7）。

脊椎動物のヘモグロビンは，サブユニット構造を持ち，四量体を形成している。各サブユニット当たり1分子のヘムが結合することから，ヘモグロビン（四量体）は，4分子の酸素を結合する。酸素は，水100 ml

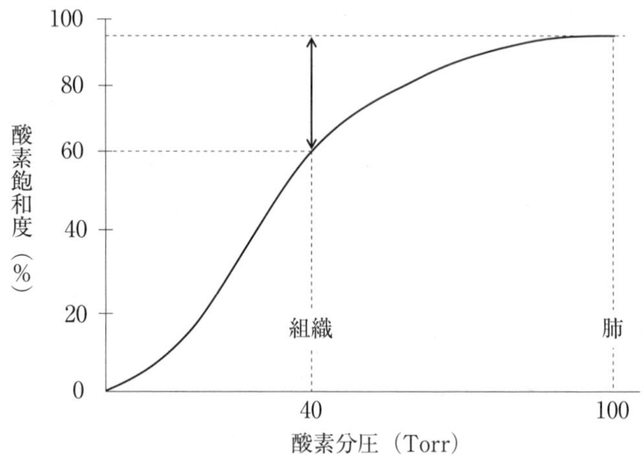

図9-7　ヘモグロビンの酸素分圧と酸素飽和度

当たり 0.3 ml しか溶解せず，この値は，二酸化炭素の 1/20 程度である。酸素を全身に行きわたらせるためには，溶解度を上げるシステムが必要である。ヘモグロビンが，その役割を果たしている。ヘモグロビンは 1 分子当たり 4 分子の酸素を結合することができるので，1 g のヘモグロビンは酸素 1.39 ml が結合できる。血液 100 ml には約 15 g のヘモグロビンが存在するので，100 ml の血液に約 20 ml の酸素を含むことができ，これは溶解性を二桁も上昇させることになる。こうして血液中に取り込まれた酸素が，細胞へと運ばれ，細胞内のミトコンドリアで行われる ATP 産生に関わる電子伝達系など，エネルギー産生における電子受容体として働く。

（3）欠乏症

鉄が欠乏すると鉄欠乏性貧血となる。正常状態では，赤血球ヘモグロビン量，組織鉄，貯蔵鉄ともに正常値を示すが，潜在性鉄欠乏の場合は貯蔵鉄が減少する。しかしこの段階では貧血症状は表れない。さらに進

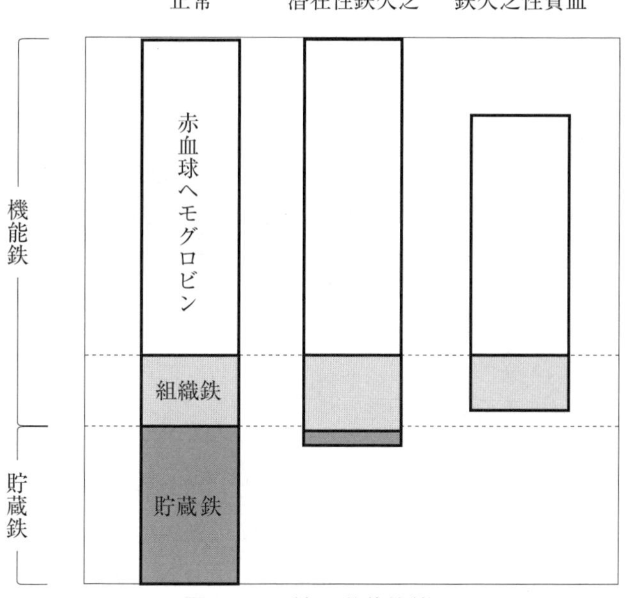

図9-8　鉄の栄養状態

（吉田勉編，『わかりやすい栄養学』，三共出版（2001）より引用）

行すると赤血球ヘモグロビン量が低下し貧血状態が生じる。ヘモグロビン値を測定することで，貧血の程度を知ることができるが，潜在性鉄欠乏はヘモグロビンではなくトランスフェリン飽和度などのトランスフェリン指標を用いる必要がある（図9-8）。

（4）食品からの鉄の取り込み

鉄は，獣鳥肉類（特にレバー），赤身魚，大豆，緑黄色野菜に多く含まれる。一般に食品からの鉄の吸収効率は通常10～15%であるが，栄養状態や共存物質で変動する。ヘム鉄では15～35%と非ヘム鉄に較べると高くなっている。ヘム鉄は獣肉や魚肉のミオグロビン，ヘモグロビンに由来する。これらを食事として摂った場合は，比較的高い鉄吸収が見込めるが，食品からの摂取量は植物性食品由来が多い。植物性食品に含まれる鉄は非ヘム鉄で，溶解性の低いFe^{3+}を多く含むために吸収率が低い。アスコルビン酸と一緒に摂取するとアスコルビン酸によって還元され，溶解性の高いFe^{2+}に変換され，吸収率が高まると考えられている。植物に含まれるフィチン酸，タンニン，食物繊維は鉄の吸収を阻害することが知られている。無機鉄の吸収は，鉄の摂取量が少ないと高まり，要求性に応じて吸収率が変動するとの報告もあり，生体のおかれた状態によって変化することから，吸収率の評価には注意が必要である。

5. ナトリウム（Na）

ナトリウムは細胞外液の主な陽イオンとして存在し，浸透圧の維持，pHの調節などに関与する。水分平衡を保つ働きによって，細胞外液量や循環血液量を維持している。摂取したナトリウムのほぼ全量は上部小腸で吸収され尿，皮膚，便（汗）などから排出される。

体内のナトリウム量はレニン-アンジオテンシン-アルドステロン系で制御されている。この他に腎臓においてNa^+や水の排泄に関与する交感神経系，ANP（心房性利尿ホルモン），ADH（抗利尿ホルモン）の働きでNa^+の再吸収が制御されている。

一方，塩素は，Cl^-として細胞外液の浸透圧，pHの調節，胃液の胃酸としてペプシンの活性化に関与する。塩素は，ナトリウム塩やカリウム塩として体内に取り込まれ，ナトリウムと同様，上部小腸から吸収される。

食塩摂取と健康

ナトリウムは腎臓で再吸収されるが，摂取していなくても尿・便から排泄される量があり，これを不可避損失量という。食事摂取基準では，成人のナトリウム不可避損失量は500 mg/日以下で，個人間変動を考慮に入れても約600 mg/日を推定平均必要量としている（食塩1.5 g相当）。通常は，摂取量がこれを下回ることはほとんどなく，通常の食事をとる限り欠乏することはない。

ナトリウムに関しては，欠乏よりも過剰摂取の方が注目すべき点である。疫学調査により，過剰摂取が高血圧の原因となりえるという報告がある。高血圧との関連では，欧米の大規模試験では6 g/日前半まで摂取量を減少させないと降圧効果は見られなかったと報告しており，減塩目標を6 g/日未満にすべきであると日本高血圧学会ガイドラインでも示している。WHOは2012年のガイドラインで5 g/日を強く推奨している。高血圧だけでなく胃がんとの関係の報告も多く，胃がんのリスク低減のためにも減塩は必要である。

高齢者では，味に対する感受性が若者と比べて低下し，特に塩味を減じると食事はまずくなり，食欲が減退する。このような状況は，低栄養状態を招きやすく，免疫力の低下など健康を損なう可能性が高くなる。しかし，嗜好に合うように味付けをすると食塩摂取量が多くなる。日本人の食事摂取基準（2020年版）では成人男性7.5 g/日，成人女性6.5 g/日未満が目標量となっているが，平均摂取量は男性10.5 g/日，女性9.0 g/日（令和元年「国民健康・栄養調査」の結果）でありこの目標値に対しても30%以上高い。

演習課題

1．体内におけるミネラルの分布や，各組織における働きについてまとめてみよう。
2．日本人が不足しがちなミネラルについて，どのような点に気を付けたら良いか考えてみよう。

引用文献

1．厚生労働省「日本人の食事摂取基準（2020年版）」

参考文献

1．吉村悦郎，佐藤隆一郎『食と健康'18』放送大学教育振興会（2020年）
2．吉田勉編『わかりやすい栄養学』三共出版（2001年）
3．吉田勉監修　篠田粧子，南道子編『最新基礎栄養学』医歯薬出版（2022年）

10 微量非栄養素

佐藤隆一郎

《目標＆ポイント》 食品に含まれる非栄養素は微量ながら，食品の価値を大きく変化させる。食品の色，味といった食のおいしさに関わる重要な働きを担う。同時に微量非栄養素は我々の体内で，種々の代謝調節機能を発揮することも次第にわかってきている。食品の三次機能の多くは微量非栄養素が担っている。

《キーワード》 非栄養素，色素，呈味成分，機能性食品成分

1. 微量非栄養素とは

我々は食事をすることにより日々の生活に欠かせないエネルギーを確保する。それと同時に体を構成するタンパク質やミネラル，代謝を正常に行わせるビタミン類を確保する。これら糖質，脂質，タンパク質，ミネラル，ビタミンを五大栄養素と呼ぶ。しかし我々は空腹を感じたとき，エネルギー源を確保するために必要に迫られて食事をするというより，おいしさを享受し，満足感を味わうために様々な食材を口にする。この様な「おいしさ」は，食べ物の香り，色が引き立て役を演じ，さらに口にしたときの味と食感によりもたらされる。食材の持つ香り，色，味は五大栄養素に含まれない非栄養素により付与される。これら非栄養素の多くは通常微量しか食品中に含まれない。近年，微量非栄養素は香り，色，味のみならず種々の生理的作用を持つことが明らかにされ，いわゆる機能性食品成分として注目を集めている。

2. 色素

食品に含まれる色素は，その構造からポルフィリン系，カロテノイド系，フラボノイド系に分類される。

(1) ポルフィリン系色素

1）クロロフィル

クロロフィルはポルフィリン環の中心にマグネシウムイオンが配位した構造を持ち，緑黄色野菜や未成熟の果実に含まれる（図10-1）。

クロロフィルは酸に不安定で，マグネシウムイオンが外れて黄褐色のフェオフィチンとなり変色する。鮮やかな緑色のほうれん草がしなびてくると黄色を帯びてくるのも，クロロフィルが減少した結果である。緑色の木々の葉が秋が深まると緑色から黄褐色へと紅葉するのもクロロフィルの低下に起因する。

2）ヘム

ポルフィリン環に2価鉄イオンが配位した構造を持つ有色化合物を総称してヘム色素という（図10-1）。食肉やマグロなどの赤身魚の肉の色はヘム色素の一つであるミオグロビンに由来する。ミオグロビンはアミノ酸が連なったポリペプチドであるグロビンがヘムに結合したタンパク質で，暗赤色を呈する。ヘムの中心の2価鉄イオンは酸素と結合しやすく鮮紅色のオキシミオグロビンとなる。さらに空気中への放置時間が長くなると2価鉄イオンが3価鉄イオンに酸化されたメトミオグロビンへと変化する。肉を加熱すると3価鉄イオンへと酸化され，さらにグロビンも熱変性を受けて，メトミオクロモーゲンに変化する。

(2) カロテノイド系色素

カロテノイド色素は黄，橙，赤色を呈する脂溶性分子である（図10-1）。炭素数40個からなるテトラテルペンで，分子中に多数の二重結合

ポルフィリン系色素

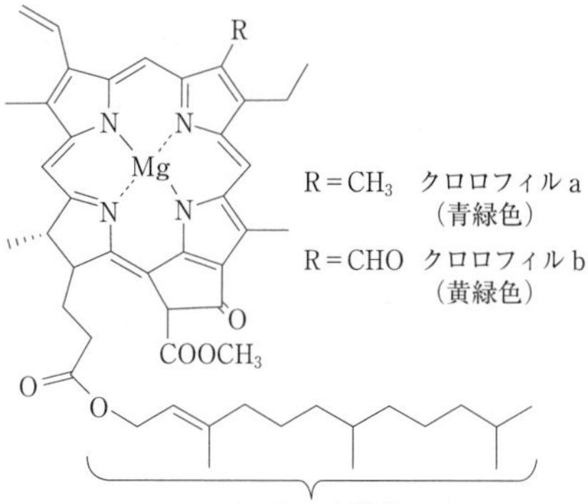

R
N
N
Mg
N
N
O
COOCH$_3$
O
O

R＝CH$_3$　クロロフィル a
（青緑色）
R＝CHO　クロロフィル b
（黄緑色）

フィトール部分

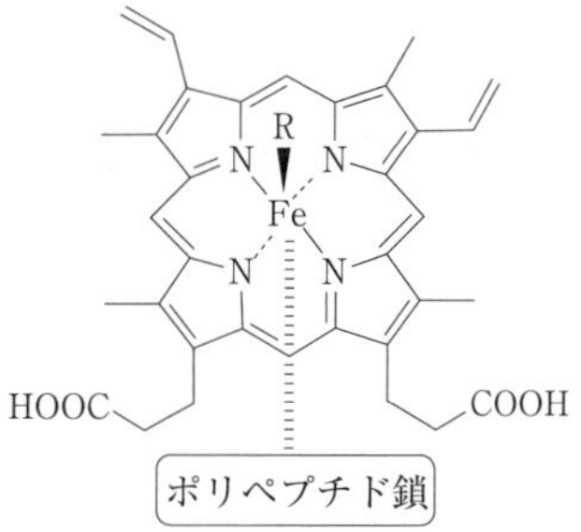

R
N
N
Fe
N
N
HOOC
COOH
ポリペプチド鎖

R
置換基なし　ミオグロビン(暗赤色)
O$_2$　オキシミオグロビン（鮮紅色）
NO　ニトロソミオグロビン（赤色）

カロテノイド系色素

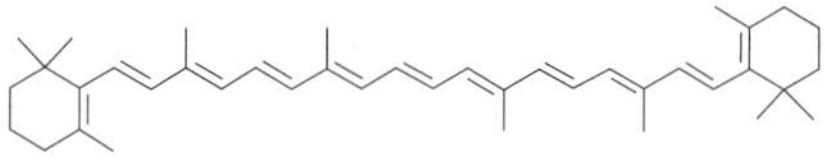

β−カロテン(黄橙色：ニンジン，カボチャ)

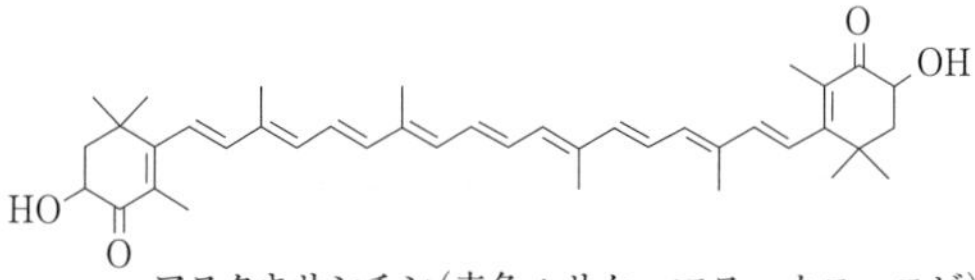

O
OH
HO
O
アスタキサンチン(赤色：サケ，マス，カニ，エビ)

フラボノイド系色素

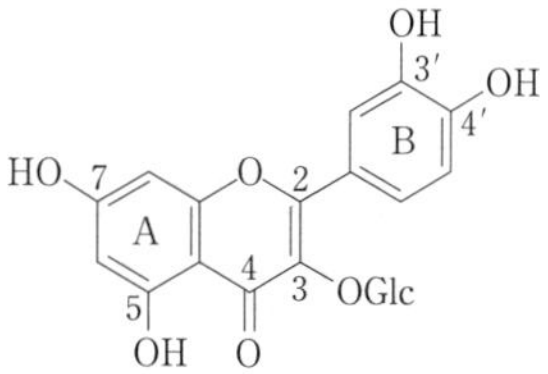

OH
3′
OH
4′
B
HO
7
O
2
A
4
3
OGlc
5
OH
O
ケルセチン−3−グルコシド
（黄色：タマネギ，キャベツ，リンゴ）

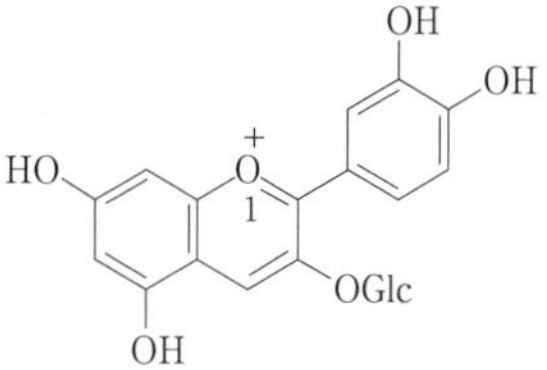

OH
OH
HO
+
O
1
OGlc
OH
シアニジン−3−グルコシド
（赤色：イチゴ，黒大豆，
ブルーベリー，紫トウモロコシ）

その他の色素

O　O
CH$_3$O
OCH$_3$
HO
OH
クルクミン(黄色：ターメリック)

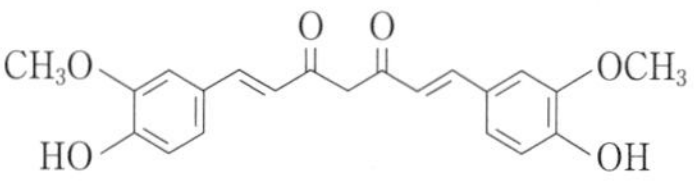

図 10−1　食品に含まれる色素の例

（小城勝相，清水誠編著『食健康科学』放送大学教育振興会（2015）より引用）

を持っている。炭化水素のみから成るカロテン類と水酸基やカルボニル基を有するキサントフィル類に分けることができる。カロテン類には，緑黄色野菜に含まれる α，β，γ-カロテンやトマト成分のリコピンがある。キサントフィル類には，ミカンに含まれるクリプトキサンチン，ルテイン，ゼアキサンチン，カニ，サケの赤色のアスタキサンチンなどがある。α，β-カロテンおよびクリプトキサンチンは，ビタミンA前駆体のプロビタミンA活性を持つ。鶏卵の卵黄の色は飼料に添加されるルテイン，ゼアキサンチン，クリプトキサンチンに由来する。

（3）フラボノイド系色素

フラボノイド化合物は，炭素6個から成るA環とB環が炭素3原子で結ばれるC6－C3－C6構造をしている（図10－1）。そこに複数の水酸基が結合しており，ポリフェノール類として分類される。ポリフェノール類の大半はフラボノイド類ということができる。

1）フラボン，フラボノール

野菜，果物，穀類など広く植物性食品に分布している。淡黄色から黄色を呈する化合物が多く存在する。摂取量も多い代表的なフラボノイドは，フラボノール構造をしているケルセチンである。植物の中ではフラボノイド骨格に糖が付加した配糖体の形で，多く存在している（図10－1）。大豆には無色のイソフラボン類が含まれ，特有の女性ホルモン様活性を有しており，大豆製品の機能に関与している。フラボノイド骨格は二重結合の位置，数などで複数の形態を取り，さらに水酸基の数，位置にバリエーションがあり，そこに異なる糖が付加することにより多様な化合物が形成される。それ故，植物中にはおよそ6000～8000種類程度のフラボノイド類が存在するものと推定されている。

2）アントシアニン

図10－1に示したように，シアニジン骨格の1位の酸素がオキソニウ

ムイオンの形をしているのが構造上の特徴である。野菜や果実に含まれる赤～紫色の色調の化合物である。アントシアニン類はpHによって色調が変化する。pH2～3の酸性領域では赤色を呈し安定である。pH4から中性領域では不安定になり無色化する。同時に，鉄などの金属イオンとキレートを形成し，安定化し青色を呈する。花びらの色などもアントシアニンの構造でそれぞれの色が決定されている。

3）その他の色素

カレー粉に配合されている香辛料ターメリック（ウコン）の脂溶性成分クルクミンは，黄色色素である（図10-1）。たくあん漬け，カラシなどの着色料としても利用されている。サトウダイコンの一種である赤ビートに含まれるベタニンは，赤色色素で分子中にグルコースを含む。ロシア料理のボルシチの赤色は赤ビートのベタニンによる。

食品の保存，加工，調理過程で食品が褐色に変化することを褐変という。褐変には酵素的褐変と非酵素的褐変がある。ゴボウ，レンコン，ナス，モモ，リンゴなどを切って空気中に放置すると，切り口の表面が次第に褐色に変化する。これは植物組織が切断により損傷を受けると，そこに含まれる酵素ポリフェノールオキシダーゼがフェノール性化合物と接触し，キノン型へと酸化し，さらにこれらが重合して褐色色素が形成される。基質となる化合物はカテキン類，クロロゲン酸，カフェ酸が挙げられ，カテキン類から赤橙色のテアフラビンが生成され紅茶の色となっている。

3. 呈味成分

味には甘味，酸味，苦味，塩味，うま味の5つの基本の味がある。最後のうま味は日本で昆布の成分として見出され，およそ100年のときを経て国際的にもUmamiという単語で認識される5番目の基本味となった。これらは舌の表面や口腔内に存在する味細胞において，それぞれの呈味成分を認識する受容体により，味覚神経を経て情報が伝達される。ある種の味覚受容体は消化管などにも発現しており，味覚認識以外の生理作用を発揮する可能性も指摘されている。舌表面，口腔内にある神経終末を刺激することにより感じる味として，辛味，渋味，えぐ味などもある。舌の表面には味蕾（みらい）と呼ばれる組織が存在し，そこにある味細胞表面には種々の味覚受容体が位置する。呈味成分を味覚受容体が認識して初めて脳に味情報が伝達されるのであり，味の発現には呈味成分の化学構造が大変重要となる。わずかに構造が変化することにより味刺激は大きく変化することになる。非栄養素が関与する味覚としては苦味が最も多く，辛味なども非栄養素によりもたらされる。

（1）苦味成分

苦味は基本的にはヒトが好まない味であり，多くの苦味化合物は毒性を示すことから，危険を察知するために感受性が高くなったことが考えられている。そのため，苦味を認識する受容体は数多くの種類が存在している。それらは7回膜貫通領域を有し，細胞内でGタンパク質複合体と機能的に共役していることから，Gタンパク質共役受容体と呼ばれる分類に属するタンパク質である。それでは苦味は忌避すべき呈味かというと，コーヒーやビールのような苦味を呈する食品は，苦味とともに興奮や鎮静を誘導する効果がある。従って，幼児期にはとても受け付けなかったはずの苦味食品が成人になるとむしろ心地よさをもたらし，やがて苦味そのものが好ましい味として習慣性にすらなる。苦味を呈する成分には，アルカロイド，テルペン，フラバノン配糖体，ペプチド，無機塩などがある。

1）アルカロイド

アルカロイドは窒素原子を含む天然由来の有機化合物の総称であり，

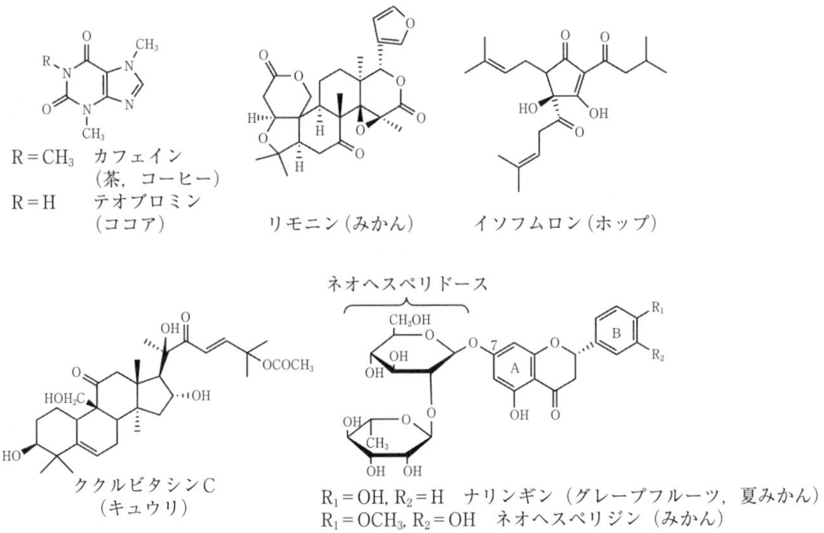

$R=CH_3$　カフェイン（茶，コーヒー）
$R=H$　テオブロミン（ココア）

リモニン（みかん）

イソフムロン（ホップ）

ククルビタシンC（キュウリ）

ネオヘスペリドース

$R_1=OH, R_2=H$　ナリンギン（グレープフルーツ，夏みかん）
$R_1=OCH_3, R_2=OH$　ネオヘスペリジン（みかん）

図10-2　食品に含まれる苦味成分の例

（小城勝相，清水誠編著『食健康科学』放送大学教育振興会（2015）より引用）

しばしば薬理作用を示す。コーヒー，茶に含まれるカフェイン，ココア，チョコレートに含まれるテオブロミンは苦味を呈する（図10-2）。

2）テルペン

炭素数5から成るイソプレンを構成単位とする炭化水素で，植物，菌類などにより作り出される物質である。イソプレンが2つ結びついた炭素数10の化合物をモノテルペンと呼び，セスキテルペン（C_{15}），ジテルペン（C_{20}），セステルテルペン（C_{25}），トリテルペン（C_{30}），テトラテルペン（C_{40}）が存在する。ミカンなどの柑橘類の苦味成分リモニンはトリテルペンである（図10-2）。リモニンは糖が結合した配糖体のときは無味である。柑橘類のジュースなどを製造する過程で糖が外れると苦味成分のリモニンが生成され，しばしばジュースの苦味が増すことがある。キュウリ，メロンなどのウリ科の植物にはククルビタシンＣという苦味トリテルペンが含まれている。ビールの苦味成分イソフムロン，ルプトリオンは，ホップに含まれる苦味成分フムロン，ルプロンが発酵過程で変換された化合物である。

3）フラバノン配糖体

フラバノンの7位のヒドロキシ基に糖が結合した配糖体はグレープフルーツ，夏ミカンなどの柑橘類に含まれる。これらフラバノンであるナリンゲニン，ヘスペレチンは，結合している糖の種類によって呈味性が異なり，ルチノースが結合すると無味であるのに対し，グルコース，ラムノースから成るネオヘスペリドースが結合したナリンギン，ネオヘスペリジンは苦味を呈する（図10-2）。

（2）辛味成分

食品の基本味とは異なるが，舌や口腔内で物理的刺激を与え，さらに痛覚を刺激する辛味は食品の重要な味といえる。食品中では，アブラナ科やユリ科ネギ属の野菜や香辛料に含まれている。唐辛子のカプサイシン，コショウのピペリン，ショウガのジンゲロール，サンショウのサンショオールなどがある（図10-3）。これらは非揮発性化合物であるが，カラシ，ワサビ，ダイコンなどのアブラナ科植物の辛味は揮発性のイソチオシアナートに由来し，口腔から鼻腔に揮発し鼻腔の痛覚を刺激する。

（3）渋味成分

渋味は食品中のポリフェノール類の舌粘膜への収れん作用によって引き起こされる。茶葉に含まれるカテキンはフラボノイド類に分類される渋味成分である。カテキンのC3位のヒドロキシ基にガレート基がエステル結合したエピガロカテキンガレートは，茶葉に最も豊富に含まれるカテキンで茶の渋みの主要成分である（図10-4）。茶葉や柿，ブドウ種子，リンゴ未熟果実などに含まれるカテキン分子が複数個連なったプ

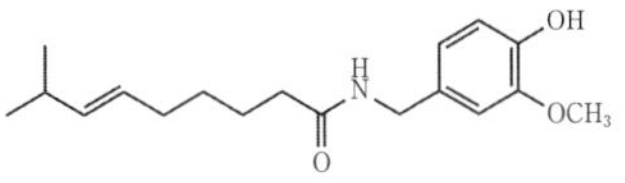

カプサイシン（唐辛子）

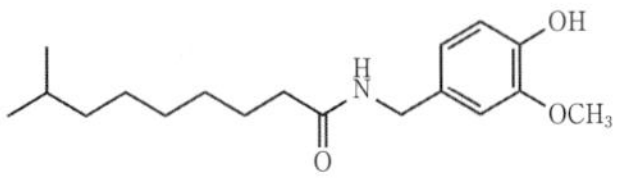

ジヒドロカプサイシン（唐辛子）

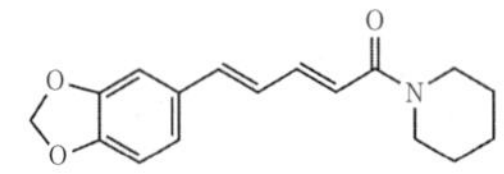

ピペリン（コショウ）

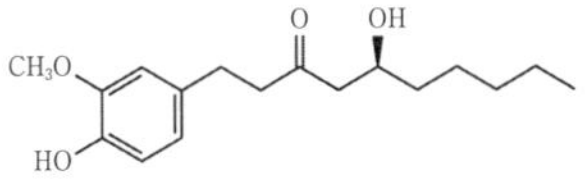

6-ジンゲロール（ショウガ）

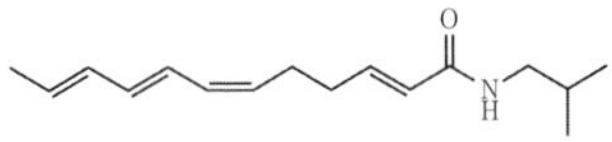

α-サンショオール（サンショウ）

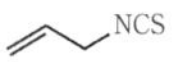

アリルイソチオシアナート（カラシ，ワサビ）

図 10-3　食品に含まれる辛味成分の例

（小城勝相，清水誠編著『食健康科学』放送大学教育振興会（2015）より引用）

ロアントシアニジンも強い渋味を呈する。

4. 微量非栄養素と健康

食品の機能として，栄養素供給源としての機能である「一次機能」，そして味，香りなどのおいしさに関する「二次機能」が知られている。これらの機能とは別に，食品には疾病の予防や健康維持・増進といった生体の調節機能に関与する「三次機能」が存在する。三次機能に関与する食品成分の多くは，食品中に含まれる微量非栄養素によりもたらされており，これら成分の生体機能調節について解説する。

（1）抗酸化機能

大気中には約20％の酸素が含まれ，この環境で生きている我々の体

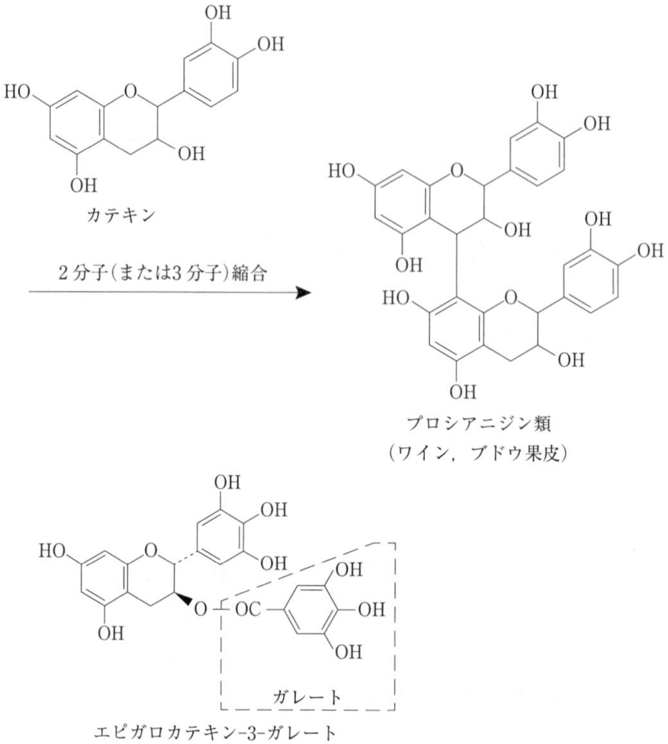

カテキン

2分子(または3分子)縮合

プロシアニジン類
(ワイン，ブドウ果皮)

ガレート

エピガロカテキン-3-ガレート

図 10-4　カテキン類の例

内には反応性の高い活性酸素が存在している。このような酸素毒性により種々の生体障害が生じると考えられている。例えば，血液中のリポタンパク質のLDLが酸化を受けることにより，動脈硬化症発症の引き金となる。種々の酵素が酸化を受け失活したり，DNAにダメージを与えたり，体を構成する細胞の生体膜を構成するリン脂質などを酸化させることにより生体応答を攪乱することなどが生じる。アスタキサンチンを筆頭とするカロテノイド類には抗酸化作用がある。種々のフラボノイド類，ゴマのリグナン類のセサミノール，黄色色素のクルクミンなどにも抗酸化機能が認められる。

(2) 熱産生亢進作用

脂肪組織には，その色が白い白色脂肪組織とやや褐色を帯びている褐色脂肪組織がある。褐色脂肪組織を形成する褐色脂肪細胞にはミトコンドリアが多く存在し，その結果褐色を帯びている。白色脂肪細胞，褐色脂肪細胞のいずれの細胞表面にも，アドレナリンやドーパミンといったカテコールアミン類を結合するβ_3アドレナリン受容体が存在する。アドレナリンが受容体に結合すると，細胞内へとシグナルが伝達され，脂肪細胞内のトリアシルグリセロールは分解され，脂肪酸になる。カプサイシンを認識する受容体としてバニロイド受容体 TRPV1 が知られており，副腎からのアドレナリン分泌を亢進させ，最終的に脂肪組織に作用する。特に褐色脂肪組織においては，アドレナリン刺激に呼応して脂肪酸が産生され，ミトコンドリアに局在する脱共役タンパク質 UCP-1 が活性され，熱産生が上昇する。同様のアドレナリン分泌を亢進する辛味成分は食品中に複数見出されており，コショウのピペリン，ショウガのジンゲロールなどが挙げられる（図10-3）。

(3) 女性ホルモン様活性

大豆などの豆類にはフラボノイド類に分類されるイソフラボンが豊富に含まれる。大豆にはゲニステイン，ダイゼイン，グリシテインが含まれる。それぞれ配糖体の形でほとんどが存在しており，最も多いのがゲニステイン配糖体，続いてダイゼイン配糖体，グリシテイン配糖体の順である。大豆製品を食品として摂取した際には，配糖体の形では吸収されず，腸内細菌の作用で糖が除かれたアグリコンになってから，小腸下部，大腸で吸収されるものと考えられている。女性ホルモンはその本体である17βエストラジオールがそれを結合するエストロゲン受容体に結合し，こうして活性化されたエストロゲン受容体が核内で応答遺伝子の発現を上昇/減少させることによりホルモン活性を発揮している。イソフラボンの中でもゲニステインは，17βエストラジオールより弱いもののエストロゲン受容体に結合し，受容体を活性化する作用を最も強く有する。女性ホルモンは性ホルモンとしての役割の他に，骨代謝を正常に維持したり，血管細胞の機能維持に貢献する。それ故，女性が高齢になり閉経すると女性ホルモン濃度は減少し，骨粗しょう症を誘発する原因となり，また虚血性心疾患などを引き起こしやすくするなどの弊害をもたらす。日本人をはじめとする東アジア人は豆腐などの大豆製品を消費する食生活を送っており，特に女性ホルモン活性が低下した高齢女性において，大豆由来のイソフラボンの効果は無視できないと考えられる。興味深い知見として，女性ホルモン活性としてはゲニステインの次に位置するダイゼインが腸内細菌により代謝され，より強い活性を有する化合物に変換されることが挙げられる。ダイゼインは，腸内細菌の2段階の作用で最終的にエコールとなり，ゲニステインと同等かやや強い女性ホルモン様活性を持つようになる（図10-5）。ダイゼインからエコールを産生できる細菌叢を腸内に持つヒトは，大豆加工食品を摂取した際に血清脂質のパターンが良好になるなどのイソフラボンの効果が現れやすいことが確認されている。

（4）血小板凝集阻害機能と薬物代謝亢進

脳梗塞や心筋梗塞などの疾患は，血管に血栓が生じて，血管が詰まることによる血流の停止に起因する。血栓の形成は血小板凝集によって誘発される。ニンニクの香気成分のアリシンは強い凝集阻害作用を持つ。アリシンは分子内に硫黄原子を含む含硫化合物であり，特有のにおいを生じる（図10-6）。ワサビやダイコンなどのアブラナ科の植物は酵素反応を介して辛味成分のイソチオシアナートを生成する。イソチオシア

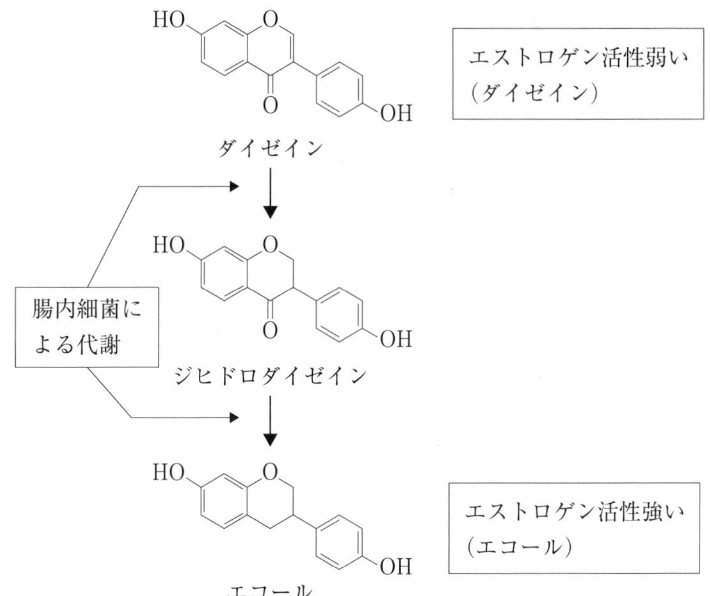

図10-5　腸内細菌によるエコール産生

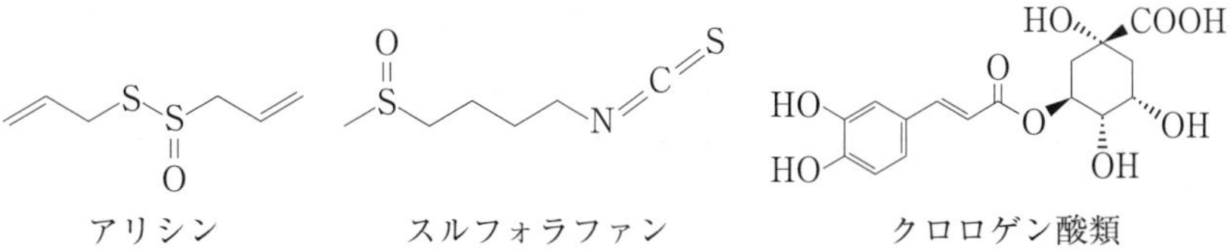

アリシン　　スルフォラファン　　クロロゲン酸類

図10-6　アリシン，スルフォラファン，クロロゲン酸類の構造

ナートは窒素，炭素，硫黄原子が連なるN=C=S構造を持つ化合物の総称で，ブロッコリースプラウトにはスルフォラファンが含まれる。スルフォラファンの作用として，体内に取り込んだ化学物質を代謝する解毒酵素（第2相解毒酵素）の発現を促進し，代謝産物の体外排出を高める働きを持つ。

（5）糖・脂質代謝改善効果

茶に含まれるカテキン類には複数の生理作用のあることが報告されている。日常的な食生活の中で特定の食材を繰り返し摂取することはあまりなく，体内で恒常的に微量非栄養素濃度を高く維持することは難しい。それでも飲料としての茶は個人差もあるものの，多くの日本人が日常的に消費する飲料であり，血液中のカテキン濃度も数 μM 濃度にまで達することから効果の期待される成分といえる。カテキン類の生理作用の一つとして，各種細胞に取り込まれ細胞内の AMP キナーゼ活性を上昇させることが挙げられる。骨格筋細胞において AMP キナーゼが活性化されると，血液中のグルコースを輸送するグルコース輸送体（GLUT4）が細胞表面へと移行するようになる。こうして高血糖状況下でも，効率よく血糖が骨格筋に取り込まれ消費されることにより，血糖低下作用が発揮される。実際に高血糖状況下において，血糖のおよそ75％程度は全身の骨格筋に取り込まれることが知られており，GLUT4 を細胞表面へと移行させ，積極的にグルコースを取り込むことは血糖維持にとり重要である。また肝臓などの臓器においては，AMP キナーゼ活性化に伴い，脂肪酸の β 酸化が上昇することが知られており，脂肪の燃焼が高まる。このような作用から，糖・脂質代謝の改善効果が発揮される。

同様にコーヒー，果物，ゴボウなどに含まれるクロロゲン酸類にも脂質代謝改善効果が認められる（図 10−6）。コーヒー摂取と抗生活習慣病効果の相関については多くの報告がある。さらに日本人の食生活の中で，ポリフェノール類の摂取量のおよそ半分程度はコーヒー由来のクロロゲン酸類であるという報告もある（コーヒー摂取の有無による個人差が大きいものの）。その作用としては，脂肪酸燃焼による脂質代謝改善効果が挙げられる。

演習課題

フラボノイド類には複数の構造が存在し，それに従い分類されている。それぞれの名称とその構造を図示し，分類されるフラボノイドの固有名を挙げてみよう。

参考文献

1．小城勝相，清水誠編著『食健康科学』放送大学教育振興会（2015）
2．小城勝相，清水誠編著『食と健康』放送大学教育振興会（2012）
3．久保田紀久枝，森光康次郎編著『食品学』東京化学同人（2016）
4．佐藤隆一郎，今川正良共著『生活習慣病の分子生物学』三共出版（2012）

11 味覚

朝倉富子

《目標＆ポイント》 食物の消化・吸収の第一段階は，口腔内消化である。口腔内では，食物を口に含むと同時に，それが摂取すべきものかどうかを味覚と食感によって判断する。特に味覚は，ヒトではおいしさを決定する重要な要素である。おいしいものを食べたいという欲求は，幸福感とも関連し，心身の健康ともつながっている。本章では，味覚の仕組みを知ることによって調理に役立て，健康な食生活との関連を見出すことを目標にしている。

《キーワード》 味覚器，味覚受容体，味の伝わるしくみ，呈味物質，味の相互作用，閾値（いきち）

1．はじめに

私たちヒトをはじめとする生物は，生命ならびに健康の維持のために食物を摂取する。摂取する食物は他の生物であったり他の生物が生産した物質であったりする。食物摂取の最大の目的は，生命維持すなわちエネルギー源を得ることであるが，体を構成する成分となるものも食物から得る。これらの働きは「食品の機能性」としてとらえることができる。

食品には大きく３つの機能性があると考えられる。第一の機能（食品の一次機能）は，栄養機能である。栄養機能とは，生命を維持するのに必須な成分のことで，エネルギー源となる糖質，脂質，タンパク質の三大栄養素に加え，ミネラル，ビタミンを含めた五大栄養素の供給源はこの機能に含まれる。

二次機能は感覚機能である。我々は食品を摂取するか否かの判定を下すために五感を使っている。食べ物を口に運ぶ前に外観を見て，食べてもよいか否かを判断する。例えば硬いカラやトゲのあるものはそのままでは食せないので，それらを取り除き，可食部を取り出す。次に，臭いをかぎ，腐敗臭などの異臭の有無を確認する。安全と判断したら口腔内へ運び，味，食感でさらに確認して咀嚼して飲み込むという具合である。感覚機能は，その食品が嗜好に合うかどうかという前に生体にとって害がないかどうかを判断する機能といえる。ヒトにとっては，嗜好的要素（おいしいと感じるかどうか）は食欲の亢進や幸福感に影響を与えるが，健康維持・増進とも深く関わり，食品の二次機能の重要性が再認識されている。

食品の三次機能は生体調節機能である。栄養素を摂取し，嗜好性を満たし生命を維持するだけでなく，健康を維持する必要もある。現代では肥満症，糖尿病，高血圧，脂質異常症などの生活習慣病の増加が健康維持に影響を与えている。そしてそれらは食と深く結びついている。三次機能は，中国の「医食同源」の概念に通じるものである。食物の中には，体を円滑に機能させる成分が存在し，これを適正な使い方をすることによって健康的な生活を送ることができる。生体調節機能を有する成分を積極的に利用することで，健康を増進しようという試みが広がっている。食品の三次機能に関しては，日本では特定保健用食品，機能性表示食品などがあるが，食品の機能性成分に関する研究と製品開発が世界中に広がりを見せている。

2. 味覚のしくみ

ヒトをはじめとする生物は，生命を守るための種々の機能を備えている。危険を察知して身を守るためや，有益な成分（食物）を摂取するための検出器官として感覚器を保有している。視覚，聴覚，触覚，味覚，嗅覚といった五感は，生物種によって役割や重要度が異なる。ヒトの食物摂取という視点から考えると，味覚は，消化・吸収に関わる第一段階である口腔内消化を進めるための感覚であることから，食物摂取にとって極めて重要な感覚である。

（1）味覚受容器

味は，舌に存在する味蕾で受容される。味蕾は図 11-1 に示すように味細胞と味細胞の前駆細胞である幹細胞で構成されている。ヒトでは味蕾は 50〜100 個の味細胞よりなり，ターンオーバーは２週間程度と言われている。

味蕾は，舌上と上顎（軟口蓋）に存在するが，大部分は舌上皮の３つの乳頭，茸状乳頭，葉状乳頭，有郭乳頭に含まれている。茸状乳頭は舌の先端部分に存在し，１〜数個の味蕾が存在する。一方，葉状乳頭と有郭乳頭は舌の後方にあり，葉状乳頭は後方側方に，有郭乳頭は奥の中央付近に位置する。げっ歯類では有郭乳頭は１個，ヒトでは 10 個前後である。乳頭の中で特に味蕾を多く含むのは有郭乳頭で，味蕾は味孔を側溝に向けている（図 11-1）。味物質は味孔から入り，味細胞の先端で

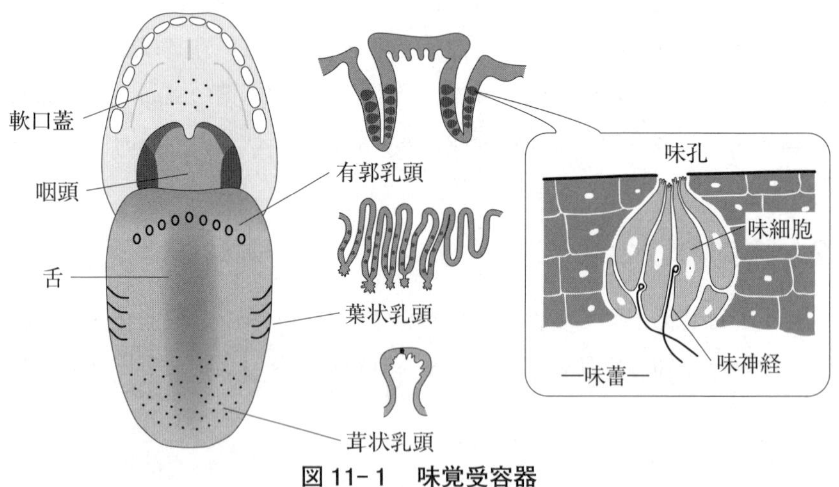

図 11-1　味覚受容器

受容される。

（2）味の伝わるしくみ

味細胞で受容された味のシグナルは，接続する味神経を介して延髄孤束核（NST）へと伝えられる。舌先端側の味細胞からのシグナルは，鼓索神経に投射しており，後方の味細胞は舌咽神経に投射している。NST で神経の乗り換えがおこり，視床へと伝わる。視床の味覚野を経由して，大脳皮質味覚野（一次味覚野）へと伝わり，ここで味の種類や強さが認知される（図 11-2）。一次味覚野からは前頭葉の眼窩前頭皮質（二次味覚野）に投射する。前頭葉の連合野では，味覚情報以外の味の記憶や情動，言語との統合など高次の情報が加わる。味覚情報は一次味覚野から扁桃体へも伝えられる。扁桃体は，快・不快を判断し，情動行動の発現，学習を行う部位である。扁桃体からの情報は視床下部に送られ，食行動がコントロールされる。視床下部には，食欲増進と摂食亢進を司る摂食中枢，その逆の働きをする満腹中枢が存在し，おいしいと

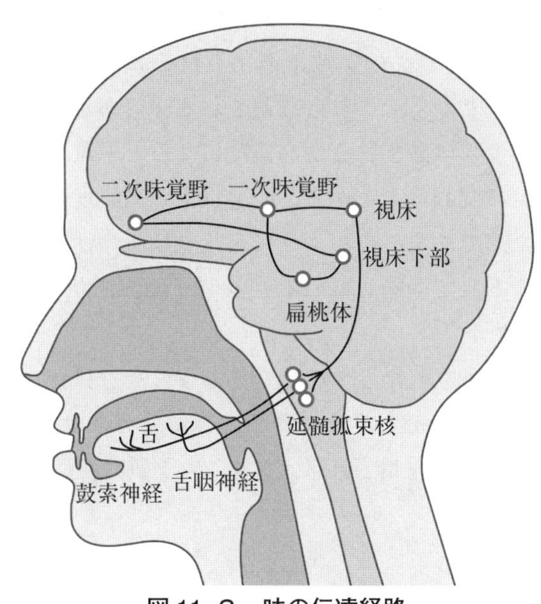

図 11-2　味の伝達経路

表 11-1　五基本味と生理機能

味質	嗜好性	生理的信号
甘味	快	エネルギー源
うま味	快	タンパク質
苦味	不快	毒物
酸味	不快	腐敗
塩味	快（低濃度） 不快（高濃度）	ミネラル

いった評価が摂食中枢を興奮させ，摂食行動に影響を与える。

（3）五基本味と生理機能

味覚原基は胎児期から形成されることから，味覚が生命の根幹に関わるものであることがわかる。実際，赤ちゃんでも甘味，苦味，酸味に応答することがわかっている。甘味は糖をはじめとするエネルギーを想起させ，嗜好される味質である。同じくうま味はタンパク質の構成成分であるアミノ酸の味であり，嗜好される。苦味は，ヒトにとって毒物となるアルカノイドなどの味であり，忌避される味である。酸味を示す酸（多くは有機酸）は，食品の腐敗や消化不良をおこすような未熟な果実に多く含まれることから，これも忌避される味である。塩味は他の４基本味と違い低濃度では好まれるが高濃度になると忌避される。塩は体液の浸透圧の維持に関わることから，必要以上の高濃度の塩は体にとって有害と感じるためである。このように，味覚は生命活動を円滑に行うための感覚ツールとして機能している（表 11-１）。

（4）味覚受容体

味にはそれぞれ独立した５つの味があるが，それは個々の味を受容するシステムが異なるためと考えられる。味覚受容体は 2000 年頃に次々に発見された。甘味，うま味，苦味は G タンパク質共役型受容体（GPCR）

によって受容される。驚いたことに，甘味の受容体はたった一種類しかない。一種類の受容体で多様な甘味物質を受容している。甘味受容体は，T1R2（taste 1 receptor member 2）とT1R3（taste 1 receptor member 3）のヘテロ二量体，うま味受容体はT1R1（taste 1 receptor member 1）とT1R3のヘテロ二量体である。T1R1，T1R2，T1R3をT1Rファミリーという。これらの3つのサブユニットは大きな細胞外ドメインを有している。T1R3は，甘味，うま味受容体で共通のサブユニットである。苦味はT2R（taste 2 receptor）ファミリーによって受容される。T1Rと同じくC型GPCRに分類されるが，T1Rと違って細胞外領域が小さい。T2Rは，げっ歯類では35種類，ヒトでは25種類が報告されている。1つの受容体は，複数の苦味物質を受容し，苦味物質も一種類の受容体に受容される場合もあるが，複数の受容体に応答する場合もある。酸味と塩味はイオンチャネルによって受容されると考えられている。酸味はプロトン選択性イオンチャネルであるOtop1（Otopetrin1）が有力な候補として挙げられている。塩味は，げっ歯類では，上皮性ナトリウムチャネルの阻害剤であるアミロライドによって抑制されることが知られていた。そこで，アミロライドに感受性のあるENaCが受容体の候補として挙げられ，2010年にこれをノックアウトしたマウスで塩味に対する応答性が低下したことから，ENaCが塩味の受容体であると報告された。しかし，塩味応答は完全には消失せず，他の受容体の存在が示唆されている。塩味の代表物質であるNaClは水溶液中ではNa^+とCl^-に完全に解離している。塩味の発現には，両イオンが存在する必要がある。しかし，ENaCはナトリウムにのみ応答することから，Cl^-に応答する塩味の受容体の存在が強く示唆されている。味覚受容体の研究は味の伝わるメカニズムを明らかにし，そこから味の増強，変革，変調，抑制効果を有する物質を見いだせる可能性を示すものである。

3. 呈味物質

味には基本味が存在する。基本味とは「互いに明確に区別でき，他の味を組み合わせて作ることができず，神経生理学的に独立した応答を示すもの」と定義されている。甘味，苦味，うま味，塩味，酸味の５つがこれにあたる。広義の味としては辛味，渋味，えぐ味などがあるが，これらは味ではなく刺激として体性感覚に受容される。

（1）味の閾値

味の強さを定量的に示す方法としては閾値を用いる方法がある。閾値とは，生体が与えられた刺激を認識できる最少量のことである。味の場合，３つの閾値が考えられる。検知閾値，認知閾値，弁別閾値である。検知閾値は，味の種類はわからなくても水との違いを識別できる最少量である。認知閾値は，味の種類も識別できる最少量であり，検知閾値よりも濃度が高くなる。弁別閾値は，二種類の味の違いや強さを識別できる最小濃度となる。

（2）甘味物質

①　糖

甘味を呈する物質には，図 11-３に示す物質などがあげられる。

糖は代表的な甘味物質であるが，甘味度は糖の種類によって異なる。最も一般的な糖であるショ糖はグルコース（ブドウ糖）とフルクトース（果糖）からなる二糖である。ショ糖の甘味度を１とするとブドウ糖は 0.6，果糖は 1.2〜1.5（低温の場合），乳糖は 0.4 である。これらの糖の中で，果糖は温度によって甘味度が大きく変化し，低温の方が甘味度は高い。果物を冷やして食べる方が甘く感じられるのはこのためである。

②　アミノ酸およびタンパク質

天然のタンパク質を構成するＬ型アミノ酸は 20 種類存在し，それぞ

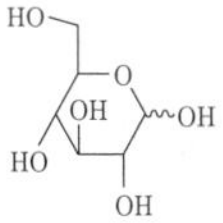

グルコース

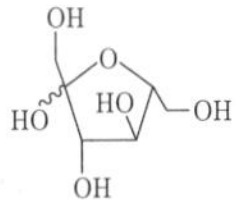

フルクトース

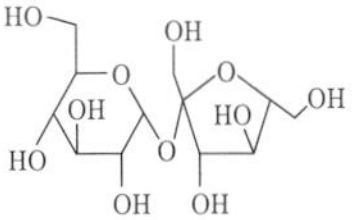

スクロース

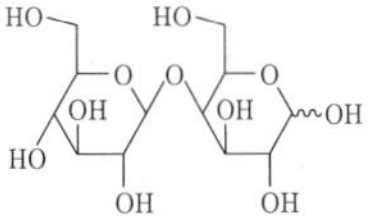

ラクトース

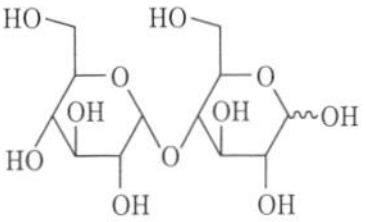

マルトース

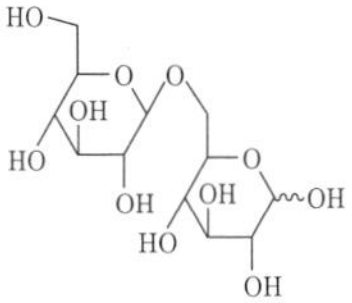

ゲンチオビオース
苦味

図 11-3　甘味物質一糖

れ個別の呈味を有する。個々のアミノ酸の構造式は，第 4 章図 4-3 を参照。甘味を持つアミノ酸はアラニン，グリシン，セリンである。苦味を有するものが多く，アラニンを除く脂肪族アミノ酸（バリン，ロイシン，イソロイシン）と，芳香族アミノ酸（フェニルアラニン，チロシン，トリプトファン，ヒスチジン）は，すべて苦味を呈する。一方，タンパク質の構成アミノ酸ではない D 型アミノ酸は，ほとんどが甘味を呈する。すなわち，L 体では苦味を呈するが，D 体では甘味を呈するものがある。僅かな構造の違いでも，呈味性は変化する。このような例はアミノ酸に限らず，糖でも存在する。マルトースとゲンチオビオースは，グルコースが二分子結合した二糖であるが，マルトースは α1，4 結合でグルコース二分子が結合し，ゲンチオビオースは β1，6 結合で結合している。マルトースは，甘味を示すが，ゲンチオビオースは苦味を呈する。呈味物質の構造と呈味性の関係に関しては，受容体との反応性から解明が進んだが，未だすべての現象を説明する一般則は得られていない。

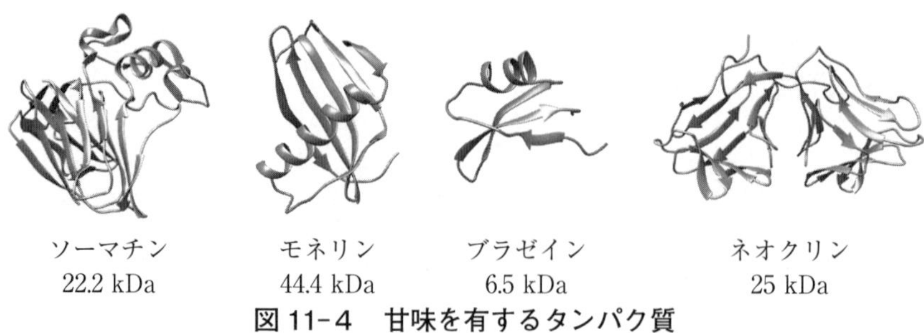

図 11-4　甘味を有するタンパク質

一般的にタンパク質は無味であるが，強い甘味を呈するタンパク質も存在する。*Thaumatococcus daniellii* Benth の果実から単離されたソーマチンや *Dioscoreophyllum cumminsii* の果実から単離されたモネリンである。ソーマチン，モネリン，ブラゼイン，ネオクリンは，重量で比較をするとショ糖の数千倍の甘味度を有する。いずれも強い甘味を持つが，構造上の相同性はない。モネリンは，天然物甘味料の中で最も強い甘味を持つ（図 11-4）。

③　合成甘味料

合成甘味料は化学的に合成された甘味料で，高い甘味度を有する（図 11-5）。ショ糖の約 200 倍の甘味度を持つアスパルテームは，メチルエステル化されたフェニルアラニンとアスパラギン酸がペプチド結合したジペプチドである。サッカリンは，*o*-スルファモイル安息香酸の無水物で，ショ糖の約 500 倍の甘味を持つ。アスパルテームもサッカリンも，甘味料とは全く関係のない実験中に偶然見つかった物質である。スクラロースは，スクロースの 3 か所のヒドロキシ基がクロライドに置換した構造を持ち，スクロースの約 600 倍の甘味度を示す。アセサルファムカリウム（アセサルファム K）は，オキサチアジノンジオキシド誘導体でショ糖の約 200 倍の甘味を持つ。これら 4 種の化合物は，日本では食品

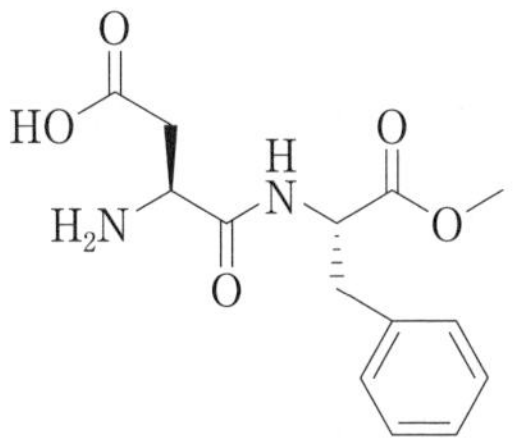

アスパルテーム 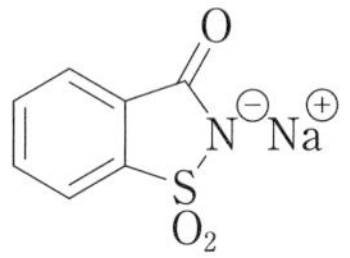　　サッカリンNa

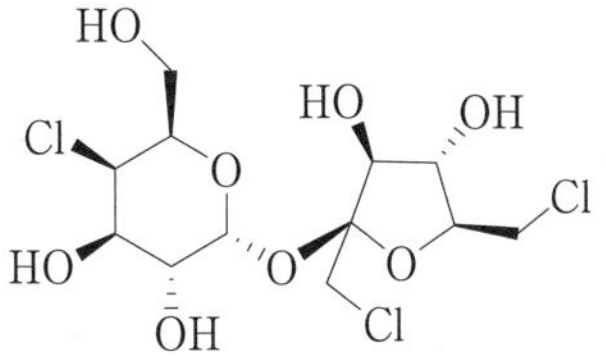

スクラロース 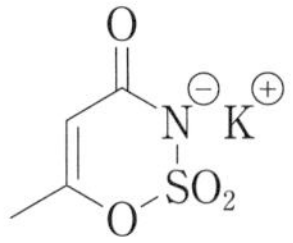　　アセスルファムK

図11-5　甘味物質－合成甘味料

添加物中甘味料として認可されている。

（3）うま味物質

うま味は，日本食にとって欠かせない「だし」の成分である。代表的な「だし」である昆布のうま味成分は，グルタミン酸ナトリウムで，1908年に池田菊苗博士によって昆布から抽出された。その後，鰹節のうま味成分5′-イノシン酸二ナトリウム（5′-IMP・Na_2）は，小玉新太郎，干しシイタケのうま味成分5′-グアニル酸二ナトリウム（5′-GMP・Na_2）は，國中明によって明らかにされた。いずれの化合物もナトリウム塩のうま味が強い（図11-6）。これらのうま味成分が日本人研究者によって解明されたことは，日本食における「だし」の重要性を示すものであろう。その他うま味を呈する物質として，緑茶（特に玉露，かぶせ茶など）のうま味成分として，テアニン，イカ，タコのうま味成分と

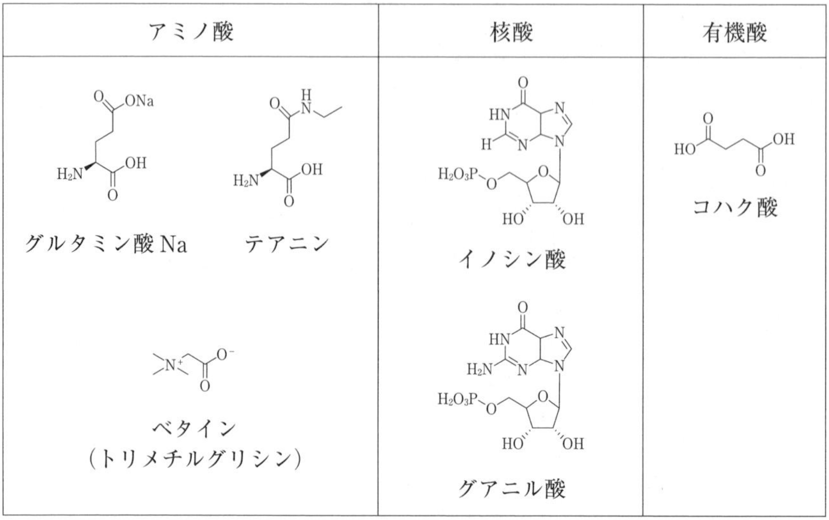

アミノ酸	核酸	有機酸
グルタミン酸 Na　テアニン ベタイン （トリメチルグリシン）	イノシン酸 グアニル酸	コハク酸

図 11-6　うま味物質

してベタインが知られている。これらは，アミノ酸に分類される。コハク酸は有機酸の一種であるが，貝類のうま味や，清酒にも含まれており，醸造中に酵母によって生産される。

うま味成分は，食品中にもともと存在するものだけでなく，熟成あるいは発酵中に生産されることがある。例えば，食肉の熟成に筋肉中のATPが酵素によって分解されることでIMPが蓄積される。また，自己消化が進むことで，タンパク質からアミノ酸が遊離する。味噌，醤油，チーズなどの発酵食品でも，発酵中に様々なうま味成分が遊離する。

（4）苦味物質

苦味を呈する物質は，非常に多岐にわたりかつ閾値が低い。そのため微量でも検知することができる。苦味を呈する物質は生体にとって有害であるものが多く，危険を回避するために微量でも検知できるようなシステムになっていると考えられる。苦味物質の具体例については第10章図10-2を参照。

苦味を受容する受容体がT2Rファミリー分子であることはすでに述べた。しかし，ある種の苦味に対する感受性の違いが，苦味受容体の配列の違い（一塩基多型；SNP. Single nucleotide polymorphism）によるという例が，報告されている。フェニルチオ尿素（PTC）や6-n-プロピルチオウラシル（PROP）は，イソチオシアナート（−N=C=S）を共通構造として持つ。イソチオシアナートはアブラナ科の植物，ブロッコリーやキャベツ，ケールなどに含まれる。

PTCやPROPに対する感受性は，苦味受容体T2R38のアミノ酸配列と関連している。つまり，味物質に対する感受性が遺伝子の違いによって説明できる場合があるのである。例えば，333個のアミノ酸からなるT2R38のうち49，262，296番目のアミノ酸は，それぞれプロリン（P），アラニン（A），バリン（V）の遺伝子タイプのヒトでは，これらの化合物に対して感受性が高く，アラニン（A），バリン（V），イソロイシン（I）の遺伝子のタイプのヒトでは感受性が低い。このように，アブラナ科の野菜に対して，苦味をより感じる人と感じない人がいるのは，このためである。

（5）塩味物質

塩味の代表的物質は塩化ナトリウム（NaCl）である。塩化ナトリウムは，溶液中ではNa^+とCl^-に解離している。ナトリウムは必須栄養素であり，味物質の中で必須栄養素はナトリウムのみである。ナトリウムと塩素は体液のpHや浸透圧を調整する働きを担っている。体液に近い塩濃度の溶液は，口に含むとおいしいと感じ，嗜好される。一方，濃い食塩濃度の溶液は，まずいと感じ，忌避される。NaClが体液の浸透圧調整を担っていることを考えると，濃すぎる塩の摂取は，生体にとって

表 11-2　加工食品中のナトリウム量

	可食部 100 g あたりのナトリウム量（mg）
濃口しょうゆ	5700
薄口しょうゆ	6300
米みそ	4900
カップ麺	2300
ゴーダチーズ	800
プロセスチーズ	1100
ボンレスハム	1100
マヨネーズ	730
いか塩辛	2700

（文部科学省「日本食品標準成分表 2020 年版，〈八訂〉」より引用）

不都合と感じられ，忌避されるのであろう。

塩化ナトリウムは塩味を与えるだけでなく食品加工上も重要である。漬物に加えられる塩は，微生物の増殖を抑え，腐敗を抑制する。また，醤油やみそなどの調味料でも塩は，保存という視点からも役割を担っている。加工食品中に含まれるナトリウム量を表 11-2 に示す。食塩量は，ナトリウム量に 2.54 を乗じて求めるが，加工食品中には塩化ナトリウム以外にもグルタミン酸ナトリウムなど，ナトリウム塩が含まれているので，厳密ではないが，食塩相当量として求めることができる。

（6）酸味物質

酸味を呈する物質は，無機酸と有機酸である。最も単純な無機酸は塩酸で，水溶液中では H^+ と Cl^- は完全に解離している。有機酸では，カルボキシ基（$-COOH$）の解離によって放出された H^+ が酸味を与える。酸味は（図 11-7）に示すようにプロトン濃度（pH）のみでは説

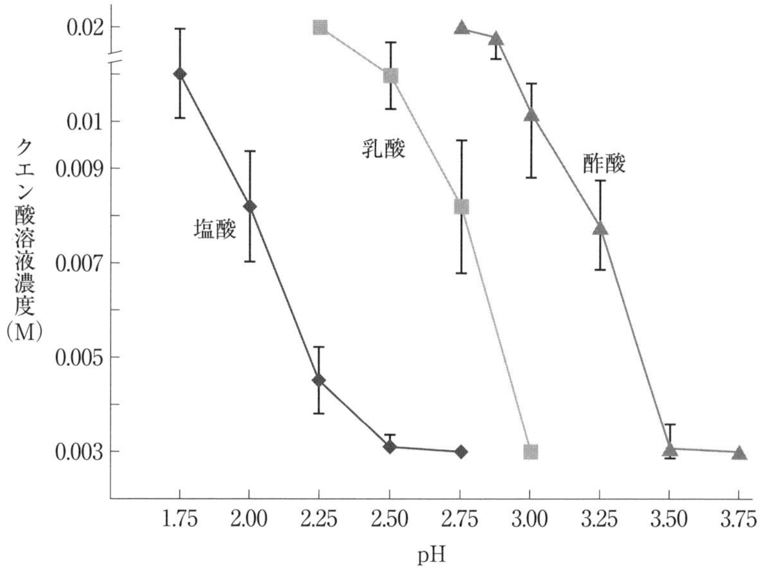

図 11-7　pH と酸溶液の酸味度

（K. Kurihara and L. M. Beidler, *Nature*, **222**, 1176 (1969), Fig4 を参考に作成）

明できないことから，未解離の酸分子も酸味の発現に関与していると考えられる。有機酸は，食酢の主成分である酢酸，果物の酸味であるクエン酸やアスコルビン酸など，食品に広く含まれ，酸味を与える（図 11-8）。

4. 味の相互作用

異なる味質を持つ物質を味わったときに，味質が変化することがある。例えば汁粉は甘いが，少量の塩を加えることで甘味が増す。うま味も塩によって増強される。これらを**味の対比効果**という。一方，他の味質によって味が弱められることもある。漬物に酢を加えると塩味が弱め

名称	構造式	食品
酢酸	CH_3COOH	酢
乳酸	$CH_3CHCOOH$ OH	ヨーグルト， 乳酸発酵飲料
コハク酸	CH_2COOH CH_2COOH	貝，清酒
リンゴ酸	HO-CHCOOH CH_2COOH	リンゴ，モモ， イチゴなどのベリー類
酒石酸	HO-CHCOOH HO-CHCOOH	ブドウ
クエン酸	CH_2COOH HO-C-COOH CH_2COOH	ウメ，レモンなど柑橘類
アスコルビン酸	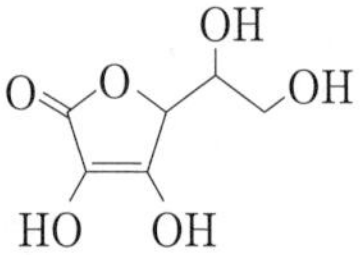	果実，野菜

図 11-8　酸味を有する有機酸とそれらを含む食品

（久保田紀久枝，森光康次郎編『食品学：食品成分と機能性　第2版補訂』，東京化学同人（2011），p.90 表 10-6 を参考に作成）

られる。コーヒーに砂糖を加えると苦味が弱められるなどの例のように**味の相殺効果**もある。

グルタミン酸ナトリウムと核酸系うま味物質の 5′-IMP・Na_2 あるい

は5′-GMP・Na_2は，強い相乗効果を示す。濃度にもよるがMSG：5′-IMP・Na_2＝１：１の場合，MSG単独の場合の7.5倍，MSG：5′-GMP・Na_2＝１：１では，30倍のうま味強度が得られる（表11-３）。すなわち，MSG １g＋IMP １gは，MSG 15 gのうま味の強さになる。混合調味料は，複数のうま味物質を混合することで，うま味の強度を高めている。代表的な日本食の「だし」である昆布と鰹節の混合だしはうま味の相乗効果を巧みに利用している。

また，他の味質を全く変えてしまう物質もある。これらを味の変革物質という。ギムネマの葉に含まれるトリテルペン配糖体のギムネマ酸は，甘味を抑制する効果がある。ギムネマ茶を飲んだ後に，砂糖をなめると砂のようなザラザラ感しか感じられない。ミラクルフルーツと呼ばれる果実に含まれるタンパク質ミラクリンと，西マレーシア原産のクルクリゴという植物の果実に含まれるタンパク質ネオクリンは，酸味を甘味に変換する。これらの果物を味わった後に酸っぱいレモンを味わうとレモンは甘いオレンジに変身する。

表11-３　うま味の相乗効果

混合比 MSG：5′-IMP（5′-GMP）	混合物単位重量あたりの 呈味力
1：0	1
1：2	6.5（13.3）
1：1	7.5（30.0）
2：1	5.5（22.0）
10：1	5.0（19.0）
20：1	3.4（12.4）
50：1	2.5　(6.4)
100：1	2.0　(5.5)

括弧内は5′-GMPの呈味力を示す。
（国中 明『蛋白質 核酸 酵素 Vol.6 No.7』より引用）

5. 味とにおいの相互作用

ヒトは，鼻からにおい物質を吸い込み，嗅球にある嗅細胞でにおい物質を受容し，においを感じる。鼻を経由して嗅球に到達して感じるにおいをオルソネーサルな匂いという。一方，口腔に入った食物から生成し，鼻と喉のつながる管を通って嗅球に到達するにおいをレトロネーサルな匂いという（図 11-9）。レトロネーサルな匂いは，風味といえる。レトロネーサルな匂いは，味の検知と密接に関わっている。例えば，オレンジの味のキャンディーは，舌で甘さと酸っぱさを感じ，キャンディーに含まれているオレンジのフレーバー成分が，口腔内から鼻腔を通って嗅球に達し，味とにおいが合体してオレンジの‘味’を感じる。このとき，フレーバーが感じられなければ，鼻が詰まって匂いが感じられないときと同様，甘酸っぱさはわかるが，オレンジであるかどうかは判断できない。このように，匂いと味とは密接に関わっていて食べ物のおいしさを決定づけている。

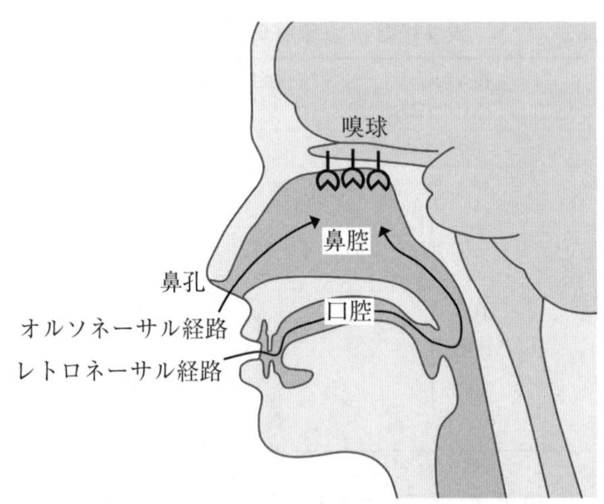

図 11-9　食品中の匂いが伝わる経路

演習課題

1．身の回りにある食品中に含まれる味物質について調べてみよう。
2．味の相互作用にはどのようなものがあるか，またその具体的な例についても調べてみよう。

参考文献

1．阿部啓子，山本隆，的場輝佳，ジェローン シュミット監修『食と味覚』建帛社 2008 年
2．山本隆著『楽しく学べる　味覚生理学』建帛社 2019 年
3．中村宜督，榊原啓之，室田佳恵子編著『エッセンシャル食品化学』講談社 2020 年

12 食と免疫

下条直樹

《目標＆ポイント》 「免疫」という言葉は，ある伝染病に罹患して回復した人は同じ伝染病に２度はかからないという現象から生まれた言葉であり，狭義には感染免疫を意味している。免疫系の異常は様々な疾患の原因となる。遺伝子異常あるいはウイルス感染などにより免疫系の活動性が低下すれば，免疫不全症となり感染症に罹患しやすくなる。逆に免疫反応が過剰となり，それが自らの組織を攻撃するのが自己免疫疾患である。病原体ではなく無害な抗原に対して過剰に応答してしまうのがアレルギーと考えられる。古より「医食同源」というように，健康と食事には密接な関連があり，多くの食品が免疫系に作用することが知られている。

《キーワード》 免疫システム，自然免疫，獲得免疫，粘膜免疫，食物

1．はじめに

免疫系は生体防御の中心的な役割を担うシステムであり，骨髄由来の好中球・単球などの細胞群と胸腺やリンパ節などのリンパ組織由来のリンパ球などから構成されている。ヒトのリンパ球の半数以上は腸管に存在すると言われており，その増殖分化に腸内の環境が大きく関与する。従って，腸内細菌とともに食物が免疫細胞の機能に与える影響が大きいことは想像に難くない。本章では免疫系の基本を学ぶとともに，免疫システムの形成・維持における食物の関わりを学習する。

2. 生体防御システムと免疫系

生体は外敵の侵入を防ぎ，恒常性を維持するために複数のバリアを有している。

（1） 物理的・化学的障壁

皮膚や粘膜上皮細胞は物理的障壁として病原体の体内への侵入を防ぐ。胃液は塩酸の分泌により強酸性となり，細菌の繁殖を阻んでいる。気道繊毛上皮はその上の粘液の絶え間ない移動により，微生物の繁殖や組織への侵入を阻止する。

（2） 微生物学的障壁

多くの上皮表面には，病原性のない共生微生物コロニー（正常細菌叢）が形成されており，病原体の感染を防ぐ障壁となっている。これらの共生微生物は繁殖場所や栄養源を占有することで病原微生物の増殖を阻害する。また，共生細菌は抗菌タンパク質を産生して上皮への病原細菌の接着を阻害することもある。

（3） 免疫系

皮膚，粘膜の物理的・化学的・生物学的バリアを通過した病原体に対しては，免疫系が作動して生体を守る。最初に対応する生体防御システムは自然免疫系と呼ばれる。自然免疫系は獲得免疫系というシステムに病原体などの情報を伝え，また獲得免疫系を活性化する。自然免疫系，獲得免疫系とも細胞と液性因子（タンパクなど）から構成されている。

3. 自然免疫系と獲得免疫系

免疫系は自然免疫系と獲得免疫系に分けて解説されることが多い。実際の免疫系では両者の中間に位置するような反応もあり単純ではないが，免疫系を２つに分けると理解しやすい。自然免疫系に属する細胞は，病原体を貪食して処理するマクロファージおよび好中球などの多形核白血球，病原体の情報を獲得免疫系に伝える樹状細胞などである。さらに近年発見された自然リンパ球が，重要な自然免疫系の細胞と考えられている。自然免疫系の細胞は特定の病原体を認識する受容体を持たない。これらの細胞が病原微生物を認識する受容体としては，パターン認識受容体（pattern recognition receptor；PRR）がよく知られている。PRR は，ある種の微生物に共通の分子構造を認識する。一方，獲得免疫系に属する細胞は，T リンパ球（T 細胞）や B リンパ球（B 細胞）が代表で，これらは T リンパ球レセプターや免疫グロブリンといった特異性の高い抗原認識分子により個別に抗原を識別し，一度侵入した異物を記憶するという特徴を持つ。この高度な特異性はアミノ酸一つの違いも認識できるほどで，そのために T リンパ球や B リンパ球はその受容体の遺伝子が再構成して，ほぼ無限の数の抗原を識別できる（表 12-1）。自然免疫系と獲得免疫系に属する液性因子とその特徴を表 12-2 に示す。

表 12-1　自然免疫系と獲得免疫系における細胞群の比較

	自然免疫	獲得免疫
担当細胞	マクロファージ，多核白血球 樹状細胞，NK 細胞	T リンパ球 B リンパ球
受容体	パターン認識受容体	T リンパ球レセプター 免疫グロブリン
認識機構	一群の微生物に 共通の分子構造	微細な分子構造 （ペプチドレベル）
受容体遺伝子	再構成しない	再構成する
免疫応答性	迅速	一定の時間を要する （2 回目以降の曝露では迅速）
免疫記憶	なし	あり

表 12-2　自然免疫系と獲得免疫系における代表的な液性因子

自然免疫	リゾチーム	細菌細胞壁を破壊する酵素
	ディフェンシン	抗微生物ペプチド
	補体	細菌の殺菌・排除に関与する血液中のタンパク
	インターフェロン	ウイルス増殖抑制タンパク
獲得免疫	免疫グロブリン（抗体）	B リンパ球から産生されるタンパクで病原体に特異的に結合する

4. 免疫担当細胞

免疫担当細胞は分化多能性を有する骨髄中の造血幹細胞から分化する（図 12-1）。

（1）単球，マクロファージ

単球は末梢血白血球の 5 ～10％を構成する細胞であり，血中から組織に移行するとマクロファージに分化する。マクロファージは病原体を貪食し活性酸素などを利用して殺菌を行う。また，死細胞の処理や貪食した病原体の情報を T リンパ球に提示する。

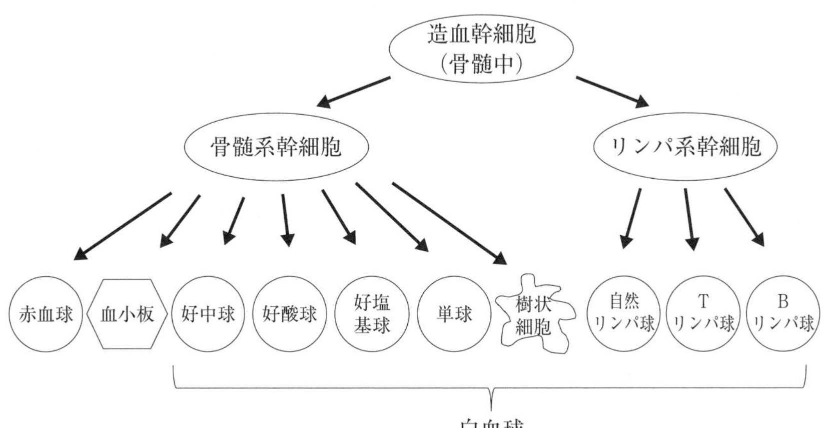

図 12-1　免疫担当細胞の分化

（2）樹状細胞

樹状細胞は強力な抗原提示能を有し，未分化な（ナイーブ）Tリンパ球を活性化し，その機能を決定する重要な役割を担っている。樹状細胞がどのような指令をナイーブTリンパ球に送って分化の方向を決定するかは病原体の種類や樹状細胞の置かれた環境などによって決定される。

（3）多型核白血球（顆粒球ともいう）（好中球，好塩基球，好酸球）

好中球は末梢血白血球のおよそ半数を占める細胞で細菌や真菌などの病原体の貪食，殺菌を行う。好酸球は寄生虫などに対する免疫を，好塩基球および肥満細胞（マスト細胞）は粘膜や皮膚から侵入する病原体に対する免疫能を担っている。一方で，好酸球や好塩基球はアレルギーの病態にも関与する。マスト細胞は白血球ではなく組織に存在するが，好塩基球と同様に細胞表面に結合したIgE抗体が抗原分子によって架橋されるとヒスタミンなどの化学伝達物質を放出して蕁麻疹などの即時型アレルギー反応を惹起する。

（4）自然リンパ球

自然リンパ球（Innate lymphoid cells；ILC）はリンパ系幹細胞に由来する自然免疫系細胞である。リンパ球系に属する自然免疫細胞であるが，獲得免疫系のBリンパ球やTリンパ球と異なり抗原特異的な応答はしない。自然リンパ球は，NK細胞，ILC1，ILC2，ILC3，LTi（Lymphoid tissue inducer）細胞の5つのグループに分類されている。ILCは，様々な生理的機能を持っており，組織の恒常性維持，形態形成，炎症反応，代謝，修復，再生など，複数の生理機能に関与している。

（5）Bリンパ球

Bリンパ球は末梢血白血球の10〜20％程度を占める。Bリンパ球は細胞表面上に抗原（抗体が結合する物質）を認識するBリンパ球受容体を発現している。B リンパ球は抗原特異的な T リンパ球の助けを借りて形質細胞に分化して大量の抗体を作る。抗体は細胞から分泌される B リンパ球受容体である。B リンパ球は初め IgM と呼ばれる抗体を産生するが，T リンパ球が産生する種々のサイトカイン（免疫タンパク質）により IgG，IgA，IgE など他のタイプ（アイソタイプ）の免疫グロブリンを産生する B リンパ球に変化する。これはクラススイッチと呼ばれている。

（6）T リンパ球

T リンパ球は末梢血白血球の 30～40％を占め，CD4 あるいは CD8 という分子の発現に基づき 2 つの亜群に分けられる。T リンパ球は細胞表面の T リンパ球レセプター（受容体）というタンパク質により，樹状細胞やマクロファージなどの抗原提示細胞上の主要組織適合抗原（HLA）という分子と抗原由来のペプチドの複合体を認識する（図 12-2）。CD8 陽性の T リンパ球はキラー T リンパ球と言われ，ウイルスに感染した細胞の除去に関与している。CD4 陽性 T リンパ球はヘルパー T リンパ球と呼ばれ，産生するサイトカインによりいくつかのサブグループに分類されている（図 12-3）。Th1 リンパ球は IL-12 の存在下にナイーブ T リンパ球から分化するヘルパー T リンパ球サブセットで，産生するインターフェロンの作用でマクロファージを活性化し，

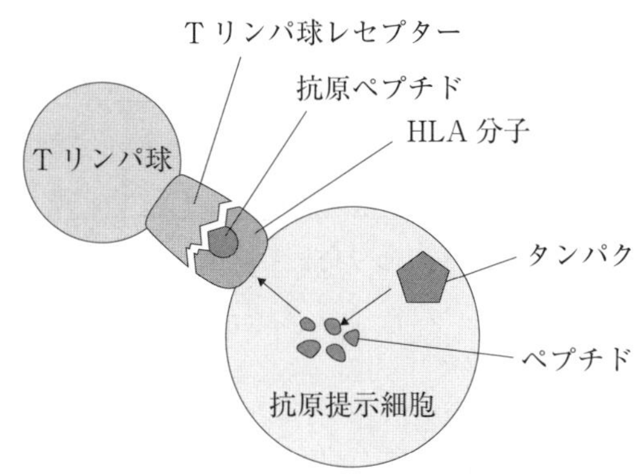

図 12-2　T リンパ球の抗原認識機構

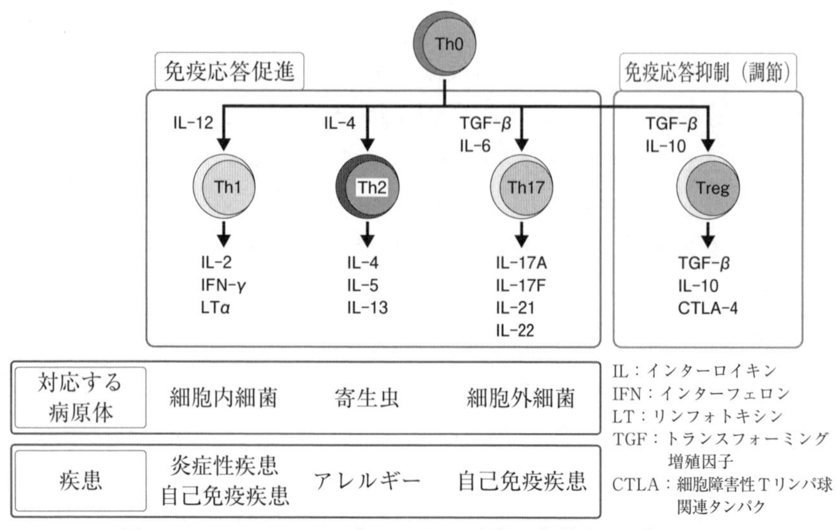

図 12-3　CD4 ヘルパー T リンパ球の分化とサブセット

細胞内細菌の殺菌に関与している。Th1 リンパ球は炎症性疾患や自己免疫疾患の発症にも関わっている。Th2 リンパ球は IL-4 の存在下にナイーブ T リンパ球から分化するサブセットで，寄生虫に対する生体防御を担っているが，IL-4，5，13 の産生を介してアレルギー疾患の発症に重要な役割を果たしている。IL-4 と IL-13 は B リンパ球からの IgE 産生を促進し，IL-5 は好酸球を活性化する。Th17 リンパ球は TGF-β と IL-6 の存在下にナイーブ T リンパ球から分化するサブセットで，好中球の遊走や活性化に関わるサイトカインを分泌して細胞外細菌に対する免疫を司っている。一方，自己抗原を認識して自己免疫疾患の発症にも深く関与している。Treg リンパ球（制御性 T リンパ球）は TGF-β や IL-10 の存在下にナイーブ T リンパ球から分化し，免疫応答の抑制に関与している。このサブセットが誘導できないと自己免疫疾患やアレルギーが発症したり，悪化したりすることが知られている。一方で，ある種の腫瘍はTregリンパ球を誘導して腫瘍に対する免疫応答を抑制することも知られている。ナイーブTリンパ球からのヘルパーTリンパ球サブセットの分化は，存在するサイトカインの種類により決定されるが，それらのサイトカインは主に自然免疫系に属する樹状細胞から産生される。従って，樹状細胞の機能に影響を与える食品はヘルパーTリンパ球のサブセットの分化を介して免疫応答を調節することが可能である。

5. 自然免疫に関与する分子

獲得免疫系ではTリンパ球レセプターや抗体が病原体を特異的に認識して結合するが，自然免疫系は，パターン認識受容体（PRR）を介して病原体に共通の分子構造（pathogen-associated molecular patterns, PAMPs）を認識する。PRRの代表はショウジョウバエのToll分子に似ていることからToll like receptor（TLR）と呼ばれる分子である。TLRは，微生物に共通に存在し哺乳類には存在しないような構造で，微生物の生命維持に必須の構造を認識する。異なるTLRは脂質，タンパク質，核酸など異なる構造を認識する。TLRは樹状細胞などの免疫担当細胞のみならず，上皮などの組織細胞にも発現して外界から侵入してくる病原体を感知している。TLR1，2，4，6は細胞表面に，TLR3，7，9は細胞内に存在し，様々な分子を介して感知した情報を核内に伝えて免疫や炎症に関与する遺伝子を発現させる。細胞外のTLRは主に細菌由来のPAMPsを，細胞内のTLRは主にウイルス由来のPAMPsを認識する。PRRはTLRの他にもRIG-I-like receptor（RLR）やNOD like receptor（NLR）などが存在する（表12-3）。樹状細胞はどのPRRが刺激されるかにより異なるサイトカインを産生してCD4陽性ヘルパーTリンパ

表 12-3　ヒトのパターン認識受容体とその認識する病原体関連分子パターン（PAMPs）

ファミリー	代表的なメンバー	PAMPs
Toll 様受容体（TLRs）	TLR1	トリアシルポリペプチド（細菌）
	TLR2	リポペプチド，ペプチドグリカン（細菌），ザイモザン（真菌），ヘマグルチニンタンパク質（麻疹ウイルス）
	TLR3	二本鎖 RNA，Poly（I：C）
	TLR4	LPS（細菌），融合タンパク質（RS ウイルス），*Trypanosoma cruzi.* の glycoinositolphospholipid（寄生虫）
	TLR5	フラジェリン（細菌）
	TLR6	ジアシルポリペプチド（細菌）
	TLR7/8	一本鎖 RNA，イミダゾキノリン誘導体（抗ウイルス薬）
	TLR9	CpG DNA（細菌，ウイルス），*Trypanosoma cruzi.* のゲノムヘモゾイン
	TLR10	リポペプチド（細菌）?，インフルエンザウイルス
RLRs 3 種類	RIG-I	一本鎖 RNA，パラミクソ科ウイルス，インフルエンザウイルス，日本脳炎ウイルス，水痘帯状疱疹ウイルスなど
	MDA5	ピコルナウイルス科の二本鎖 RNA，長い poly（I：C）
	LGP2	不明
NLRs ヒト 23 種類	NOD1	ペプチドグリカン（多くのグラム陰性菌，一部のグラム陽性菌）
	NOD2	ペプチドグリカン（多くのグラム陽性菌）
	NLRP3	ペプチドグリカン

球の機能的分化を決定する（図 12-3）。例えば，食品であるヨーグルトなどに含まれる乳酸菌は TLR2 を介して Th1 リンパ球を誘導することが知られている。

6. 粘膜免疫系

病原体は皮膚，気道，消化管，生殖器などの体の表面から生体に侵入するが，主要な侵入経路は呼吸器と消化管の粘膜である。生体の防御システムとして粘膜免疫系は極めて重要といえる。粘膜の中でも消化管の面積はおよそテニスコート1.5面と最大であり，ヒトのリンパ球の60%が消化管に存在すると言われている。消化管は気道とは異なり，食物として栄養を摂取する臓器であり，病原体を排除しながら，食餌性抗原や腸内共生細菌叢には過剰に反応せず，栄養となる物質を積極的に取り込む巧妙な機構を有している。腸管免疫系の特徴はIgA産生による病原菌に対する防御機構と食物などの有益な物質に対する経口免疫寛容である。

腸管免疫系を構成しているのは，（1）小腸パイエル板，（2）小腸上皮細胞とそこに存在する腸管固有リンパ球（IEL），（3）粘膜固有層とそこに存在する粘膜固有リンパ球（LPL）である。IELは上皮細胞5～6個につき1個くらいの割合で存在しており，腸管のリンパ球の主要な部分をなしている。パイエル板にはM細胞と呼ばれる特殊な上皮細胞が存在し，M細胞の下には多くの免疫細胞が集積して，抗原提示細胞/Tリンパ球/Bリンパ球の相互作用が誘導されている（図12-4）。

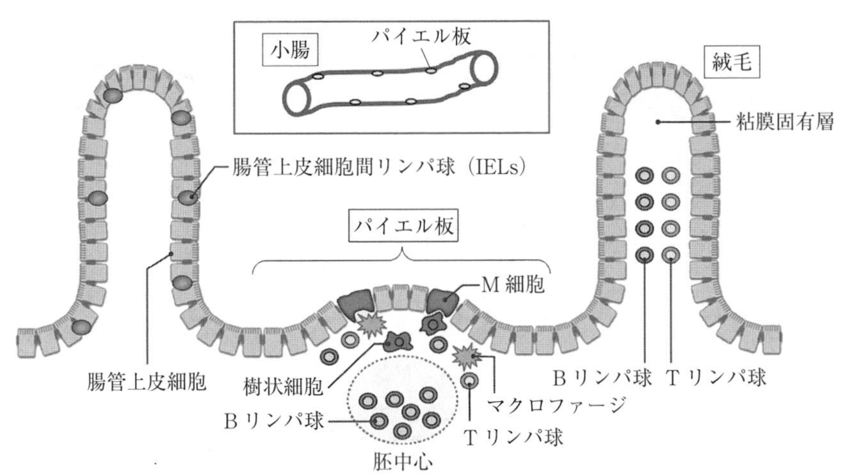

図12-4　腸管免疫系：小腸の免疫組織

（小城勝相，清水誠編著『食と健康』放送大学教育振興会，2012，p.139より一部改変）

腸管から侵入する病原菌に対して，自然免疫に関わる細胞群の活性化に引き続き，生体は獲得免疫を作動させて病原菌に対する特異的な抗体を産生する（図 12-5）。病原菌やその構成成分はパイエル板の M 細胞から取り込まれ，M 細胞の直下に存在する樹状細胞が TLR を介してそれらを認識し活性化される。活性化された樹状細胞はサイトカイン類を放出するとともに，HLA 分子を介して T 細胞に抗原提示を行う。サイトカインや抗原の刺激により，未分化 T リンパ球は Th2 型優位に分化し，TGF-β，IL-5，IL-6 などを分泌して B リンパ球の IgA 産生細胞への分化を促進する。IgA 抗体は 2 量体として産生され，腸管上皮細胞の基底膜側にある多量体免疫グロブリン受容体（pIgR）に結合した状態で細胞内を通って管腔側に移動する。管腔内へは，pIgR の一部が切断された分泌コンポーネントと呼ばれる糖タンパク質と結合した分泌型 IgA（S-IgA）という形で放出される。腸管で分化した抗体産生細胞

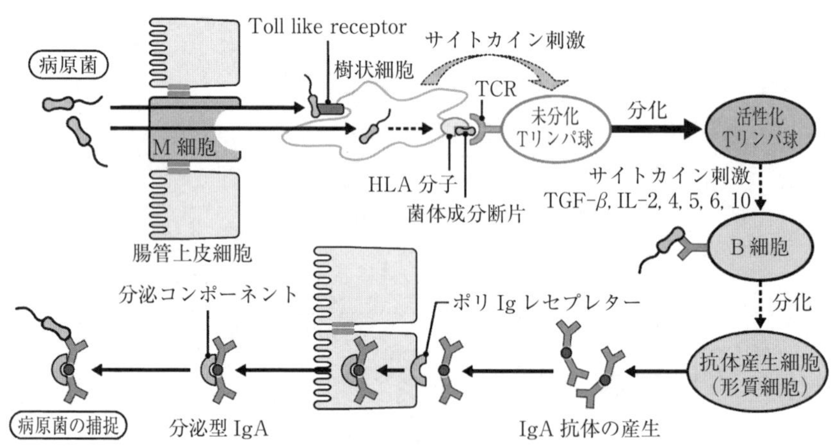

図 12-5　IgA 産生の仕組み

（小城勝相，清水誠編著『食と健康』放送大学教育振興会，2012，p.146 より一部改変）

は，腸管のみならず全身の粘膜組織に移動し，そこで IgA を産生する。身体には口腔や気道など多くの粘膜組織があり，それらは外界にさらされている。そのような組織での感染防御にも腸管免疫系は重要な貢献をしている。IgA のクラススイッチには腸内常在細菌叢の役割が大きく，腸内細菌叢が欠如したマウスでは小腸粘膜固有層の IgA 産生細胞は激減する。

腸管における誘導性制御性 T リンパ球（iTreg）には現在のところ，Foxp3 + iTreg，TGF-β 産生型 iTreg（Th3 細胞とも呼ばれる），IL-10 産生型 iTreg（Tr1 とも呼ばれる）の 3 種類が確認されている。いずれも IL-10 や TGF-β などの抗炎症サイトカイン産生を介してその機能を発揮すると考えられている。Foxp3 + iTreg の誘導には，TGF-β とビタミン A からのレチノイン酸が重要であることが明らかにされている。腸管の細胞は多量の TGF-β を産生し，また腸管の樹状細胞は IL-10 産生能が非常に高いことなどから，腸管では iTreg が誘導されやすい環境が整っている。ある種の食品はこれらのサイトカイン産生を介して，腸での iTreg 誘導を促進する可能性が報告されている。

7．食品の免疫調節機能

食品中には免疫系に影響を及ぼす可能性のある様々な成分が含まれている。これらの成分の多くは免疫系を構成する自然免疫系，獲得免疫系の細胞群（腸管上皮細胞，好中球，マクロファージ，自然リンパ球，マスト細胞，樹状細胞，T リンパ球，B リンパ球など）の増殖・分化やその機能を正負に制御することが知られている。以下に食品やその成分ごとに現在まで明らかになっている免疫調節作用の概略をまとめる。

（1）タンパク質

食事中のタンパク質が不足するとマクロファージ，NK 細胞，T リンパ球の数や機能，またIgA抗体量が低下することが明らかにされている。タンパク質はアミノ酸の供給源としての意味が大きいが，直接的に機能を有するタンパク質も存在する。例えば，ラクトフェリンやαラクトアルブミンには抗菌作用，抗ウイルス作用，抗腫瘍作用が報告されている。乳中のカゼインやβラクトグロブリンにはマクロファージの貪食能の誘導，リンパ球の増殖調節機能などがある。

（2）ペプチド

牛乳中のカゼインが消化分解されてできたペプチドには，マクロファージの食作用調節，リンパ球の増殖調節，免疫グロブリン，サイトカインの産生調節作用などが報告されている。これらの中でカゼインのキモシン分解産物であるグリコマクロペプチド（GMP）は，Bリンパ球やTリンパ球の増殖抑制作用が明らかにされている。また，αs1-カゼイン，β-カゼインのトリプシン分解産物であるカゼインホスホペプチド（CPP）は，サイトカイン産生を介してIgA産生を促進することが知られている。

（3）アミノ酸

タンパク質由来のいくつかのアミノ酸は免疫活性化能を有する。グルタミンは非必須アミノ酸に分類されているが，異化が進んでいる代謝環境では生体内で合成では必要量が補えないため，準必須アミノ酸とも呼ばれる。グルタミン欠乏は抗体産生低下，Tリンパ球の増殖低下につながる。また，マクロファージの貪食能なども低下する。ヒトにとって非必須アミノ酸であるアルギニンも低下するとTリンパ球の増殖と機能の低下が起こる。非必須アミノ酸に属するシステインもマクロファージや樹状細胞を介してTリンパ球の活性化に関与している。非必須アミノ酸であるグルタミン酸もTリンパ球の活性化に関わることが報告されている。このようにアミノ酸は免疫細胞の活性化に大きな役割を果たしているが，アミノ酸補充による免疫活性化の臨床応用についてはまだ研究が必要である。

(4) ミネラル

ヒトにおいて，機能を発現するのに亜鉛を必要とする酵素は 300 以上に上ると言われている。亜鉛欠乏状態では NK 細胞，好中球，単球，マクロファージの機能低下が認められる。また，リンパ球の減少，胸腺の萎縮などが見られる。栄養状態の良くない開発途上国の小児に対する亜鉛補給により免疫機能が改善することが報告されている。先進国である日本においても食品による亜鉛の充足は必ずしも十分でなく，また医薬品により吸収が阻害されることもあり注意が必要とされている。セレンは抗酸化に関連する酵素の構成成分として重要である。セレンは自然免疫，獲得免疫の両者の機能維持に必須であると考えられている。鉄は免疫細胞の増殖・分化に必須であり，その欠乏は好中球，マクロファージの機能低下，T リンパ球数の減少，NK 細胞活性低下を招くことが明らかにされている。また，多くの日本人で摂取量の不足が指摘されているカルシウムも白血球，リンパ球の活性化に重要な役割を果たすことが報告されている。

(5) ビタミンとカロテノイド

ビタミン類は免疫担当細胞の機能に関与することが知られていた。脂溶性ビタミンであるビタミン A の欠乏は，様々な免疫能の低下と感染症への抵抗性の低下を招く。ビタミン A 代謝産物であるレチノイン酸は，腸関連組織で特に樹状細胞により産生され，T リンパ球に小腸ホーミング特異性をインプリントするともに，Foxp3 陽性誘導性調節性 T リンパ球の分化促進，機能維持を補助することが明らかになっている。この T リンパ球の分化におけるビタミン A の役割は，アレルギーとの関連で注目されている。ビタミン D も近年，アレルギーや感染予防において脚光を浴びているビタミンである。疫学研究からビタミンD不足は気管支喘息の重症化に関連し，ビタミンD投与は喘息の軽減化をもたらすとの報告がある。またビタミンDの投与はインフルエンザ感染症の頻度を低下させる。サイトカイン産生に対するビタミンDの効果は，健康成人では認められず高齢者で観察されたことから，免疫能が低下している高齢者などが補充の対象と考えられている。現在，アレルギー発症予防の可能性の評価のために妊婦および新生児へのビタミンD投与試験が国内外で行われている。ただ，ビタミンDの免疫細胞機能へ与える効果については，基礎的研究が不足しており今後の研究が望まれる。ビタミンEは抗酸化作用を有する代表的な食品成分であり，活性酸素の過剰産生を抑制することで免疫能の低下を防ぐと考えられている。ビタミンE欠乏は細胞性免疫の低下につながり，投与により感染抵抗性が増強されることが示されている。

カロテノイドは動植物界に広く存在する黄色から赤色の脂溶性色素成分である。ヒトが食物として摂取するカロテノイドとしては，β-カロテン，α-カロテン，リコピン，ルテインなど多くの種類がある。β-カロテン，α-カロテンなどはプロビタミンAとも呼ばれる。ビタミンAは過剰症が知られているが，プロビタミンAは必要量のみがビタミンAに変換されるため，過剰に摂取しても大きな副作用がないことはその特徴といえよう。β-カロテンの免疫賦活作用は当初ビタミンAの作用と考えられていたが，ビタミンAに変換されないカロテノイドも免疫賦活作用を持つことから，現在では抗酸化作用に基づくカロテノイド固有の作用とされている。

（6）脂肪酸および脂質

脂肪酸は体内での代謝経路に基づき，飽和脂肪酸，ω-6（n-6）多価不飽和脂肪酸，ω-3（n-3）多価不飽和脂肪酸の3系列に分類される。脂肪酸は生体膜の主要な構成成分であり，炎症の増強，抑制に深く関与している。飽和脂肪酸はインフラマソームと呼ばれる細胞質蛋白複合体を活性化して，症性サイトカインの産生を誘導することが近年明らかにされており，成人病に代表される慢性炎症性疾患の重要な増悪因子である。ω-6 多価不飽和脂肪酸からは炎症性メディエーターであるアラキドン酸が生成されて急性，慢性炎症に関与する。一方，ω-3 多価不飽和脂肪酸からは抗炎症作用を有する脂質メディエーターが産生される。慢性炎症は糖尿病，動脈硬化のみならず発がんの原因にもなり，その抑制は医学の主要な課題である。哺乳動物は多価不飽和脂肪酸を生体内で合成できないために栄養として摂取している。そのため ω-3 多価不飽和脂肪酸/ω-6 多価不飽和脂肪酸が高い食品を摂取することは，疾患の発症や増悪の予防に大変重要である。

（7）多糖類

機能性多糖類として感染免疫，腫瘍免疫の賦活化作用が研究されているものの代表が β-グルカンである。β-グルカンはマクロファージや樹状細胞などの自然免疫系細胞上の TLR や Dectin-1 などのパターン認識受容体レセプターに結合して，これらの細胞の活性化やサイトカイン産生誘導を惹起する。免疫学的に強い活性を有する β-グルカンは立体構造を持つことが特徴だが，その構造により凝集しやすいことが示されている。そのため消化管からの吸収が少ない可能性がある。現在まで抗がん作用を含めて多くの研究が腹腔内や経静脈的投与であり，経口投与に関するデータは多くない。今後の課題は実際に食品として経口投与での免疫賦活効果があるか否かの検証である。その他，多糖類としては海藻などに含まれるフコイダン，甲殻類の殻に含まれるキチン，キトサンなどがあるが，試験管内の研究結果が主であり経口投与による効果については報告が限られている。

(8) プロバイオティクス

プロバイオティクスは,「腸内フローラを改善することによって,宿主に有益な作用をもたらす生きた微生物」と定義されている。わが国の腸内細菌叢の権威である光岡は,好ましいプロバイオティクスとして以下の条件を挙げている。(i) 安全であること,(ii) 腸内フローラの一員であること,(iii) 胃液・胆汁に対して抵抗性を有すること,(iv) 生きていること,(v) ヒトに対して有効であり,腸管に付着すること,食品中に高い菌数を維持すること,(vi) 安価であることである。プロバイオティクスに求められている上記の条件を総じて満たしていることが科学的に証明された菌株は多くはないが,プロバイオティクスとしての可能性を持つ微生物は主に乳酸菌(ビフィズス菌も含む)と考えて良い。乳酸菌は古来人類が発酵食品を通じて摂取してきた細菌群でもあり,経験的にみて安全性の高いことが保証されていることから,“GRAS (Generally Recognized As Safe) Bacteria”と呼ばれている。また多くの学術研究による裏付けにより,保健上重要な細菌群としての一般認識も高い。乳酸菌の抗感染,抗炎症,抗アレルギー,抗がん作用の多くが宿主の免疫能の調節によるものであることが証明されている。菌種や菌株によってその作用は異なることに注意しなくてはならないが,多くの乳酸菌はマクロファージの貪食能,NK 細胞活性を増強する。さらに B リンパ球からの IgA 産生を促進する。また炎症を抑制する IL-10 を産生する制御性 T リンパ球を誘導する。乳酸菌が免疫系に作用を及ぼす機序は,生きた菌として産生する乳酸や酪酸などの短鎖脂肪酸によるもの,菌の表面の分子(プロテオグリカンなど)や菌由来の核酸などによるものの 2 種類がある。後者は,乳酸菌の免疫賦活作用が死菌でも得られることにより証明されている。

代表的な日本食である納豆は,枯草菌の一つである納豆菌による大豆発酵食品である。納豆菌はプロバイオティクスではないが，腸内の乳酸菌を増やし，いわゆる悪玉菌であるウェルシュ菌を減らす作用が報告されている。また乳酸菌と同様の免疫賦活化活性を有することも明らかにされている。

(9) オリゴ糖

タマネギ，ごぼうなどの植物中に含まれ，精製物が食品としても販売されているフラクトオリゴ糖は，血糖に影響を与えない難消化性オリゴ糖である。フラクトオリゴ糖はビフィズス菌や乳酸桿菌などの乳酸菌に栄養として使われ，これらの善玉菌の増殖を促し，酢酸，酪酸，プロピオン酸などの短鎖脂肪酸を産生させる。これらの短鎖脂肪酸は腸管での制御性Tリンパ球の分化に重要であり，フラクトオリゴ糖の投与は腸の炎症を抑制することが明らかにされている。またフラクトオリゴ糖はBリンパ球からのIgA産生を促進する。フラクトオリゴ糖は多くの乳酸菌に利用可能であることから，プレバイオティクスと呼ばれるが，プロバイオティクスと合わせたシンバイオティクスとしての効果が期待されている。

ヒトや牛の乳に含まれるガラクトオリゴ糖や大豆，てん菜，サトウキビなどに含まれるラフィノースもフラクトオリゴ糖と同様な乳酸菌増殖作用を有しており，消費者庁より規格基準型特定保健用食品としての認証が与えられている。また，蜂蜜，麹汁などに含まれるニゲロオリゴ糖は，乳酸菌の増殖作用はないが，動物実験，ヒト臨床試験でフラクトオリゴ糖と同様の免疫賦活，調節作用があり，腸管から吸収されて直接免疫担当細胞に作用する可能性が指摘されている。オリゴ糖は食経験が豊富であり安全性が高い。また，シンバイオティクスとしてプロバイオティクスと組み合わせての使用も有用であろうが，単品としてはプロバイオティクスよりも調整の点からも優れており今後のヒトにおける臨床研究が望まれる。

(10) ポリフェノール

ポリフェノール（polyphenol）とは，分子内に複数のフェノール性ヒドロキシ基を持つ植物成分の総称であり，ほとんどの植物に含まれ極めて多くの種類がある。フランス人が他の西欧諸国の人々よりも乳脂肪，動物性脂肪の摂取量が多いにもかかわらず心臓病の死亡率が低いのは，赤ワインに豊富に含まれるポリフェノールによるとする「フレンチパラドックス」は良く知られている。最近の研究では，日本人が最も多くポリフェノールを摂取している飲料はコーヒーとの報告がある。一般的にポリフェノールはその抗酸化作用が良く知られている。フラボノイドの一つである緑茶カテキン，リンゴポリフェノールのプロシアニジン，トマトのナリンゲニンカルコンなどに，即時型アレルギーに重要なマスト細胞や好塩基球の活性化抑制作用があり，様々なアレルギー疾患に有効であることが報告されている。大豆などの豆類に多く含まれるイソフラボンはエストロジェン類似の作用を有するが，ポリフェノールに属する。イソフラボンの一つであるゲニステインは細胞内シグナル伝達に関連するチロシンキナーゼの阻害作用を有し，免疫調節作用を示すことが明らかにされている。

コラム：保健機能食品について

1980年代に，食品の機能を，従来知られていた生命維持のための栄養面での働きを第一次機能，味覚などの嗜好面での働きを第二次機能，生体防御（免疫）・体調リズムの調節（ホルモン），老化抑止など生体の生理機能の変調を修復する体調調節機能を第三次機能と位置付ける新しい概念が提唱された。第三次機能を有する食品は「機能性食品」と称されるようになった。健康志向の高まりから，現在まで様々な健康食品，サプリメントが販売されている。健康食品は一般的には健康に良いことをアピールした食品全般を指すが，疾患の治療・予防効果など薬剤と同様の健康に対する効果の表現は制限されている。健康食品の中でも国が一定の基準を定め，その機能性を表示しても良いとする制度が「保健機能食品制度」である。保健機能食品は，特定保健用食品（トクホ），機能性表示食品，栄養機能食品の3つに分類されている（表12-4）。トクホも含めて，保健機能食品は医薬品ではなく，これらの効果に過度の期待をしたり，医薬品的な効能を求めたりすると，健康被害，病気の悪化，適切な治療を受ける機会の喪失などにつながる。保健機能食品は健康が気になる人や，普段の食生活に不安を感じている人など，「病気

表12-4　保健機能食品制度

	特定保健用食品（トクホ）	機能性表示食品	栄養機能食品
制度	国による個別許可型（認可のための試験にかなりの費用を要する）	届出型（一定要件をみたせば事業者責任で表示）	規格基準型（国への届出不要）
表示	構造・機能表示，疾病リスク低減表示（例：おなかの調子を整えます）	事業者責任で構造・機能表示（例：目の健康をサポート）	国が決めた栄養機能表示（例：カルシウムは骨や歯の形成に必要な栄養素です）
対象成分	食物繊維，オリゴ糖，カテキンなどの多糖類	ビタミン，ミネラルや成分が特定できないものは除く トクホと重なるものもあり	ビタミン13種類，ミネラル6種類，n-3不飽和脂肪酸
対象食品	加工食品，錠剤・カプセルは少ない	生鮮食品，加工食品，錠剤・カプセル	生鮮食品，加工食品，錠剤・カプセル
マークの有無	あり	なし	なし
2020年3月末での数	1,074	約5,000	

ではない人」を対象として設計されていることを忘れないようにしたい。健康食品やサプリメントは，医薬品のような用法用量の記載はないが，摂取量の目安は示されている。過剰摂取による副作用も報告されているので注意が必要である。トクホを含めて健康食品やサプリメントが持つ作用を最大限に引き出すためには，適切な食生活を送っていることが大前提であり，「食生活は，主食，主菜，副菜を基本に，食事のバランスを」という文言がトクホの容器包装の前面に表示することが義務付けられている。

8. 終わりに

多くの食品が免疫機能を制御することが明らかとなってきた。適切な食事は免疫系の機能を適切に保って，疾病予防・健康維持に大きな役割を果たす（図 12-6）。一方で，十分なエビデンスがなく免疫の活性化などによる健康への効果を謳う食品も少なくない。免疫の仕組みと食物の免疫系に与える作用を正しく理解することが求められる。

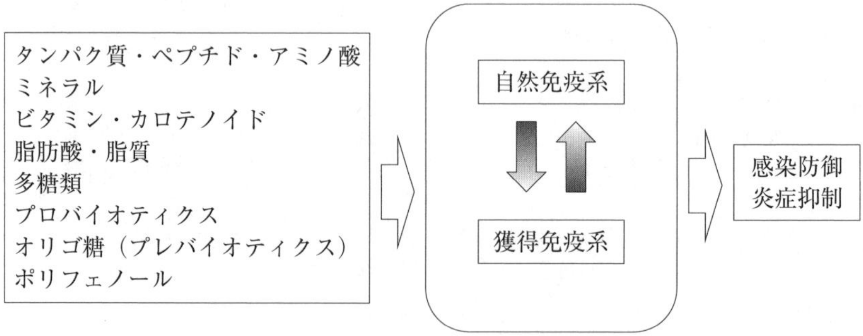

タンパク質・ペプチド・アミノ酸
ミネラル
ビタミン・カロテノイド
脂肪酸・脂質
多糖類
プロバイオティクス
オリゴ糖（プレバイオティクス）
ポリフェノール

自然免疫系
獲得免疫系

感染防御
炎症抑制

図 12-6　食品成分による免疫調節

演習課題

　免疫系を構成している細胞と分子，さらにそれらを調節する食品成分がどのようなものかを整理し，生体防御にどのように関わっているのかを考えてみよう。

参考文献

1．日本食品免疫学会編『食品免疫学事典』朝倉書店（2021）
2．『マンガでわかる免疫学』河本 宏著　オーム社（2014）

13 食物アレルギー

下条直樹

《目標＆ポイント》 社会の近代化に伴い，アレルギー疾患は近年急増している。日本人のおよそ1/3が何らかのアレルギー疾患に罹患しており，アレルギーは「国民病」とも呼ばれる様になっている。アレルギー疾患の著明な増加の理由はまだ明らかではないが，食生活を含むライフスタイルの変化も関与すると考えられている。様々なアレルギー疾患の中でも生命活動に欠かすことができない食物の成分に対するアレルギーは，生活の質（QOL）を大きく損なう。さらに食物アレルギーでは死亡につながる強い全身症状（アナフィラキシー）も稀ではなく，医学的緊急性も高い疾患である。

今後，臨床的・基礎的研究を進めるとともに社会における食物アレルギーの認知を広めていく必要がある。

《キーワード》 食物アレルギー，アナフィラキシー，食物不耐症，アレルゲン性，交差反応性，治療法，発症予防，食品表示

---

1. はじめに

第12章で述べたように，人には細菌やウイルスなどの病原体の侵入から体を守る「免疫」という働きがある。ところが，この免疫が有害な病原体ではなく，本来無害なはずの食べ物や花粉などに過敏に反応して，私たち自身を傷つけることがある。これがアレルギーである。食物アレルギーとは，「食物によって引き起こされる抗原特異的な免疫学的機序を介して生体にとって不利益な症状が惹起される現象」をいう。具体的には，食物を食べたときのみではなく，触ったり吸い込んだりしたとき

に起きる体に有害な反応すべてを呼ぶ。

食物の摂取による有害な反応は様々な機序で起こる（表13-1）。食物アレルギーは免疫学的機序により惹起される病態で，IgEを介する反応とIgEを介さない反応に分類される。IgEを介する反応は，マスト細胞や好塩基球が活性化して種々の化学伝達物質を放出することによって惹起され，アレルゲン曝露後通常2時間以内に症状が惹起されるので即時型アレルギーと呼ばれる（後述）。IgEを介さない反応は主にリンパ球によって担われており，アレルゲン曝露後数時間以降に惹起される。食物を摂取して出現した蕁麻疹の多くは，食物に含まれる薬理活性物質により惹起された症状であることが明らかにされており，食物不耐症に分類される。表13-2に代表的な薬理活性物質とそれが含まれる食物を示す。非常に多くの食物に薬理活性物質が含まれていることに注意したい。

表13-1　食物による不利益な反応

・毒性物質による反応（Toxic reactions）
　（すべてのヒトに起こる現象）
　—細菌毒素や自然毒など

・非毒性物質による反応（Nontoxic reactions）
　（ある特定のヒトに起こる現象）
　—食物アレルギー反応（Food allergy）
　　（免疫学的機序を介する現象）
　　・IgE依存性反応
　　・非IgE依存性反応
　—食物不耐症（Food intolerance）
　　（免疫学的機序を介さない現象）
　　・薬理活性物質による反応
　　・代謝性疾患（乳糖不耐症など）

表 13-2　食物不耐症を引き起こす物質を含む食物の例

薬理活性物質	食物
ヒスタミン	ほうれん草，なす，トマト，エノキダケ，牛肉，鶏肉， 発酵食品，鮮度の悪い青背魚
アセチルコリン	タケノコ，トマト，なす，ピーナッツ，ソバ ヤマイモ，サトイモ，マツタケ
セロトニン	トマト，バナナ，キウイ，パイナップル，メロン アボガド，プラム
チラミン	チーズ，ワイン，チョコレート，アボガド プラム，バナナ，なす，トマト，鶏レバー
フェニルアラニン	赤ワイン，チョコレート
イノリン	サンマ，タラ，サケ
トリメチルアミン	エビ，カニ，イカ，タコ，アサリ，ハマグリ カレイ，タラ，スズキ

2. 食物アレルギーの統計・疫学

(1) 有病率

食物アレルギーの頻度を正確に調べることは難しいが，わが国の調査では乳児で 10%，３歳児で５%，学童以降で 1.3〜2.6%，全年齢で１〜２%と推定されている。即時型食物アレルギーで食後 60 分以内に症状が出現し病院を受診した患者中，０歳が最も多く，１歳までが半数以上を占め，４歳以下までが約 70%を占めていた。年齢とともに受診例は減少していくが，成人の食物アレルギー患者も相当数存在すると考えられる（図 13-１）。

(2) 食物アレルギーの原因食物アレルゲン

従来，即時型食物アレルギーの原因アレルゲンでは，鶏卵，牛乳，小麦が上位３位を占めていた。しかし，令和３年の調査報告書では木の実類が小麦を抜いて第３位にあがってきている（図 13-２）。原因となる

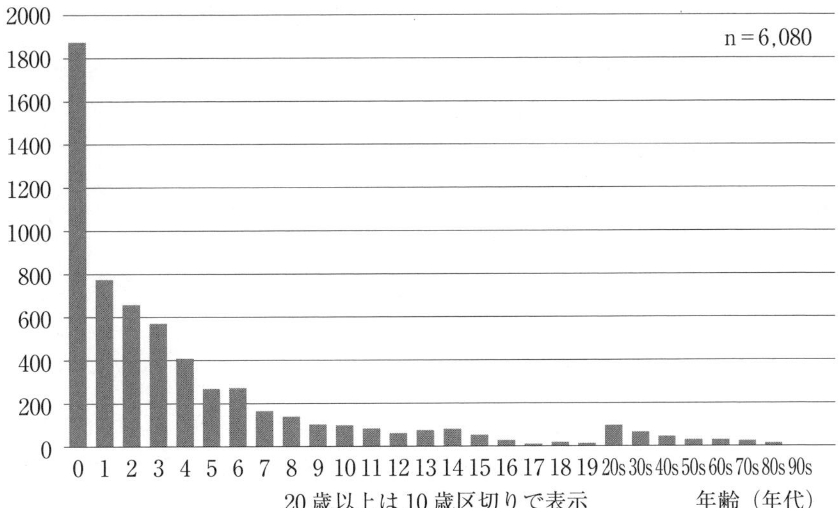

図13-1　即時型食物アレルギーの年齢分布

（消費者庁　令和3年度　食物アレルギーに関連する食品表示に関する調査研究事業 報告書より一部改変）

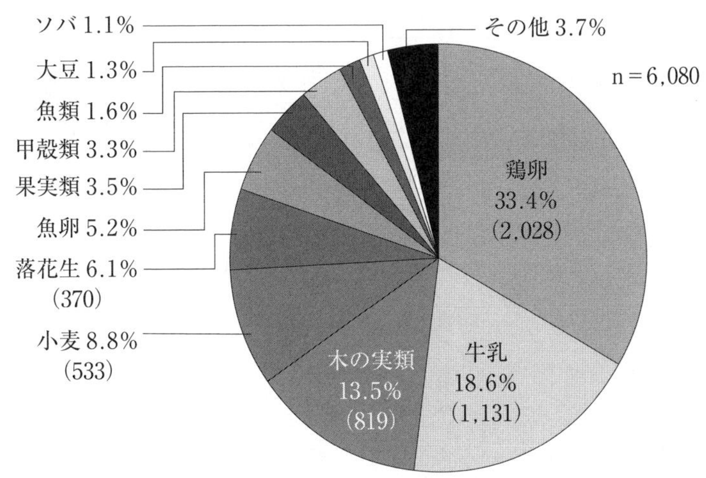

図13-2　原因食物アレルゲン

（消費者庁　令和3年度　食物アレルギーに関連する食品表示に関する調査研究事業 報告書より一部改変）

食物アレルゲンは年齢によって異なり，新規発症の原因食物は0歳代では鶏卵，牛乳，小麦の順だが，１歳を過ぎてくると魚卵や木の実類が上位になり，小学以降では果物や甲殻類が上位を占める。成人では甲殻類，小麦，果物，魚類が多くなる。

3. 病態生理

食物アレルギーの大部分は，IgE 依存性であり即時型反応を呈する。2023 年の時点では，即時型の食物アレルギーは臨床的に４つの型に分類されている（表 13-３）。「食物アレルギーの関与する乳児アトピー性皮膚炎」は，なかなか治りづらい乳児のアトピー性皮膚炎に合併する食物アレルギーをいう。「食物依存性運動誘発アナフィラキシー」は，原

表 13-３　IgE 依存性食物アレルギーの臨床型分類

臨床型	発症年齢	頻度の高い食物	耐性獲得（寛解）	アナフィラキシーショックの可能性	食物アレルギーの機序
食物アレルギーの関与する乳児アトピー性皮膚炎	乳児期	鶏卵，牛乳，小麦など	多くは寛解	（+）	主に IgE 依存性
即時型症状（蕁麻疹，アナフィラキシーなど）	乳児期～成人期	乳児～幼児：鶏卵，牛乳，小麦，ピーナッツ，木の実類，魚卵など 学童～成人：甲殻類，魚類，小麦，果物類，木の実類など	鶏卵，牛乳，小麦は寛解しやすい その他は寛解しにくい	（+ +）	IgE 依存性
食物依存性運動誘発アナフィラキシー（FDEIA）	学童期～成人期	小麦，エビ，果物など	寛解しにくい	（+ + +）	IgE 依存性
口腔アレルギー症候群（OAS）	幼児期～成人期	果物，野菜，大豆など	寛解しにくい	（±）	IgE 依存性

（『食物アレルギーの診療の手引き 2020』より一部改変）

因アレルゲン食物を食べただけでは症状を起こさず，食後に運動が加わることによって起こる。通常，ある特定の食品を摂取後2時間以内に運動を始めて，その後，1時間以内に発症する。「口腔アレルギー症候群」は，花粉症患者が特定の果物や野菜などを食べた後に生ずる口の中やのどの粘膜の即時型アレルギー反応を指す。最近の花粉症の増加に伴い，口腔アレルギー症候群も増加傾向にある。

（1）即時型食物アレルギー

食物アレルゲンが消化管粘膜や皮膚から生体に入ると，所属リンパ節においてTリンパ球の産生するインターロイキン4（IL-4）やIL-21の助けを借りてBリンパ球が形質細胞に分化して，アレルゲンに特異的に反応するIgE抗体（特異的IgE）を産生する（図13-3）。アレルゲン特異的IgE抗体は，血液を介して全身のマスト細胞や好塩基球の

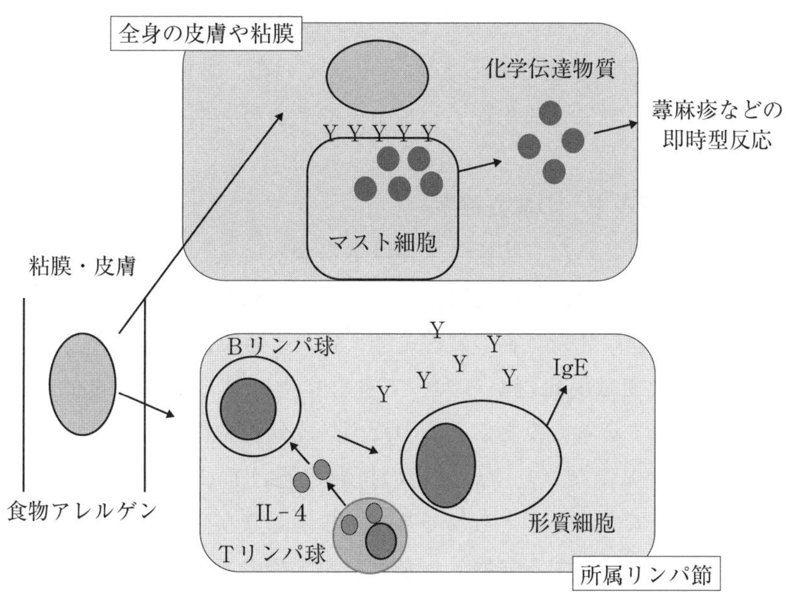

図13-3　即時型食物アレルギーの機序

表面上の高親和性 IgE 受容体に結合する。再度同じアレルゲンが体内に入ると，マスト細胞あるいは好塩基球上の抗原特異的 IgE がアレルゲンを捕捉して結合する。これによりアレルゲンを介して複数の IgE 分子，さらに受容体が架橋（crosslink）される。この架橋により刺激が細胞内に伝達されて，ヒスタミンなどの種々の化学伝達物質が放出される。これらの物質は皮膚や気管支などの標的臓器に作用し，血管透過性の亢進や血管拡張による浮腫，有効循環血液量の低下，ときには血圧低下（ショック）や，気管支平滑筋の収縮による呼吸困難，上皮細胞からの粘液分泌亢進などを生じる。この一連の反応は一般的に抗原刺激後数分から 2 時間以内に見られる。

（2）非即時型食物アレルギー

非即時型食物アレルギーの病態生理はまだ十分には解明されていないが，マスト細胞が産生する化学伝達物質に反応して遊走してくる好酸球や所属リンパ節から遊走してくる T リンパ球により，粘膜や皮膚にアレルギー性炎症が惹起されると考えられている。非即時型食物アレルギーとしては，新生児消化管アレルギーやアトピー性皮膚炎，接触皮膚炎などがある。

（3）食物アレルギーの成立機序

経口的に摂取された食物に，生体は過剰な反応を起こさないシステムがある。これは「経口免疫寛容」と呼ばれる。長く，食物アレルギーは食物に対する経口免疫寛容の破綻と考えられてきた。すなわち，食物アレルギー患者では消化管から入ってきた食物に対して特異的な IgE が誘導されるとする考えである。このため，乳幼児や母乳を与えている母親がアレルゲンになりやすい食物の摂取を避けることで，食物アレルギーの予防ができると考えられてきた。しかしながら近年の研究では，母乳や環境中に存在する食物アレルゲンが湿疹のある乳児の皮膚から体

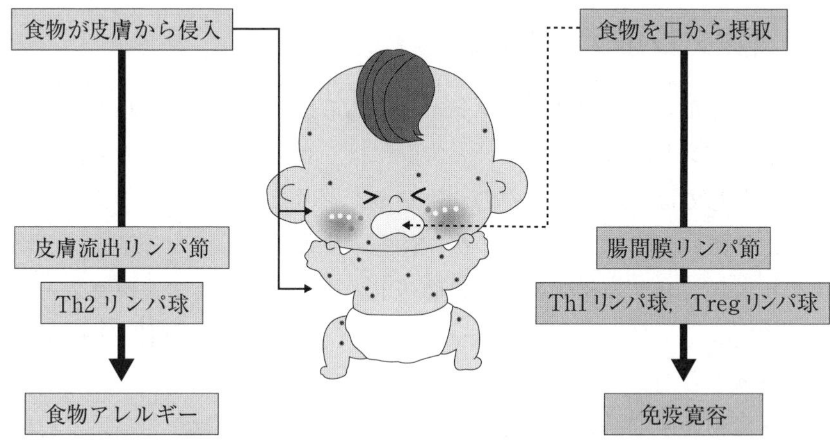

図 13-4　アレルゲン曝露経路と食物アレルギー

内に侵入し，感作が誘導されるという「経皮膚感作」の概念が注目を集めている。湿疹などの炎症がある皮膚では，自然免疫系細胞（第 12 章 食と免疫 参照）から Th2 リンパ球を誘導するサイトカインが産生されるために侵入した抗原に対する IgE 抗体が産生されるという概念である。最近，わが国で加水分解小麦を含む石鹸の使用により小麦アレルギーが発症する例が相つぎ社会問題となった。この例は，経皮膚感作仮説を証明したといえる。乳児期の湿疹が食物アレルゲンの感作を促進するのであれば，湿疹を早期に治療することが食物アレルギーの予防につながる可能性があり，臨床研究が進められている。また，離乳食の開始を遅らせることなく適切な時期に開始することがむしろ経口免疫寛容を誘導して，食物アレルギー発症を防ぐのではないかと考えられるようになり（図 13-4），近年では，離乳食の摂取開始を遅らせないとするガイドラインが世界各国で提示されている。

4. 食物アレルゲンの特徴

食物アレルゲンの大部分はタンパクであるが，すべての食物タンパクがアレルゲンとなる訳ではない。実際には，食物アレルギーの原因アレルゲンとしては，比較的特定の食物が多くを占めている。このように限られた種類の食物が高いアレルゲン性を示す理由として，分子量，食物中の抗原量，ヒトのタンパクとの構造上の違いの程度，タンパク質としての安定性，エピトープ（抗体やTリンパ球が認識する部位）の質的・量的特徴などがあげられる。

ある食物の中でタンパクとしての含有量が多いものは，免疫系に認識される可能性が高い。牛乳，鶏卵，ピーナッツ，大豆，木の実，小麦などに存在するアレルゲンタンパクは，量的に主要なタンパクである。例えば，牛乳中のカゼインは乳タンパクのおよそ半分を占めるためアレルゲン性が強いと考えられている。また，同じく牛乳中のβ-ラクトグロブリンはヒトには存在しないタンパクであり異物として認識されやすく，主要な牛乳アレルゲンとなっている。

即時型アレルギー反応は，マスト細胞上の食物アレルゲン特異的IgE抗体が食物アレルゲン上のエピトープ（抗原決定基）により架橋されることにより開始される。IgE抗体が特異的に結合するエピトープは，食物アレルゲン分子の高次構造に基づく“構造依存性”エピトープとアミノ酸の一次構造からなる“線状”エピトープに分類される（図13-5）。構造依存性エピトープは加熱などにより変性しやすいので，高次構造を認識する抗体は熱処理した抗原に対する結合能が低下しやすい。例えば，ミルクの主要アレルゲンであるカゼインや鶏卵のオボムコイドは熱処理などに安定であり，IgE抗体との結合能が余り低下しない。

一つの食物には複数のタンパクが存在しており，アレルゲンとなるタンパクの物理的・化学的安定性が摂取時の症状の重症度に関連する。最近では食物中の個々のタンパクをコンポーネントと呼び，コンポーネントごとに特異的 IgE 抗体値を測定することがコマーシャルレベルでできるようになっている。アレルゲンとなるタンパクの物理的・化学的安定性が摂取時の症状の重症度に関連するのでコンポーネントに対する検査は有用である。先に述べたように卵白中の主要タンパクの一つであるオボムコイドは卵白のコンポーネントであり，卵白に対する IgE 抗体が陽性であってもオボムコイドに対する IgE が低値であれば加熱した鶏卵の摂取が可能なことが多く，治療上有意義である。2023 年秋の時点で保険診療が可能な食物アレルゲンのコンポーネントとしては，卵白のオボムコイド，牛乳のカゼイン，β ラクトグロブリン，α ラクトアルブミン，ピーナッツの Arah 2，カシューナッツの Ana o3，クルミの Jug r1，大豆の Gly m4 などがある。

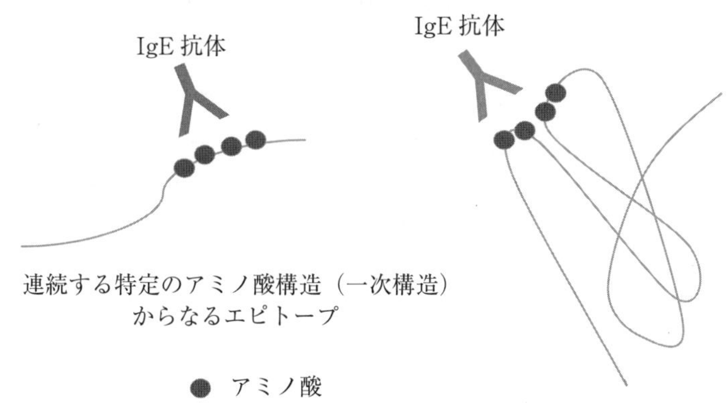

図 13-5　エピトープの構造

5. 食物間あるいは食物と食物以外のアレルゲンとの交差抗原性

近縁の種族を超えて進化の過程で保存されてきた酵素や結合性タンパクをパンアレルゲンと呼ぶことがある。パンアレルゲンとしては，植物に広く存在するアクチン結合タンパクであるプロフィリン，PR タンパクに属するキチナーゼや LTP（lipid transfer protein），トロポミオシン，種子貯蔵タンパクなど多くのタンパクがあり，その共通の抗原性（交差抗原性）により抗体の交差反応性が見られる。このような交差反応性の一部は臨床的には，花粉と果物・野菜のコンポーネント間にも見られ，口腔アレルギー症候群（oral allergy syndrome；OAS）/花粉・食物アレルギー症候群（pollen-food allergy syndrome；PFAS），ラテックス・フルーツ症候群（LFS）として知られている。PFAS/OAS は通常の食物アレルギーと異なり，食物を消化吸収する消化器系の最初の入り口である口腔粘膜とその周囲の粘膜組織において生じる即時型食物アレルギー症状である。しかし中にはアナフィラキシーなどの全身症状に至る場合もある。それにはアレルゲンとなるコンポーネントの物理的・化学的安定性も関与している。PFAS/OAS に関連する交差抗原性としては，カバ花粉とリンゴ，セロリ，サクランボ，ナシ，モモなどの間，ブタクサ花粉とメロン，バナナなどの間の交差抗原性などが知られている（表 13-4）。LFS はゴムのラテックスにアレルギーを示す患者が，しばしばバナナ，アボガド，キウイ，ブドウ，パイナップル，クリなどに対する交差反応により蕁麻疹，気道症状，ショックなどの全身反応を生じる病態である。LFS はこれらの果物に含まれるキナーゼとラテックス中のヘベイン（Hevein）との交差抗原性による。

表13-4　花粉との交差抗原性が報告されている果物・野菜

花粉	果物・野菜
シラカンバ ハンノキ	バラ科（リンゴ，西洋ナシ，サクランボ，モモ，スモモ，アンズ，アーモンド），セリ科（セロリ，ニンジン），ナス科（ポテト），マタタビ科（キウイ），ウルシ科（マンゴー），カバノキ科（ヘーゼルナッツ）
スギ	ナス科（トマト）
ヨモギ	セリ科（セロリ，ニンジン），ウルシ科（マンゴー），スパイス
イネ科	ウリ科（メロン，スイカ），ナス科（トマト，ポテト），マタタビ科（キウイ），ミカン科（オレンジ），豆科（ピーナッツ）
ブタクサ	ウリ科（メロン，スイカ，カンタロープ，ズッキーニ，キュウリ），バショウ科（バナナ）
プラナタス	バラ科（リンゴ），カバノキ科（ヘーゼルナッツ），レタス，トウモロコシ，豆科（ピーナッツ）

6. 臨床症状

即時型反応を示した患者の調査では，皮膚症状が最も誘発されやすく90%近くが蕁麻疹などの症状を認める。次いで呼吸器症状が約1/3，粘膜症状が1/4に認められる。約10%にショック症状が認められ，食物アレルギーが重症化しやすいことがわかる（図13-6）。

先にも述べたように，食物アレルギーは，臨床的にはアレルゲンに曝露されて2時間以内に出現する即時型反応と2時間以後に症状が出現する非即時型反応の2つに分けられる。IgE抗体が関与している即時型食物アレルギーの特殊型としてOAS（前項参照）や食物依存性運動誘発アナフィラキシー（food-dependent exercise-induced anaphylaxis）などがある（表13-4）。食物依存性運動誘発アナフィラキシーはアレルゲンである食物を摂取し，食後2～3時間以内に運動した場合に全身性の即時型反応が出現する。アレルゲンである食物を摂取したのみ，ある

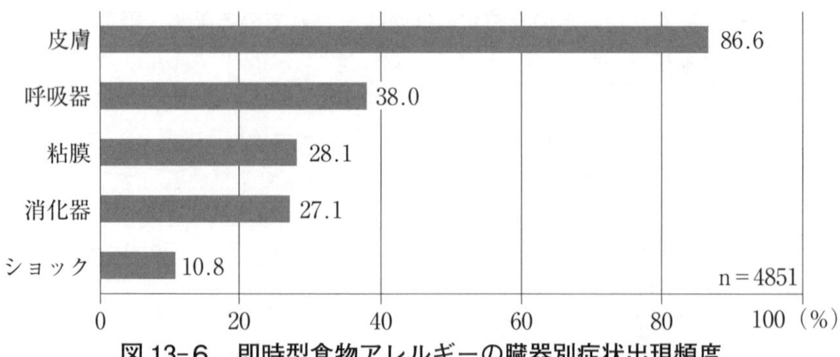

図 13-6　即時型食物アレルギーの臓器別症状出現頻度

（今井孝成，杉崎千鶴子，海老澤元宏，消費者庁「食物アレルギーに関連する食品表示に関する調査研究事業」平成 29（2017）年即時型食物アレルギー全国モニタリング調査結果報告，アレルギー 2020；69 巻 8 号，p.701-705 より）

いは運動のみでは症状は誘発されない。原因食物として小麦と甲殻類が多い。発症には「食物＋運動負荷」に加えてアスピリンなどの非ステロイド性抗炎症薬の使用や疲労などが増強因子として関与する。

7．食物アレルギーの診断

食物アレルギーの診断上注意しなくてはならないことは，食物に対する特異的 IgE 抗体が陽性であるからといって，実際に食物アレルギーとは限らないということである。従来問題なく摂取できていた食物，あるいは摂取が可能であり得る食物を採血検査が陽性であることのみで除去してしまう例は決して少なくない。そのような場合，かえって食物アレルギーの重症化や発症を促進してしまうことがある。仮にある食物に対する特異的 IgE 抗体が陽性であっても，摂取して症状がないならばその食物を除去せず摂取すべきである。診断の流れを図 13-7 に示す。ここで注意しなくてはならないことは，1）詳細な問診が最も重要なこと，2）検査結果が陽性でも食物アレルギーと必ずしも診断できないので最終的には負荷試験が必要であること，3）負荷試験を行う前に合併

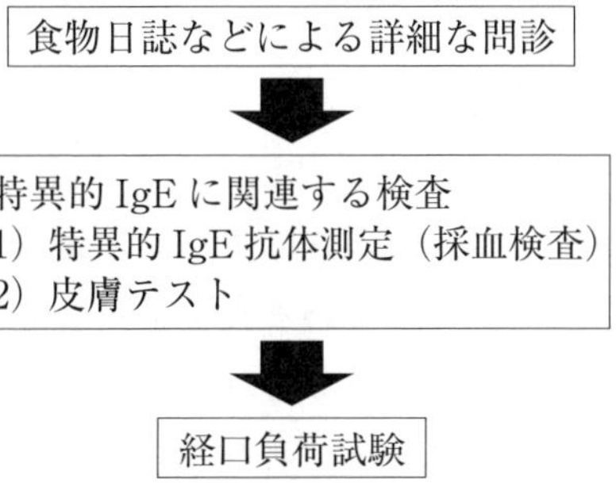

食物日誌などによる詳細な問診

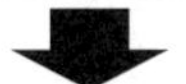

特異的IgEに関連する検査
1）特異的IgE抗体測定（採血検査）
2）皮膚テスト

経口負荷試験

図13-7　即時型食物アレルギーの診断

しているアレルギー疾患（特にアトピー性皮膚炎）を適切に治療しておくの3点である。先に述べた様に，食物アレルギーは特異的IgE抗体が関与する反応と関与しない反応がある。一般的な食物アレルギーであるIgE抗体が関与する即時型アレルギーの診断に比べて，IgEが関与しない非即時型アレルギー反応の診断は難しい。

負荷試験は非常に重要で必須の診断法であるが，負荷試験において症状が誘発されることがあり得る。そのため入院ベッドを持たない開業医での負荷試験は必ずしも簡単ではなく，開業医が外来で負荷試験を行う場合には入院ベッドを有する病院との連携が必要になる。そのため，負荷試験を受けられずに採血検査のみで除去を継続している小児が少なくなく社会的な問題ともなっている。食物アレルギー診療においては，負荷試験を行うシステム作りが大きな課題である。

8. 食物アレルギーの治療

食物アレルギーの治療は原因食物の診断を正しく行うことからスタートする。治療は原因療法として行う食事療法と出現した症状に対する薬物療法を中心とする対症療法からなり，特に重篤なアナフィラキシーに対しては速やかな対応が必要である。食物アレルギーは成長とともに寛解してゆくことが多いので，食品除去を開始した後は耐性の獲得の有無について定期的に評価を行い，いたずらに除去を継続しない。

(1) 食事療法

食品除去を行う場合には，その食品の持つ栄養面と調理科学的特性の代替が必要となる。アレルゲンである食物を除去すると腸管での炎症が終息し，腸管免疫機能が回復する。それによりアレルゲン食物に対する寛容誘導が起こりやすくなり，また新たなアレルゲン感作が抑制されると考えられる。アレルゲン除去食の目的は早期の耐性獲得を図ることであり，いつまでもアレルゲンの回避を続けることではない。食事療法の基本は正しい抗原診断に基づいて原因アレルゲンと診断された食品の必要最小限の除去である。最近の研究から，定期的な経口負荷試験に基づいての摂取可能な範囲までの摂取が耐性獲得にも有効であることが示されている（図 13-8）。

食品によっては加熱・調理による抗原性の低下が可能であり，また市販の低アレルゲン化食品を上手に利用することも重要である。乳は重要なカルシウム源であるので，牛乳アレルギーがあるときは，乳タンパク加水分解乳を料理などにも用いると良い。また，一般的に，発酵食品はアレルゲン性が大きく低下するため，小麦や大豆アレルギーがあっても，味噌や醤油などは問題なく摂取できることが多い。缶詰も加工過程での圧力による変性のため摂取できることが多い。

乳児期発症の食物アレルギーの関与するアトピー性皮膚炎では，症状改善のために授乳中の母親の食事内容からも原因と診断できた食品の除去が必要となることが多い。母乳中の抗原濃度は非常に低いので，母乳を介して乳児が摂取した食物アレルゲンで明確な即時型反応が惹起されることは少ないが，最近は母親がアレルゲン食物を摂取後に与えた母乳で乳児に全身性の蕁麻疹が出現した例も報告されている。

また，食物成分は医薬品の有効成分あるいは添加物として用いられる

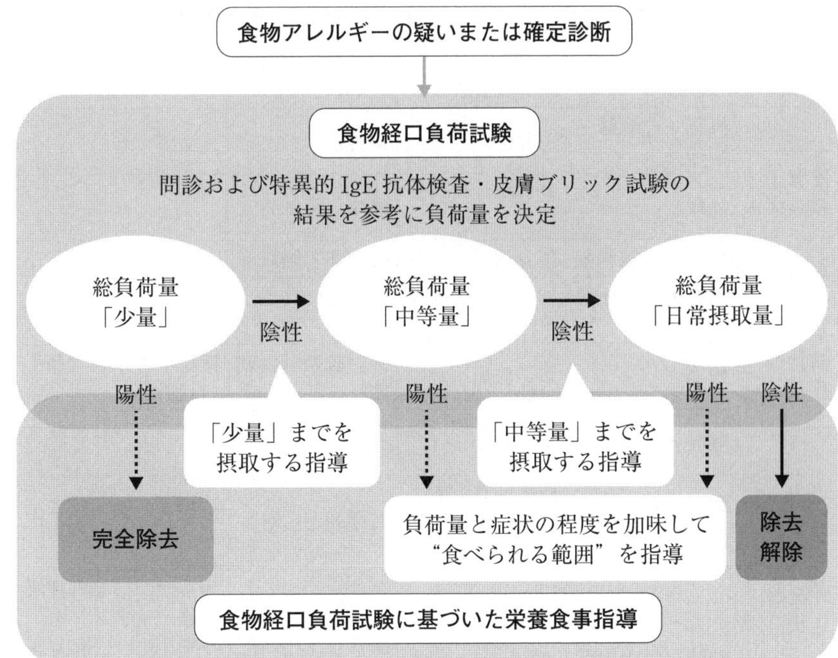

図13-8　小児の耐性獲得を目指す食物アレルギーの診断・管理のフローチャート

（『食物アレルギーの診療の手引き2020』より転載；改変）

ことがあるので注意が必要である。卵，乳の成分は市販薬にもしばしば入っている。

（2）薬物療法

食物アレルギーを治せる薬はない。薬物治療は主に誤食などにより出現した即時型症状に対する対症療法である。誤食時の症状は限局性の皮膚・粘膜症状からアナフィラキシーショックに至るまで様々である（表13-5）。軽度で限局性の蕁麻疹などでは，ヒスタミン受容体の遮断作用を持ち，マスト細胞や好塩基球からのヒスタミン遊離を抑える，抗ヒスタミン薬が使われる。もしも症状が複数の臓器に及んだ場合には，アド

表 13-5 食物アレルギー症状への対応：重症度の目安

		グレード1 （軽症）	グレード2 （中等症）	グレード3 （重症）
皮膚・粘膜症状	紅斑・蕁麻疹・膨疹	部分的	全身性	←
	瘙痒	軽い瘙痒（自制内）	瘙痒（自制外）	←
	口唇，眼瞼腫脹	部分的	顔全体の腫れ	←
消化器症状	口腔内，咽頭違和感	口，のどのかゆみ，違和感	咽頭痛	←
	腹痛	弱い腹痛	強い腹痛（自制内）	持続する強い腹痛（自制外）
	嘔吐・下痢	嘔気，単回の嘔吐・下痢	復数回の嘔吐・下痢	繰り返す嘔吐・便失禁
呼吸器症状	咳嗽，鼻汁，鼻閉，くしゃみ	間欠的な咳嗽，鼻汁，鼻閉，くしゃみ	断続的な咳嗽	持続する強い咳き込み，犬吠様咳嗽
	喘鳴，呼吸困難	—	聴診上の喘鳴，軽い息苦しさ	明らかな喘鳴，呼吸困難，チアノーゼ，呼吸停止，$SpO_2 \leqq$ 92%，締めつけられる感覚，嗄声，嚥下困難
循環器症状	頻脈，血圧	—	頻脈（+ 15 回/分），血圧軽度低下，蒼白	不整脈，血圧低下，重度徐脈，心停止
神経症状	意識状態	元気がない	眠気，軽度頭痛，恐怖感	ぐったり，不穏，失禁，意識消失

血圧低下：
1 歳未満＜ 70 mmHg
1 ～ 10 歳＜[70 + （2 × 年齢）] mmHg
11 歳～成人＜ 90 mmHg

血圧軽度低下：
1 歳未満＜ 80 mmHg
1 ～ 10 歳＜[80 + （2 × 年齢）] mmHg
11 歳～成人＜ 100 mmHg

Yanagida N et al. Int Arch Allergy Immunol. 2017：172：173-82
柳田紀之他，日本小児アレルギー学会誌，2015；29：655-64
（柳田紀之，佐藤さくら，浅海智之，砂押渉，海老澤元宏，『休日・夜間診療所における即時型食物アレルギーについての前向き調査』，日本小児アレルギー学会誌，2015，29 巻，5 号，p.655-664 より）

レナリンの注射が必要になる。アドレナリン自己注射薬はエピペン® の名称で医師によりアナフィラキシーの危険がある食物アレルギー患者に処方される（写真13-1）。学校や園では食物アレルギー児がアナフィラキシーを発症したときには職員がエピペン® を患児の代わりに注射することが認められている。誤食によるアレルギー誘発は，自宅，園・学校，レストランなど多くの場所で起こりえるので，一般の市民もエピペン® の取り扱いを知っている方が良いと考えられる。エピペン® の使用法についてはインターネットでの動画も見ることができる。海外での報告も同じであるが，アナフィラキシーであっても多くの場合，エピペン® を自己注射しないことが多いと言われている。打つべきか迷ったときには，エピペン® を躊躇なく使用することが奨められている。表13-6に医療従事者でない一般人向けの日本小児アレルギー学会が推奨するエピペン® 使用の適応を示す。

エピペン® 注射液 0.3 mg
（体重 30 kg 以上）

エピペン® 注射液 0.15 mg
（体重 15 kg 以上）

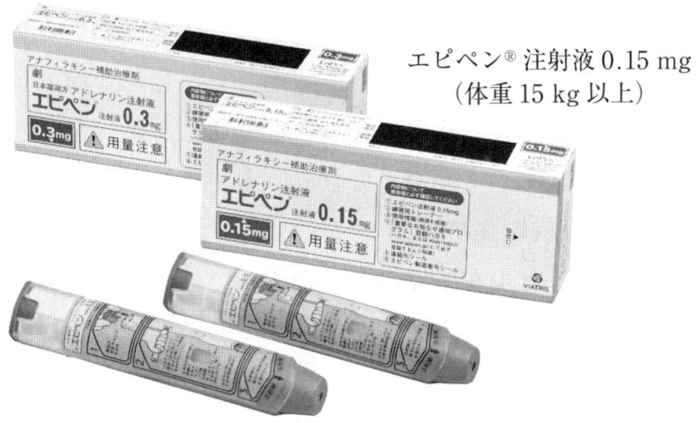

体重15 kg未満の乳児でも，アナフィラキシーの状況により
エピペン0.15 mgが処方される場合がある。

写真13-1　アドレナリン自己注射薬（エピペン®）

（提供：ヴィアトリス製薬株式会社）

表 13-6　一般向けエピペン® の適応

エピペン® が処方されている患者でアナフィラキシーショックを疑う場合，下記の症状が一つでもあれば使用すべきである。

消化器の症状	・繰り返し吐き続ける ・持続する強い（がまんできない）おなかの痛み	
呼吸器の症状	・のどや胸が締め付けられる ・犬が吠えるような咳 ・ゼーゼーする呼吸	・声がかすれる ・持続する強い咳込み ・息がしにくい
全身の症状	・唇や爪が青白い ・意識がもうろうとしている ・尿や便を漏らす	・脈を触れにくい・不規則 ・ぐったりしている

（日本小児アレルギー学会より）

9. 食物アレルギーの発症予防（表 13-7）

アレルギーの予防については，妊娠中，出産後にアレルゲンとなりやすい食物の除去が行われた時期があった。しかし，食物アレルギーの発症を食物除去で予防しようという試みは成功しなかったことから，予防に対する考え方は大きく変わってきている。

（1）妊娠中の母親の食物除去

欧米を中心とした現在までの多くの報告では，妊娠中の母親の食物除去が児のアレルギー疾患の発症を予防するという科学的な証拠は得られなかった。これらの結果に基づき，現在ではアレルギー疾患の発症予防のための妊婦の食物除去は推奨されていない。

表 13-7　ハイリスク児での食物アレルギー発症予防ガイドライン

項目	コメント
妊娠中や授乳中の母親の食事制限	食物アレルギーの発症予防のために妊娠中と授乳中の母親の食事制限を行うことを推奨しない。
母乳栄養	母乳には多くの有益性があるものの，食物アレルギー予防という点で母乳栄養が混合栄養に比べて優れているという十分なエビデンスはない。
人工乳	普通ミルクを避けて加水分解乳や大豆乳を用いることで，食物アレルギー発症が予防される十分なエビデンスはない。生後3日間の間だけ1日5 mL 以上の人工乳を追加した児では，1歳時点の牛乳アレルギーが多かったという報告がある。生後1か月以降に普通ミルクを1日10 mL 以上追加すると，その後の牛乳アレルギー発症が抑制されたという報告がある。
離乳食の開始時期	生後5～6か月ごろが適当〔授乳・離乳の支援ガイド（2019年改訂版）〕であり，離乳食の開始を遅らせることは推奨されない。
鶏卵の早期摂取	生後5～6か月から加熱卵黄を摂取開始してよい。
乳児期発症早期からの湿疹の治療	乳児期早期の湿疹が食物アレルギーのリスク因子となることは多くの疫学研究から明らかであり，離乳食開始前には，湿疹発症早期から治療を開始し，速やかに湿疹を十分にコントロールしておくことは推奨される。
腸内フローラ	乳児期早期の腸内フローラがその後のアレルギー発症に関連するという疫学研究はあるが，妊娠中や授乳中のプロバイオティクス，プレバイオティクス，シンバイオティクスの使用が食物アレルギーを予防する十分なエビデンスはない。
ビタミン・魚油	ビタミン・魚油の摂取が食物アレルギーを予防する十分なエビデンスはない。

（『食物アレルギー診療ガイドライン 2021』より改変）

（2）授乳中の母親および児の食物除去

授乳中の母親と児の食事制限に関しても，アレルギー疾患の発症を予防する効果は認められていない。児の離乳食の開始を遅らせることで食物アレルギーの発症を予防できるというエビデンスもなく，むしろ最近のデータでは離乳食を遅らせることが，かえって食物アレルゲン感作を促進することが明らかとなっている。2019年に改定された，わが国での授乳・離乳支援ガイドでは，離乳食の開始時期を生後５～６か月頃を適当としており，これより大幅に早めたり遅らせたりすることは推奨されない。

（３）食品によるアレルギー発症の予防

食物アレルギーを含むアレルギー疾患の発症予防として，プロバイオティクス，多価不飽和脂肪酸，抗酸化物質，ビタミン類などの母体あるいは児への投与の臨床研究が行われているが，十分なエビデンスはまだ得られてはいない。

10．食物アレルギーに対する社会的対応

（１）食品衛生法における特定原材料表示（表 13-８）

消費者の加工食品の誤食による重篤なアレルギー症状の誘発を回避し，健康被害の発生を防止する観点から，わが国では食品衛生法でアレルギー物質の表示を義務付けている。2023 年度現在，アレルギー物質として，特定原材料８品目（卵，乳，小麦，えび，かに，落花生，ソバ，くるみ）が症例数が多いために，症状が重篤であり生命に関わるために義務表示となっており，それ以外の 20 品目が特定原材料に準ずるものとして推奨表示となっている。推奨表示の 20 品目は必ずしも表示されない可能性があるので注意を要する。アレルギー表示は特定原材料などが数 ppm（100 万分の１）の濃度でその加工食品などに含有される場合に表示が必要となる。

容器包装された加工食品および添加物で，対面販売や店頭での量り売

表 13-８　アレルギー物質を含む加工食品の表示

特定原材料（表示義務）（８品目）
卵　乳　小麦　えび　かに　そば　落花生　くるみ
特定原材料に準ずるもの（表示を推奨）（20 品目）
アーモンド　あわび　いか　いくら　オレンジ　カシューナッツ　キウイフルーツ　牛肉　ごま　さけ　さば　大豆　鶏肉　バナナ　豚肉　まつたけ　ももやまいも　リンゴ　ゼラチン

（2023 年３月現在）

り，惣菜やパンやケーキ，また飲食店（ファミリーレストランやファストフードなど）は本法に規定する表示の義務はない。あくまでも販売者や製造者のサービスの一環で表示されているのであり，ppm レベルでの厳密な管理はされていないので，完全除去を必要とする児は注意を要する。これはレストランなどでの誤食事故が多い原因ともなっている。

（2）保育所，幼稚園・学校での食物アレルギーへの対応

文部科学省は「アレルギー疾患に関する調査研究報告書」を平成19年に発表している。そこでは，「アレルギー疾患はまれな疾患ではなく，学校保健を考える上で，各クラスに各種のアレルギー疾患の子どもたちが多数在籍しているということを前提としなければならない状況になっている」という認識の下に，「学校生活管理指導表（アレルギー疾患用）」（表13-9-1，表13-9-2）ならびに「学校のアレルギー疾患に対する取り組みガイドライン」を呈示している。また，この学校生活対応ガイドラインおよび保育所管理指導表が厚生労働省から発表されている。

これらの管理指導表を適切に学校や園が使用することが食物アレルギーの誤食などの事故を防ぎ，子ども達の安全を守る意味から極めて重要である。

表 13-9-1　学校生活管理指導表（アレルギー疾患用）表

表 学校生活管理指導表（アレルギー疾患用）

名前＿＿＿＿＿＿（男・女）＿＿年＿＿月＿＿日生　＿＿年＿＿組　提出日＿＿年＿＿月＿＿日

※この生活管理指導表は、学校の生活において特別な配慮や管理が必要となった場合に医師が作成するものです。

アナフィラキシー（あり・なし）／食物アレルギー（あり・なし）

病型・治療	学校生活上の留意点	【緊急時連絡先】
A 食物アレルギー病型（食物アレルギーありの場合のみ記載） 1．即時型 2．口腔アレルギー症候群 3．食物依存性運動誘発アナフィラキシー	**A 給食** 1．管理不要　2．管理必要 **B 食物・食材を扱う授業・活動** 1．管理不要　2．管理必要	★保護者 電話：
B アナフィラキシー病型（アナフィラキシーの既往ありの場合のみ記載） 1．食物（原因　） 2．食物依存性運動誘発アナフィラキシー 3．運動誘発アナフィラキシー 4．昆虫（　） 5．医薬品（　） 6．その他（　）	**C 運動（体育・部活動等）** 1．管理不要　2．管理必要 **D 宿泊を伴う校外活動** 1．管理不要　2．管理必要 **E 原因食物を除去する場合により厳しい除去が必要なもの** ※本欄に○がついた場合、該当する食品を使用した料理については、給食対応が困難となる場合があります。 鶏卵：卵殻カルシウム 牛乳：乳糖・乳清焼成カルシウム 小麦：醤油・酢・味噌 大豆：大豆油・醤油・味噌 ゴマ：ゴマ油 魚類：かつおだし・いりこだし・魚醤 肉類：エキス	★連絡医療機関 医療機関名： 電話：
C 原因食物・除去根拠　該当する食品の番号に○をし、かつ《　》内に除去根拠を記載 1．鶏卵《　》 2．牛乳・乳製品《　》 3．小麦《　》 4．ソバ《　》 5．ピーナッツ《　》 6．甲殻類《　》（すべて・エビ・カニ　） 7．木の実類《　》（すべて・クルミ・カシュー・アーモンド　） 8．果物類《　》（　） 9．魚類《　》（　） 10．肉類《　》（　） 11．その他1《　》（　） 12．その他2《　》（　） [除去根拠] 該当するもの全てを《　》内に記載 ① 明らかな症状の既往　② 食物経口負荷試験陽性 ③ IgE抗体等検査結果陽性　④ 未摂取 （　）に具体的な食品名を記載	**F その他の配慮・管理事項(自由記述)**	記載日 年　月　日 医師名 ㊞ 医療機関名
D 緊急時に備えた処方薬 1．内服薬（抗ヒスタミン薬、ステロイド薬） 2．アドレナリン自己注射薬（「エピペン®」） 3．その他（　）		

気管支ぜん息（あり・なし）

病型・治療	学校生活上の留意点	【緊急時連絡先】
A 症状のコントロール状態 1．良好　2．比較的良好　3．不良	**A 運動（体育・部活動等）** 1．管理不要　2．管理必要	★保護者 電話：
B-1 長期管理薬（吸入）　薬剤名　投与量／日 1．ステロイド吸入薬（　）（　） 2．ステロイド吸入薬／長時間作用性吸入ベータ刺激薬配合剤（　）（　） 3．その他（　）（　）	**B 動物との接触やホコリ等の舞う環境での活動** 1．管理不要　2．管理必要 **C 宿泊を伴う校外活動** 1．管理不要　2．管理必要	★連絡医療機関 医療機関名： 電話：
B-2 長期管理薬（内服）　薬剤名 1．ロイコトリエン受容体拮抗薬（　） 2．その他（　）	**D その他の配慮・管理事項(自由記述)**	記載日 年　月　日
B-3 長期管理薬（注射）　薬剤名 1．生物学的製剤（　）		医師名 ㊞
C 発作時の対応　薬剤名　投与量／日 1．ベータ刺激薬吸入（　）（　） 2．ベータ刺激薬内服（　）（　）		医療機関名

（公財）日本学校保健会より

表 13-9-2　学校生活管理指導表（アレルギー疾患用）裏

裏 学校生活管理指導表（アレルギー疾患用）

名前＿＿＿＿＿＿（男・女）＿＿年＿＿月＿＿日生　＿＿年＿＿組　　提出日＿＿年＿＿月＿＿日

<table>
<tr><td rowspan="2">アトピー性皮膚炎
（あり・なし）</td><th colspan="3">病型・治療</th><th>学校生活上の留意点</th><td rowspan="2">記載日
年　月　日
医師名
㊞
医療機関名</td></tr>
<tr><td colspan="3">A 重症度のめやす（厚生労働科学研究班）
1. 軽症：面積に関わらず、軽度の皮疹のみ見られる。
2. 中等症：強い炎症を伴う皮疹が体表面積の10%未満に見られる。
3. 重症：強い炎症を伴う皮疹が体表面積の10%以上、30%未満に見られる。
4. 最重症：強い炎症を伴う皮疹が体表面積の30%以上に見られる。
＊軽度の皮疹：軽度の紅斑、乾燥、落屑主体の病変
＊強い炎症を伴う皮疹：紅斑、丘疹、びらん、浸潤、苔癬化などを伴う病変</td><td>A プール指導及び長時間の紫外線下での活動
1. 管理不要　2. 管理必要
B 動物との接触
1. 管理不要　2. 管理必要
C 発汗後
1. 管理不要　2. 管理必要</td></tr>
<tr><td></td><td>B-1　常用する外用薬
1. ステロイド軟膏
2. タクロリムス軟膏
（「プロトピック®」）
3. 保湿剤
4. その他（　　）</td><td>B-2　常用する内服薬
1. 抗ヒスタミン薬
2. その他
［　　］</td><td>B-3　常用する注射薬
1. 生物学的製剤</td><td>D その他の配慮・管理事項(自由記述)</td><td></td></tr>
<tr><td rowspan="2">アレルギー性結膜炎
（あり・なし）</td><th colspan="3">病型・治療</th><th>学校生活上の留意点</th><td rowspan="2">記載日
年　月　日
医師名
㊞
医療機関名</td></tr>
<tr><td colspan="3">A 病型
1. 通年性アレルギー性結膜炎
2. 季節性アレルギー性結膜炎（花粉症）
3. 春季カタル
4. アトピー性角結膜炎
5. その他（　　）
B 治療
1. 抗アレルギー点眼薬
2. ステロイド点眼薬
3. 免疫抑制点眼薬
4. その他（　　）</td><td>A プール指導
1. 管理不要　2. 管理必要
B 屋外活動
1. 管理不要　2. 管理必要
C その他の配慮・管理事項（自由記載）</td></tr>
<tr><td rowspan="2">アレルギー性鼻炎
（あり・なし）</td><th colspan="3">病型・治療</th><th>学校生活上の留意点</th><td rowspan="2">記載日
年　月　日
医師名
㊞
医療機関名</td></tr>
<tr><td colspan="3">A 病型
1. 通年性アレルギー性鼻炎
2. 季節性アレルギー性鼻炎（花粉症）
主な症状の時期：　春　、　夏　、　秋　、　冬
B 治療
1. 抗ヒスタミン薬・抗アレルギー薬（内服）
2. 鼻噴霧用ステロイド薬
3. 舌下免疫療法（ダニ・スギ）
4. その他（　　）</td><td>A 屋外活動
1. 管理不要　2. 管理必要
B その他の配慮・管理事項（自由記載）</td></tr>
</table>

学校における日常の取組及び緊急時の対応に活用するため、本票に記載された内容を学校の全教職員及び関係機関等で共有することに同意します。

保護者氏名＿＿＿＿＿＿＿＿

（公財）日本学校保健会より

演習課題

食物に対するアレルギーの機序を理解し，食物アレルギーの発症予防，症状誘発時の対応法，誤食の予防などについて整理してみよう。

参考文献

1．日本小児アレルギー学会食物アレルギー委員会編 『食物アレルギー診療ガイドライン 2021』協和企画（2021）
2．「食物アレルギーの診療の手引き 2020」検討委員会編 『食物アレルギーの診療の手引き 2020』

14 食と生活習慣病

下条直樹

《目標＆ポイント》 食が関連する代表的な生活習慣病としては，肥満症，メタボリックシンドローム，糖尿病，高血圧，動脈硬化などが挙げられる。最近の研究から，生活習慣病は慢性の炎症がその基本にあることが明らかになってきている。慢性炎症の病態には，自然免疫系と獲得免疫系の両者の細胞の内因性刺激に対する過剰な活性化が関与している。この慢性炎症には，不適切な食事や腸内細菌叢の偏りなどが大きく関与することも判明してきている。ある種の食品成分は，直接的に免疫系に作用して炎症を増強あるいは抑制する。また食品成分は，腸内細菌叢の構成に影響を与えることにより腸内細菌の作り出す代謝産物を介して炎症の制御に関わる。食は生活習慣病をはじめとする慢性炎症性疾患の発症促進にも抑制にも関わりうる。
《キーワード》 生活習慣病，肥満，糖尿病，メタボリックシンドローム，高血圧，動脈硬化，慢性炎症，腸内細菌叢，短鎖脂肪酸

1．はじめに

炎症は時間的な経過から急性炎症と慢性炎症に分けられる。急性の炎症症状が短期間で終息せずに長期にわたって継続するのが慢性炎症性疾患であり，代表的な疾患として，関節リウマチなどの自己免疫疾患やクローン病・潰瘍性大腸炎などの炎症性腸疾患が挙げられる。最近では，肥満や動脈硬化・高血圧，糖尿病などのいわゆる生活習慣病も，炎症の程度が低いものの，組織学的に慢性の炎症状態により惹起されていることが明らかになり，慢性炎症性疾患の範疇に入るようになった。さらに

がんや神経精神疾患，アレルギーにも慢性炎症が関与することが近年明らかにされている。このように慢性炎症の治療あるいは予防は，ヒトの健康維持，疾病治療・予防を考える上で極めて重要である。近年の研究から，慢性炎症性疾患の病態に，腸管の免疫や食が大きく関与することが明らかになってきた。本章では，生活習慣病を慢性炎症の観点も含めて考えてみたい。

2. 生活習慣病

「生活習慣病」は以前には「成人病」と呼ばれていたが，生活習慣が発症に重要な役割を果たすことがわかり，また予防を意識して「生活習慣病」という名称になった。ただし，疾病の発症には「生活習慣」のみならず，他にも個人の責任に帰することのできない複数の要因が関与していることから，「病気になったのは個人の責任」といった疾患や患者に対する差別や偏見が生まれるおそれがあるとの指摘もされている。生活習慣病としてよく知られているものには，糖尿病，がん，脳卒中，心臓病などがある。下記に食生活との関連が大きいと考えられる生活習慣病についてまとめる。

（1）肥満症

肥満は生活習慣病の元とも言われている。肥満は現代人の健康に大きな悪影響を与えており，運動不足とともに食生活との関連が非常に強い。肥満は単に体重が多い状態ではなく，脂肪組織が過剰に蓄積した状態を指す。従って，相撲力士などのように体重が重くても，筋肉量が多く脂肪組織が少なければ肥満とはされない。肥満は，摂取エネルギー量（食事や飲酒など）が消費エネルギー量（基礎代謝量，身体活動量と食事誘導性熱代謝）を超過した状態が持続することによって起こる。余剰エネルギーは脂肪組織の脂肪細胞中に中性脂肪の形で蓄積される。肥満は様々な健康障害を伴うことが多いが（表 14−1），日本肥満学会では，このような健康障害を伴い，減量が必要な肥満状態を「肥満症」としている。この健康障害の中には，糖尿病，高血圧，脂質異常症，高尿酸血症など，動脈硬化を促進させる多くの生活習慣病が含まれている。その意味では肥満は，そのものが生活習慣病であると同時に，他の生活習慣病の基礎となる状態でもある。

現在最も一般的に用いられる肥満度の指標は，Body Mass Index（BMI）である。これは，キログラムで表した体重をメートルで表した身長の２乗で割った指数（単位：kg/m^2）で，肥満ややせの判定もこの

表 14−1　肥満に起因ないし関連する健康障害

1．肥満症の診断に必要な健康障害	2．肥満症の診断には含めないが，肥満に関連する健康障害
1）耐糖能障害（２型糖尿病・耐糖能異常など）	1）悪性疾患：大腸がん・食道がん（腺がん）・子宮体がん・膵臓がん・腎臓がん・乳がん・肝臓がん
2）脂質異常症	2）胆石症
3）高血圧	3）静脈血栓症・肺塞栓症
4）高尿酸血症・痛風	4）気管支喘息
5）冠動脈疾患	5）皮膚疾患：黒色表皮腫や摩擦疹など
6）脳梗塞・一過性脳虚血発作	6）男性不妊
7）非アルコール性脂肪性肝疾患	7）胃食道逆流症
8）月経異常・女性不妊	8）精神疾患
9）閉塞性睡眠時無呼吸症候群・肥満低換気症候群	
10）運動器疾患（変形性関節症：膝関節・股関節・手指関節，変形性脊椎症）	
11）肥満関連腎臓病	

（日本肥満学会：『肥満症診療ガイドライン 2022』より引用）

指数に基づいて行われている。表 14-2 に BMI に基づいた日本肥満学会の肥満判定基準を示す。令和元（2019）年度の国民健康・栄養調査では，成人における肥満者（BMI ≧ 25 kg/m^2）の割合は男性 33.0%，女性 22.3%であった（図 14-1）。BMI の算出に使われているのは，体重と身長のみであるため，BMI のみでは，筋肉量や体脂肪率はもちろん，脂肪組織の分布状態（後述する内臓脂肪型と皮下脂肪型のどちらか）などについての情報は得られないことに注意しなければならない。

表 14-2　Body Mass Index（BMI）による肥満度分類

BMI：体重(kg) ÷ 身長(m^2)

BMI（kg/m^2）	判定		WHO 基準
BMI < 18.5	低体重		Underweight
18.5 ≦ BMI < 25	普通体重		Normal range
25 ≦ BMI < 30	肥満（1 度）		Pre-obese
30 ≦ BMI < 35	肥満（2 度）		Obese class Ⅰ
35 ≦ BMI < 40	高度肥満	肥満（3 度）	Obese class Ⅱ
40 ≦ BMI		肥満（4 度）	Obese class Ⅲ

（日本肥満学会：『肥満症診療ガイドライン 2022』より引用）

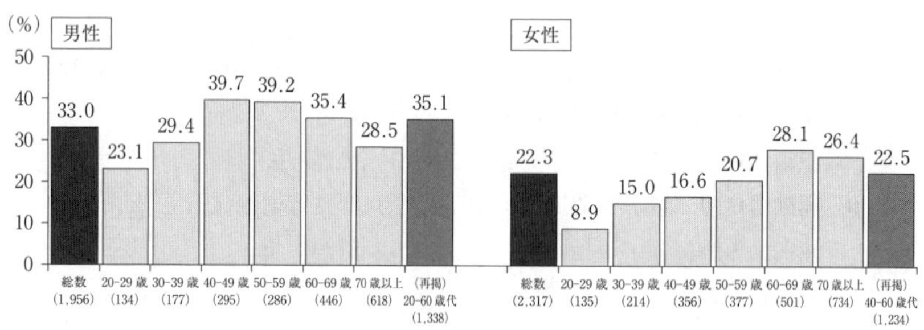

図 14-1　肥満者（BMI ≧ 25 kg/m^2）の年齢別割合

（「令和元年度国民健康・栄養調査」より引用）

脂肪組織は，腹腔内の内臓周囲に存在する腹腔内脂肪（内臓脂肪ともいう）と，腹腔外すなわち胴体や四肢の皮下に存在する皮下脂肪に分けられる。両者は腹部のCT検査でよくわかる。このようなCT検査は最近人間ドックでもよく行われている。内臓脂肪の方が皮下脂肪より相対的に多い肥満のタイプを内臓脂肪型肥満といい，男性に多い腹部が出っ張ったタイプの肥満で，男性型肥満，リンゴ型肥満，腹部肥満などとも呼ばれる。逆に，皮下脂肪の方が内臓脂肪より優位な肥満を皮下脂肪型肥満といい，女性に多い。腰から下半身にかけて脂肪組織が多いタイプで，女性型肥満，ナシ型肥満などとも呼ばれる。一般的には，内臓脂肪型肥満は皮下脂肪型肥満より各種の健康障害が多いと考えられている。肥満はしばしば他の生活習慣病を合併するが，特に，①上体肥満（特に内臓脂肪型肥満），②高血圧，③糖尿病，④高脂血症（高中性脂肪血症）がある場合は，心筋梗塞などの心臓病で亡くなる危険が明らかに高まることが知られている。この4つが揃った状態は，「死の四重奏」と呼ばれる。

（2）メタボリックシンドローム

1980年代後半から90年頃にかけて，高血圧・糖代謝異常・脂質代謝異常（高トリアシルグリセロール血症や低HDLコレステロール血症）を重ね持つ人に，動脈硬化性疾患が頻発することが注目を集めるようになった。近年では，世界的にメタボリックシンドローム（代謝症候群という意味）という名称で広く知られるようになっている。メタボリックシンドロームの診断基準は世界で少しずつ異なるが，日本では，2005年4月に日本肥満学会や日本動脈硬化学会など8つの学会が共同で，ウエスト周囲径によって評価される腹部肥満を必須項目とする診断基準が作られている（表14-3）。メタボリックシンドロームの診断基準は，ウエスト周囲径を始めとして各基準の境界値も含めて，今後見直しが行

表 14-3　メタボリックシンドロームの診断基準

必須項目	（内臓脂肪蓄積） ウエスト周囲径		男性≧ 85 cm 女性≧ 90 cm
	内臓脂肪面積 男女ともに≧ 100 cm^2 に相当		
選択項目 ３項目のうち ２項目以上	1.	高トリグリセライド血症 かつ/または 低 HDL コレステロール血症	≧ 150 mg/dL < 40 mg/dL
	2.	収縮期（最大）血圧 かつ/または 拡張期（最小）血圧	≧ 130 mmHg ≧ 85 mmHg
	3.	空腹時高血糖	≧ 110 mg/dL

（メタボリックシンドローム診断基準検討委員会.『メタボリックシンドロームの定義と診断基準』日本内科学会雑誌；2005；94：188. より引用）

われる可能性があるが，重要なことは，診断基準や病名としてのメタボリックシンドロームに過度にとらわれずに，その根底にある考え方を理解し，食を含む生活習慣の改善につなげていくことである。わが国では，2008 年度から健康保険組合，国民健康保険などに対し，40 歳以上の加入者を対象とした本診断基準を用いた特定健診・特定保健指導が義務づけられることになった。このようにメタボリックシンドロームに着目した国家レベルの介入は，世界的にも例がなく，その成果に注目が集まっている。また，小児期の肥満は成人期以降の肥満や動脈硬化性疾患と結びつくことが示されており，その意味でも早期から対策が求められる。小児肥満においても，食生活や運動習慣は特に重要であると考えられており，ファストフードの氾濫や電子ゲーム機器の普及などの子供をとりまく環境も強く影響していることが指摘されている。食の重要性やあるべき食の姿を教育することによって，このような現状を改善することは，食育の重要な役割の一つである。

(3) やせ（るいそう）

やせは生活習慣病ではないが，若年女性のやせ過ぎがわが国では非常に大きな問題となっておりここで触れておく。健康日本 21（第二次）では，低栄養傾向の基準として，統計学的に要介護や総死亡リスクが高まる BMI 20 を指標としている。令和元（2019）年の国民健康・栄養調査では，65 才以上で低栄養傾向の者（BMI ≦ 20 kg/m^2）の割合は男性 12.4%，女性 20.7%であった（図 14-2）。20 歳代の女性のやせ（BMI ＜ 18.5 kg/m^2）の割合は 20.7%であった。健康日本 21（第二次）では，20 歳代の女性のやせの割合目標を 20%以下としている。やせている成人女性では，普通体重の成人女性と比較して骨密度の低下，死亡率の上昇などが見られる。また，不必要または不健康なダイエット行動は，摂食障害やうつ傾向などの精神的問題の原因になりうると指摘されている。さらに，やせの影響はやせている本人のみにとどまらず，次世代の健康にも悪影響を及ぼしうることが懸念されている。妊娠前の母体のやせ過ぎや妊娠後の体重増加抑制行動は，低出生体重児の出産につながることが知られているが，実際に，わが国の低出生体重児の出生率は，女性のやせの割合と並行して年々増加してきた。低出生体重児は，

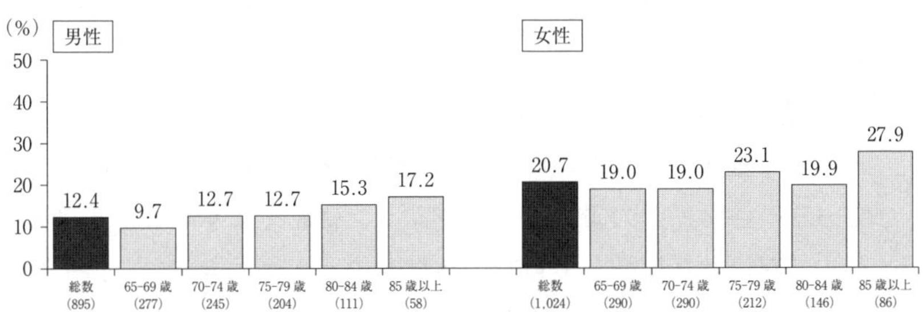

図 14-2　低栄養傾向の者（BMI ≦ 20 kg/m^2）　65 才以上，性年齢階級別

（「令和元年度国民健康・栄養調査」より引用）

将来，糖尿病や高血圧，心血管疾患などの生活習慣病の発症リスクが高まることが知られ，そのメカニズムとして胎児プログラミング仮説（Developmental Origin of Health and Diseases；DOHaD）が提唱されている。胎児プログラミング仮説とは，胎生期の栄養環境が成人期の健康や疾病発症と深く関わることで，子宮内の成長・発達期に胎児が低栄養環境に曝された場合，この状態に適合するようにエネルギーを節約して，ため込みやすくするような代謝系の修飾変化がなされることである。この場合，出生後に栄養状態が良好であっても，すでにプログラムされたエネルギーを倹約する方向に働く遺伝子の優位が持続し，出生後短期間で急激な体重増加をきたし，将来の肥満，糖尿病，脂質代謝異常，高血圧など代謝疾患発症のリスクが高まるとされている。従って，胎生期の低栄養環境を予防することは，将来の代謝疾患発症リスクの低減に寄与する可能性がある。この観点からは，俗に言う「小さく産んで大きく育てる」ことは，必ずしも望ましいこととはいえない。

やせたいという願望は日本女性に特有ではなく，世界中の若年女性に普遍的に見られる。しかし実際にやせの者が増加する現象は，日本人女性以外では少ないとされている。BMI は 10 代後半から 20 代前半にかけて生理的に増加するのに対し，日本人女性では逆に不自然に減少しており，これは米国人男女，日本人男性などには見られない。若年女性がやせ願望を持つ背景には，マスメディアの影響があると見られている。テレビや雑誌のファッションモデルは多くが診断基準上やせ過ぎであり，米国では雑誌モデルの 70％以上が BMI 18.5 未満であることが報告されている。さらにそのようなファッション雑誌をよく読む若年者の方が，そうでない者と比較して自身の体型への不満が大きくなり，そのことがダイエットなどの摂食行動に影響を与えることなども報告されている。ヨーロッパではすでに，若い女性の摂食障害を誘発するとして

BMIが低いモデルのファッションショー出場に医師の健康診断書が必要とされたり，過度のダイエットを勧める広告を取り締まる法律が可決されたりするなど，若い女性のやせ願望を煽ることを問題視する動きが始まっている。「健康日本21」でも，女性のやせを減らすという目標は掲げられたものの，まだ具体的な解決策は示されていない。女性達自身およびその将来の子供達の世代が，健康長寿を全うするためには，「やせ過ぎ」の弊害に関するわが国のエビデンスを蓄積し，より低年齢層からの啓蒙教育を早期から行っていく必要がある。

（4）糖尿病

血糖値は健常人では，食前後を通じて100 mg/dLを中心とした比較的狭い範囲に調整されている。これは食事中の糖が小腸から吸収され血糖値が上昇しても，インスリンによって速やかに正常範囲に戻されるからである。すなわち，食後に血糖値が高くなるとそれに応じてインスリンが分泌され，逆に空腹や運動などにより血糖値が下がるとインスリン分泌が低下するとともに，逆に血糖上昇作用を持つホルモン（コルチゾールやグルカゴンなど）が分泌され，血糖値は一定に保たれる。インスリンは，膵臓のランゲルハンス島という組織に存在するベータ細胞からのみ分泌され，血糖低下作用を持つホルモンとしては人体で唯一のものである。

糖尿病はインスリンの量や働きが不十分であるため，血糖値が高い状態が続き，それに伴う様々な合併症をきたす病気である。合併症には，失明や腎不全，脳卒中，心臓病など重症なものが多く，例えば，日本だけで，糖尿病のために毎年約3,000人ずつが失明し，約15,000人ずつが腎不全のため透析療法を開始している。糖尿病は主に，1型，2型，妊娠糖尿病，その他の糖尿病という4タイプに分かれる（表14-4）。

1型糖尿病は小児を中心とする若年者に多く，原因は未解明であるが生

表 14-4　糖尿病の分類

1型糖尿病	膵β細胞破壊に基づく糖尿病 自己免疫機序 原因不明のもの
2型糖尿病	インスリン分泌低下 インスリン抵抗性
その他の特定の機序，疾患による糖尿病	遺伝子異常が解明されたもの 他の疾患や状態に伴うもの
妊娠糖尿病	妊娠中に発病あるいは発見された耐糖能異常

活習慣とは無関係に，自己の膵臓ベータ細胞を攻撃する免疫反応が誘導され，多くの例で数日から数週間くらいの短期間にベータ細胞の多くが破壊されてしまう。このためインスリンの絶対分泌量が不足し，急激な口渇感や多飲多尿，体重減少が出現し，速やかにインスリンの補充投与（1日数回程度のインスリン自己注射を一生続ける必要がある）を開始しないと，高血糖や脱水により生命の危機に陥る。これに対して，日本人糖尿病患者の95%以上を占める2型糖尿病は遺伝的な影響が強く，中高年期に多く発症し，生活習慣や肥満との関係が深い典型的な生活習慣病である。2型糖尿病ではインスリンの分泌が低下あるいは量的には十分分泌されていても，その効きめが悪い「インスリン抵抗性」が関連する。2型糖尿病の治療で重要なのはこのインスリン抵抗性をいかに制御するかにかかっている。ただし，成人においても1型糖尿病発症例はあるので，鑑別診断は必要である。

令和元（2019）年の厚生労働省「国民健康・栄養調査」では，わが国で糖尿病が強く疑われる者は，成人男性の19.7%，成人女性の10.8%と高い（図14-3）。最近の10年間では増加はしていないものの，有意な減少も見られていない。厚生労働省は糖尿病を，がん，脳卒中，心臓病，精神疾患と並ぶ「五大疾病」の一つに位置づけており，これら5つ

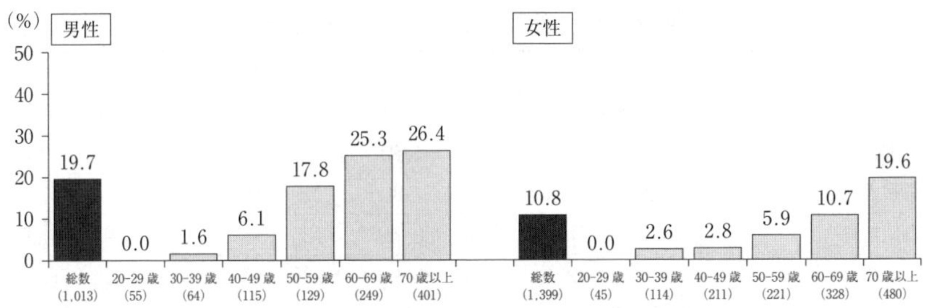

図 14-3　「糖尿病が強く疑われる者」の年齢別割合

（「令和元年度国民健康・栄養調査」より引用）

のうち単一疾患は糖尿病のみであることからも，その影響力の大きさが伺える。わが国の糖尿病患者数は戦後，数十倍に増加したが，その最大要因は，食事や身体活動量などの生活習慣の欧米化と関連があると考えられている。

（5）高血圧

血圧とは心臓から血液が送り出される動脈内の圧力で，血液を循環させる力である。血圧は心臓に近い動脈ほど高く，毛細血管から静脈にかけて次第に低下する。血圧は心臓が収縮中に最高値に達し，拡張時に最低値になる。これらをそれぞれ収縮期圧（または最高血圧），拡張期圧（または最低血圧）といい，血圧測定時にはこの２つの数値を記録する。日本高血圧学会では，診察室血圧で収縮期血圧が 140 mmHg 以上または拡張期血圧が 90 mmHg 以上（家庭血圧では，135/85 mmHg）が持続する状態を高血圧としている（表 14-5）。高血圧が持続すると動脈硬化が進行するが，硬化した動脈は血圧を上昇させることになり悪循環に陥る。高血圧は動脈硬化性疾患のうち特に脳卒中と関連が強く，虚血性心疾患や心不全，腎臓病とも深く関連する。

高血圧の大部分は，原因が解明されていない本態性高血圧であり，他

表 14-5　成人における血圧値の分類

分類	診察室血圧（mmHg）			家庭血圧（mmHg）		
	収縮期血圧		拡張期血圧	収縮期血圧		拡張期血圧
正常血圧	＜ 120	かつ	＜ 80	＜ 115	かつ	＜ 75
正常高値血圧	120-129	かつ	＜ 80	115-124	かつ	＜ 75
高値血圧	130-139	かつ/または	80-89	125-134	かつ/または	75-84
Ⅰ度高血圧	140-159	かつ/または	90-99	135-144	かつ/または	85-89
Ⅱ度高血圧	160-179	かつ/または	100-109	145-159	かつ/または	90-99
Ⅲ度高血圧	≧ 180	かつ/または	≧ 110	≧ 160	かつ/または	≧ 100
(孤立性)収縮期高血圧	≧ 140	かつ	＜ 90	≧ 135	かつ	＜ 85

（日本高血圧学会『高血圧治療ガイドライン 2019』より引用）

の生活習慣病と同様，加齢を背景に遺伝的素因に環境因子（食生活や肥満，喫煙，ストレスなど）が複雑に関与して発症すると考えられている。特に食塩（ナトリウム）の過剰摂取は，浸透圧を調節しようとする腎臓の働きなどにより水分を体に貯留させるので，循環血液量を増加させ血圧を上昇させる。日本は従来から高血圧とそれによる脳梗塞が多いが，その背景として食塩過剰摂取の影響が大きい。日本人の食塩嗜好は漬け物，味噌汁，梅干しなど日本独自の食生活と関連し，食塩摂取量は１日平均 12 g であり，欧米人に比べてかなり多い。

（6） 動脈硬化

日本人の３人に１人は心臓病または脳卒中で亡くなる。心臓病と脳卒中のように主に動脈硬化に基づく疾患は，動脈硬化性疾患と総称される（表 14-６）。動脈硬化性疾患には心臓病と脳卒中の他，主に下肢へ向かう末梢の動脈が詰まる末梢動脈疾患なども含まれる。心臓から全身に血液を送り出す動脈には常に高い血圧がかかっており，丈夫で弾力性がある。その血管壁が高血圧によって傷ついたり，コレステロールが溜まったりした結果，肥厚したり硬くなったりするのが動脈硬化である。動脈

表 14-6　主な動脈硬化性疾患

脳血管障害	脳梗塞，脳出血
冠動脈疾患（虚血性心疾患）	狭心症，心筋梗塞
末梢動脈疾患	閉塞性動脈硬化症
腎動脈	腎硬化症
動脈瘤	大動脈瘤など

硬化は自覚症状なく進行し動脈を主に詰まらせることにより，酸素や栄養が脳や心臓などの重要組織に届かなくなる。これが心筋梗塞や脳梗塞である。心筋梗塞や脳梗塞は生命に関わる疾患であり，たとえ死亡をまぬがれたとしても，様々な後遺症によって，その後の人生における生活の質が大きく低下することが多い。従って，動脈硬化性疾患の予防は国民の健康・福祉の上で最重点課題の一つであり，心臓病，脳卒中とも厚生労働省による「五大疾病」に含まれ，重点的な対策の対象となっている。

動脈硬化を起こした血管壁には，「粥状（じゅくじょう）硬化（アテローム性硬化ともいう）」という病変が見られることが多い。動脈壁は内膜・内弾性板・中膜・外膜から成るが，その内膜下にコレステロールが蓄積した粥状（アテローム性）の隆起（プラーク）が発生する状態で，プラークは次第に増大し，ついには血管を塞いだりプラークそのものが破れたりして，血管内で血液が固まり血管の内腔を塞ぐこと（血栓），あるいは血栓が飛んで末梢の細い動脈に詰まること（塞栓）で血流を遮断する。このようなことが，例えば，心臓の冠状動脈（心臓を包むように冠状に分布し，心筋に酸素と栄養を送る重要な動脈で３本から成る）に起こった場合，血管が部分的に塞がれ（血管狭窄という），運動時などに胸部の圧迫感や痛みが出現する状態を狭心症といい，完全に詰まってしまった状態の心筋梗塞と併せて，虚血性心疾患または冠動脈疾患という病名も用いられる。

動脈硬化には，脂質代謝異常が大きく関与している。低密度リポタンパク質（LDL）が高値となり酸化などの変性を起こすと，血管壁のマクロファージと呼ばれる貪食細胞に，スカベンジャー受容体という入口を通じて取り込まれ，そのマクロファージは脂質を多く含む泡沫細胞（foam cell）と呼ばれる状態になり，初期の粥状硬化病変を形成する。一方，高密度リポタンパク質（HDL）は，動脈硬化を予防する方向に働く。すなわち，動脈硬化を起こしやすくする血清脂質の異常は主に，① LDL コレステロールの高値，②トリアシルグリセロール（中性脂肪）の高値，③ HDL コレステロールの低値である。

動脈硬化は，加齢に伴って進行するので一種の老化現象でもあるが，進行しやすさには遺伝の他，食事，運動，喫煙，飲酒，ストレスなどの生活習慣が大きく影響する。国内外の多人数を対象にした長期間の調査研究により，脂質異常症，耐糖能障害を含む糖尿病，高血圧などを持つ人は，動脈硬化が進行しやすいことが証明されている。これまでの研究により，多くの生活習慣（病）が動脈硬化性疾患のリスクファクター（心血管リスクファクターともいう）であることが証明されている（表14-7）。従って，生活習慣を改善し生活習慣病を予防・治療することにより，動脈硬化性疾患が起こる可能性（リスク）を減らすことができる。

3. 慢性炎症としての生活習慣病

古くから，炎症の特徴は，発赤，熱感，腫脹，疼痛の４つが代表的な兆候として知られてきた。これは体の外から見える臓器の急性炎症を指していると考えられる。このような急性炎症は，炎症の原因が排除され

表 14-7　動脈硬化性疾患の危険因子

・高血圧	・肥満（特に腹部肥満）
・喫煙	・性別（男性）
・糖尿病（耐糖能異常）	・加齢
・脂質代謝異常 （高LDLコレステロール血症，高トリグリセリド血症，低HDLコレステロール血症）	・心血管疾患の家族歴

ると収まる。一方，炎症が短期間で終息せずに長期にわたって続くことがあり，これを慢性炎症と呼んでいる。近年の研究から，生活習慣病の病態が慢性炎症であることがわかってきた。炎症を引き起こす原因は従来から病原体と考えられており，病原体を認識するセンサーが同定されてきた。第12章で述べたパターン認識受容体（pattern recognition receptor；PRR）がその例である。しかしながら，最近の研究から，このような病原体を認識する受容体が，ある種の状況では宿主側の成分にも反応することが明らかとなった。例えば，細胞が死んで細胞内の成分が細胞外に出ると，それをPRRなどのセンサーが感知し，炎症反応を引き起こすことが証明されている。このような炎症については，細菌やウイルスの成分が引き起こすこれまで知られていた感染性の「炎症」と区別して，非感染性の「自然炎症」と呼ばれることもある。自然炎症を引き起こす体中の成分はDAMPs（damage associated molecular patterns：ダメージ〈傷害〉関連分子パターン）と総称される。このような自己成分で起こる慢性炎症が多くの生活習慣病の病態に大きく関与すると現在では考えられている。

先に述べてきたように，肥満を基盤とするメタボリックシンドロームの病態形成には，脂肪細胞以外の組織細胞における過剰な中性脂肪の蓄積が重要な役割を果たすが，重要なのは脂肪摂取量ではなく，脂肪中の脂肪酸の種類であることが明らかにされてきた。脂肪酸は，飽和脂肪酸，一価不飽和脂肪酸，多価不飽和脂肪酸に，さらに多価不飽和脂肪酸はn3（ω3），n6（ω6）脂肪酸に分類される。臨床研究・基礎研究から，飽和脂肪酸の一つであるパルミチン酸がPRRの一つであるToll様受容体4（TLR4）の活性化を通じて炎症性サイトカインの産生やインスリン抵抗性を誘導することが明らかにされている。

4. 慢性炎症と腸内細菌叢

ヒトの腸の内部には，ヒトの細胞数の2倍から10倍におよぶ細菌が生息している（表14-8）。特に，腸内細菌については，宿主の酵素によって完全に分解が難しいとされる難消化性の食物繊維の分解や腸管免疫への作用，エネルギー獲得，宿主代謝経路への影響などが報告されている。腸内細菌は腸の中で複雑な微生物生態系を形成しており，これは腸内フローラ（または腸内細菌叢）と呼ばれる。腸内細菌の減少や種類の単純化，少ないはずの細菌種の異常増加や優位な細菌種の減少などの腸内細菌の乱れはdysbiosisと呼ばれ，近年の研究から多くの生活習慣病に関連することがわかってきた。例えば，腸内細菌のdysbiosisは腸管および脂肪組織へのエネルギーの過剰吸収，短鎖脂肪酸の減少を介した食欲の亢進を引き起こす結果として，肥満をもたらす可能性が示唆されている。短鎖脂肪酸を産生する腸内共生細菌の減少は，抗炎症性免疫機能の低下，腸管バリア機能の低下につながり，慢性炎症が促進される（図14-4）。また，細菌毒素であるLPSの体内への流入により骨格筋，肝臓での炎症性サイトカイン産生を介してインスリン抵抗性の増大を起こして糖尿病の発症に至る。動脈硬化との関連では，腸内細菌が産生す

表 14-8　ヒトの臓器別常在細菌

部位	細菌数 （g, ml, cm^2 あたり）	菌種数
鼻腔	10^3～10^4	
皮膚	10^5	＞150
膣	10^9	
口腔	10^{10}	＞700
胃	10^1～10^4	
小腸	10^4～10^7	
大腸	10^{11}～10^{12}	＞1000

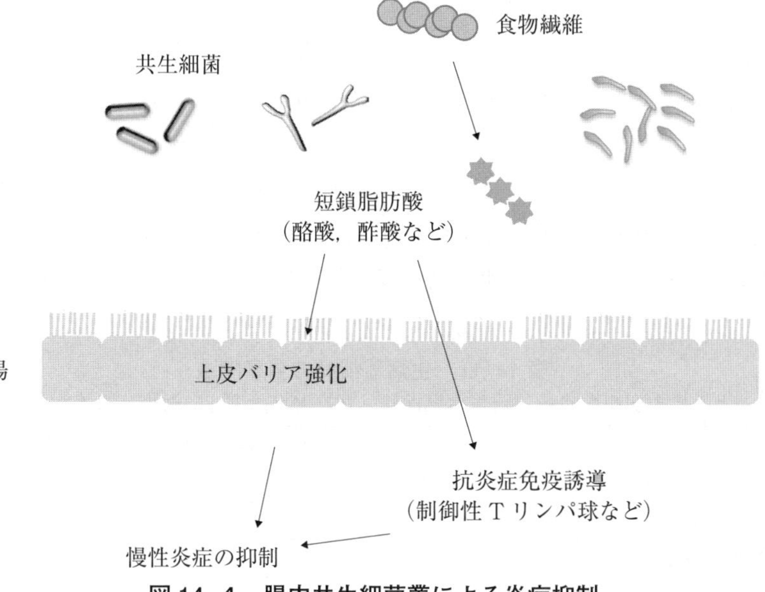

図 14-4　腸内共生細菌叢による炎症抑制

る trimethylamine N-oxide（TMAO）がマクロファージの泡沫化を促進することで動脈硬化を誘導することが報告されている。このように，近年では腸内細菌叢が代謝系，免疫系を介して慢性炎症の制御と促進に関与することが示されている。

5. 生活習慣病を防ぐための食習慣

表 14-9 に主要な生活習慣病における食事療法の概略について示す。また，代表的生活習慣病ごとに推奨されている食事について下記に記した。

（1）糖尿病

食事療法は，2型糖尿病の予防やコントロールの成否を決めると言っても過言ではない。糖尿病食事療法の基本は，エネルギー摂取量・栄養素構成・食習慣を適切にコントロールすることである。特に肥満を有する患者ではその是正が重要である。糖尿病患者は，薬やインスリン注射の有無にかかわらず，食事療法を一生続ける必要がある。このような食事は決して「病人食」ではなく，糖尿病でない人も含むすべての成人にとって生活習慣病予防に役立つ理想的な健康長寿食であると考えられている。糖尿病患者（予備軍も含めて）に推奨される食事習慣のポイント

表 14-9　生活習慣病の食事療法

◎：とくに大切なもの　○：治療指針（ガイドライン）で勧められているもの

	糖尿病	高血圧	脂質異常症
適正なエネルギー量でバランスの良い食事	◎	○	○
食物繊維を増やす	○	○	○
アルコールを飲み過ぎない	○	○	○
塩分を減らす		◎	
脂肪，コレステロールを減らす		○	◎

表 14-10　糖尿病患者の食事についてのポイント

●食物繊維が豊富に含まれる野菜を先に食べることが，食後血糖の上昇の抑制，HbA1c の低下，体重減少につながる。
●野菜の次に，タンパク質の豊富な肉や魚などの主菜，その後に主食のごはんなどの炭水化物の摂取という順番が食後の血糖上昇を抑制する。
●朝食の欠食，遅い時間帯の夕食週間は，肥満を助長し，糖尿病のコントロールが難しい。朝食を必ず食べる習慣をつける。
●就寝前の夜食は，肥満や，血糖コントロールの不良の原因になるので避ける。
●「低炭水化物ダイエット」の効果が報告されているが，その機序は完全には明らかになっていない。試みる場合には医師や栄養士との相談が望ましい。

を表 14-10 に示した。

（2）高血圧

厚生労働省による「日本人の食事摂取基準（2020 年度版）」では，1 日の塩分量は男性で 7.5 g，女性で 6.5 g 未満を推奨している。ただし，高血圧や慢性腎臓病（CKD）の重症化を予防するための塩分量は，2020 年から男女ともに 1 日 6 g 未満に設定されている。食品中の塩分含有量と塩分を減らすための工夫を表 14-11 に示す。外食は多くの塩分を知らずに摂取してしまう危険が高く，麺類の汁を残すなどの心がけが必要である。ちなみに，わが国の食品成分表示は，食塩量でなくナトリウム量で表示されている。ナトリウム量を食塩量に換算するためには，ナトリウム量（mg）÷ 1000×2.54 ＝食塩相当量（g）の式を用いる。すなわちナトリウム 1000 mg（1 g）が食塩 2.54 g に相当する。なおグルタミン酸ナトリウム，イノシン酸ナトリウムなどの化学調味料もナトリウムを含み，例えば，前者は約 3 g で食塩 1 g 分に相当する。胃薬などに含まれる重曹（炭酸水素ナトリウム）も同様に食塩ではないがナトリウム源となる。一方，ナトリウム以外のミネラルであるカルシウム，マグネシウム，カリウムはむしろ十分に摂取することが推奨されている。

表 14-11　塩分を減らすための工夫

●薄味に慣れ，なるべく調味料に頼らず，素材の持ち味がわかるようになる。
●漬け物・汁物の量に気をつけ，漬け物や汁物の頻度と量を減らす。麺類の汁は残す。
●効果的に塩味をいろいろな味付けで多用し，塩味は効果的に使う。塩は食品の表面にさっとふりかけると少なくても塩分をよく感じる。
●「かける」より「つける」；醤油やソースなどは，かけるより，つけて食べる方が塩分摂取が少ない。
●酸味を上手に使うレモン，すだちなどの柑橘類や酢を，和え物や焼き物に使うと，塩分を減らせる。
●香辛料や香りのあるものを利用する。
●唐辛子やコショウ，カレー粉などの香辛料，ゆず，しそ，みょうが，ハーブなどの香り野菜を効果的に使うと，塩分を減らせる。
●酒の肴に注意する。酒の肴に合う料理は意外に塩分が多く含まれているので控えめにする。
●練り製品・加工食品に気をつける。かまぼこ，はんぺんなど魚の練り製品や，ハムやベーコンといった肉の加工食品は塩分が多い。
●食べ過ぎない。
●薄味でも，食べ過ぎれば意味がない。減塩醤油や減塩味噌も，使い過ぎれば意味がない。

（3）脂質異常症

1）n3-系多価不飽和脂肪酸の摂取

魚類，特に青魚やそれに含まれるn3-系多価不飽和脂肪酸を積極的に摂ることが勧められる。魚油に多く含まれるn3-系多価不飽和脂肪酸の血清TG値低下作用，血圧低下作用，血小板凝集抑制作用，内皮機能の改善などを介した効果と考えられている。

2）食物繊維の摂取

食物繊維は腸管での脂肪吸収の抑制とGlycemic index（GI），Glycemic load（GL）の低下をもたらす。食物繊維，特に水溶性植物繊維の摂取はLDLコレステロール低下作用がある。食物繊維を充足するためのものとして，未精製穀類（玄米や大麦など），大豆（豆腐，納豆など)，野菜類，海藻類，果物類，イモ類などの植物性食品がある。難消化性の食物繊維は，いわゆる善玉菌を増加させ，酢酸，プロピオン酸，酪酸などの短鎖脂肪酸産生を介して，腸管のバリア機能維持，抗炎症免疫機能の誘導などを介して慢性炎症を抑制・制御することが示唆されている。

3）大豆，野菜，果物の摂取

植物性食品の大豆・大豆製品やその主な成分であるイソフラボンの摂取が冠動脈疾患や脳梗塞の発症抑制と関連することが女性で報告されている。野菜，海草，きのこ類は，コレステロール吸収を抑制する食物繊維の他，LDL コレステロールの酸化変性を防ぐビタミンやポリフェノール類を豊富に含むので，緑黄色野菜を中心に十分に摂取する。

演習課題

慢性炎症性疾患の病態を理解し，食物による炎症制御や予防について整理してみよう。

参考文献

1．日本動脈硬化学会編『動脈硬化性疾患予防ガイドライン 2022』
2．日本高血圧学会編『高血圧治療ガイドライン 2019』
3．日本肥満学会編『肥満症診療ガイドライン 2022』
4．日本糖尿病学会編『糖尿病診療ガイドライン 2019』
5．小川佳宏，真鍋一郎著『慢性炎症と生活習慣病　循環器・代謝・呼吸器・消化器疾患の基盤病態へのアプローチ』南山堂（2013）

15 食と高齢社会

朝倉富子

《目標&ポイント》 日本の年齢別構成比は，年々高齢者側に傾き，2050年には人口の37.7%が65歳以上となる超高齢社会になると予測されている。一方で，1人の女性が生涯のうちで出産する子供の数（出生率）は，低下を続けている。このような現状においては，平均寿命より健康寿命をいかに延ばすかが重要と考えられる。本章では，高齢者の栄養の特性と留意すべき事項を取り上げ，食による健康寿命の延伸について考える。
《キーワード》 高齢社会，健康寿命，骨格筋機能，フレイル，サルコペニア，咀嚼，嚥下

1．高齢社会

高齢者とは社会通念上の一般的な呼び方であるが，通常65歳以上を指し，各種の制度において「高齢者」が定義されている。日本老年学会・日本老年医学会は，2017年に近年の高齢者の心身の健康に関するデータから，65〜74歳では心身の健康が保たれており，活発な社会活動が可能な人が多数いることや，意識調査においても65歳以上を高齢者とすることに否定的な意見も多く聞かれる事から，75歳以上を高齢者とする提言をした。実際，健康で活力に満ちた60歳代の高齢者は多く存在し,高齢者と呼ぶにはふさわしくないと思われることがよくある。

全人口に占める高齢者の割合を高齢化率と呼び，2013年には25%を超え，2035年前後に33%，すなわち3人に1人が高齢者という超高齢

社会に突入することが予想されている（図 15-1）。このような人口構成が成立してしまう原因は，平均寿命の延伸にあるが，少子化の方に根深い問題があると思われる。2022 年の出生数は 80 万人を割り，推定値を下回るスピードで減少した。日本の総人口は 2010 年を境に減少の一途をたどり，2050 年にはその 100 年前の 1950 年当時の人口に近づくことが予想されている。しかしその人口構成は，高齢者が 40％近くを占める超高齢社会である。65 歳以上の人口を 15～64 歳人口で支える割合は，2021 年で，2.1 人，つまり 2 人で 1 人を支えているが，2065 年には，1.3 人になると推定されている。日本は，先進諸国の中で，1980 年代には，高齢化率は，低い方に入っていたが（10％未満），2020 年に 29％という最も高齢化率の高い国となった。この世界に類を見ない急激な上昇率に，社会のシステムが対応しきれてない可能性もある。このような状況の中，健康で活力に満ちた社会を築き上げていくには，健康な高齢者を増やし，人口構成に対応した社会システムを構築することが，喫緊の課題である。

2. 高齢者の食生活

近年の傾向として，中年者では生活習慣病予防を意識して，脂質や糖質の摂取を抑制することが推奨されている。動物性脂肪の摂取過多を避け，カロリー摂取も控えめにする食生活が望ましいと考えられているためであろう。しかし，高齢者にもこの考えが当てはまるかというと，必ずしもそうとはいえない。個人差は大きいものの，高齢者にはむしろ低栄養状態が多く認められ，積極的にタンパク質，ミネラル，油脂類に富んだ食事をすることが大切である。食事からの総摂取エネルギーに占める脂肪エネルギーの比率は，「日本人の食事摂取基準」において 20～30％の範囲に留めることが奨励されている。若年，中年層においては，

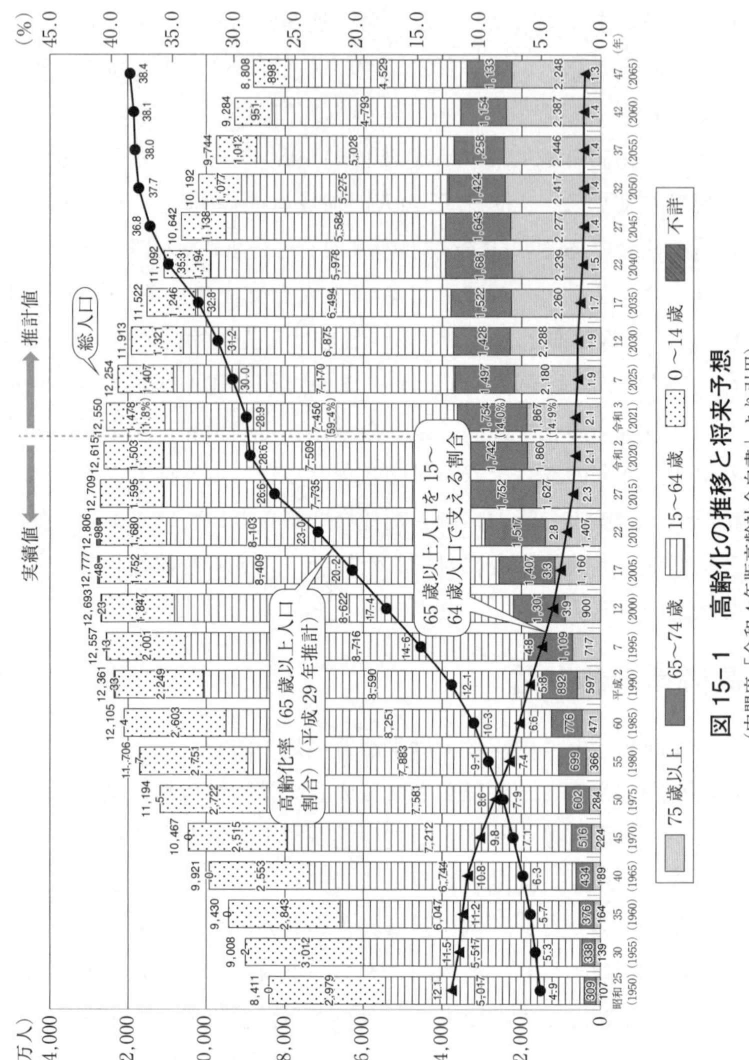

図 15-1　高齢化の推移と将来予想

（内閣府「令和 4 年版高齢社会白書」より引用）

30%以上の脂肪エネルギー比率の割合が高く，健全な食生活維持という観点から問題視されている（図 15-2）。令和元年の調査では，すべての世代で脂肪エネルギー比率が 30%以上のものが，20 歳代から 50 歳代の男性の平均で 41%，女性が 50%となっている。しかし，70 歳以上になるとその割合は減少し，男性は 28%，女性は 36%となり，加齢とともに脂肪からのエネルギー摂取は低下する傾向にある。さらに，70 歳以上の食生活を見ると，脂肪エネルギー比率が 20%未満の割合が，男性で 22%，女性でも 18%と，他の年齢層とくらべ高くなっており，食事内容の変化がうかがえる。脂っこい食べ物は胃にもたれるということで，敬遠する高齢者も多くいることが想像される。こうした食生活により低脂質の低栄養状態に陥る高齢者が一定数いると思われる。実際，BMI を基にした栄養状態の評価では，低栄養傾向の者（BMI≦20 kg/m^2）の割合が男性，女性ともに 70 歳以上では他の年代に比べて最も多く，男性 17%，女性 28%である（「国民健康・栄養調査」令和元年）。

3. 食事摂取量に影響を与える因子

(1) 味覚感受性の変化

すべての人において，加齢に伴い身体の器官や機能は衰え，身体活動の低下から次第に食事摂取量は減少する。そのときに美味しく感じるという味覚は，低栄養状態に陥らないために大事な役割を果たしている。感覚器の中で，視覚，聴覚は加齢とともに衰えが明確に自覚される場合があるが，味覚に関してはどうであろうか。一般に，味の閾値（いきち）（味の違いがわかる最小値）は加齢に伴い上昇し，味覚感受性は低下すると言われている。味覚閾値には二種類ある。検知閾値と認知閾値である。検知閾値は水と異なる味がしたと認められたときの味溶液の濃度で，認知閾値は甘味，苦味など味の質まで識別できたときの濃度を指す。その他，

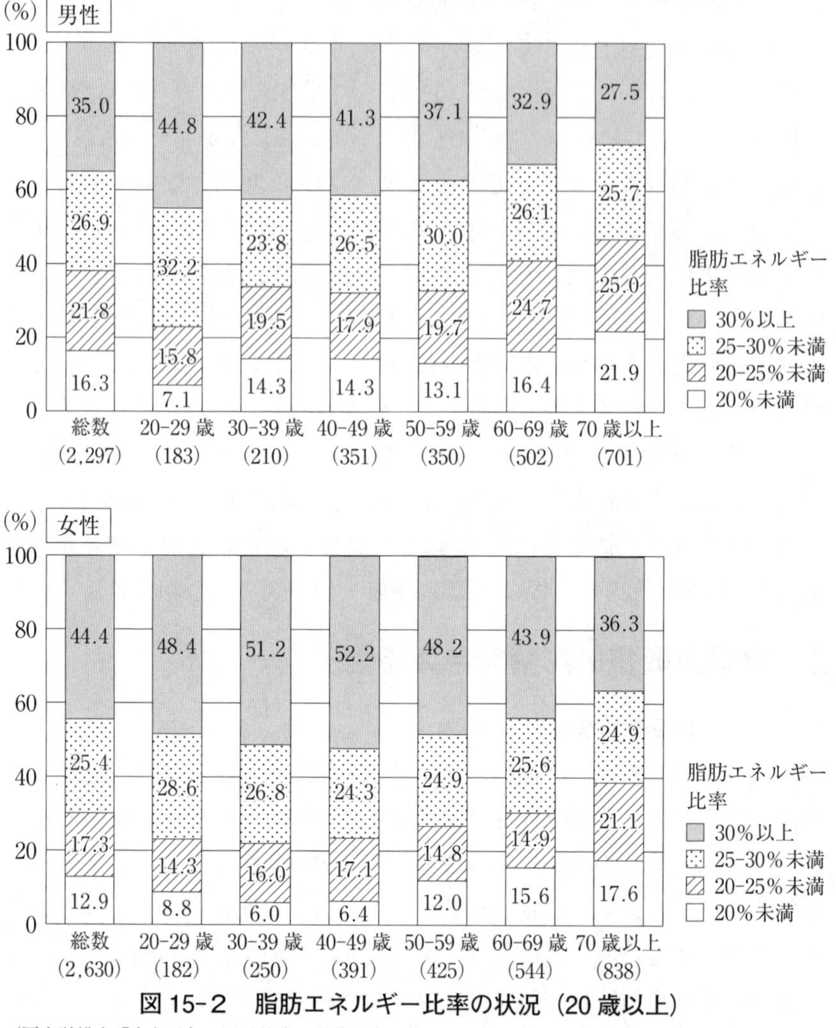

図 15-2　脂肪エネルギー比率の状況（20 歳以上）

（厚生労働省「令和元年　国民健康・栄養調査　第１部　栄養素等摂取状況調査の結果」より引用）

閾値以上の濃度において提示された味溶液をどのくらいの強度として感じるか（知覚強度）を検査する方法がある。これらは，味の認知における評価方法であるが，嗜好性の変化も，食生活を考える上では大事な要素である。

様々な研究の結果から，加齢によって味覚の感度は低下する傾向にはあるが，被験者の遺伝的背景や生活環境が異なるために個人差が大きくなる。五基本味（甘味・塩味・酸味・苦味・うま味）のうち，特に塩味の感受性が高齢者では著しく低下する傾向にあると言われているが，報告による違いも見受けられる。また，同じ苦味を呈する物質であっても，加齢によって感受性の変わる物質と変わらない物質が有ることも分かっている。

加齢によって味の感受性が低下する要因として，味蕾の数の減少が示唆されている。ヒト茸状乳頭中に含まれる味蕾の数を調査した研究では加齢による変化は認められず，個人差の方が大きいという報告がある。必ずしも味蕾の数の減少ではなく，味の情報伝達機構に起因する可能性も考えられる。

味の感度は，味覚を感知する機構だけでなく，唾液量の減少や義歯，入れ歯など口腔内環境の影響も受ける。唾液の分泌量や唾液成分は味に影響を与えるが，日頃唾液に意識を払うことはほとんどない。しかし，唾液は，味覚だけでなく，食物摂取において非常に重要な働きを持つ。こうした味の感受性の低下傾向には複数の原因が考えられ，例えば，日常服用する薬によることもあり，また亜鉛不足もその原因の一つと考えられている。味を感じるのは，舌の表面にある味蕾の味細胞の味覚受容体によってもたらされる（第 11 章 味覚 参照）。味細胞は約 2 週間サイクルで生まれ変わっており，その回転に亜鉛は重要な役割を担っている。通常，亜鉛はタンパク質の合成・分解に必須なミネラルで，体内でこれが不足すると最初に影響を受けるのが味細胞となる。そのために亜鉛不足の影響を最も強く受けるのが味覚となる。

(2) 咀嚼と嚥下

普段我々は摂食行動を特段の注意を払うことなく行っている。しかしこの行動は，歯，歯周組織，顎関節，舌，唾液腺など複数の感覚器官と運動器官が協調して遂行する複雑な動作である。

咀嚼と嚥下は，食物の消化吸収の第一段階である。口腔内に取り込まれた食物は，咀嚼によって嚥下に適する硬さと大きさの食塊になり，嚥下によって食道へと送られる。舌はかみ砕かれた食物を唾液と混合して食塊へとまとめ上げるための働きをする。唾液は適度な粘度を有することで食塊の形成を容易にする。唾液の分泌量が低下すると食塊の形成に影響を与える。唾液は食塊の形成だけでなく口腔内の乾燥や細菌の侵入を防ぐ役割も担っている。

口腔内の運動は，自律神経によって支配されており，口腔内に食物が取り込まれると無意識のうちに唾液が分泌し，顎の上下運動によって食物の破砕が始まる。食物の咀嚼はもちろん歯がその役割を担っている。成人は計28本の歯を持つ。2016年の厚生労働省「歯科疾患実態調査」では，自分の歯が20本以上ある人の割合は，85歳以上でも25%以上あり，10年前の8.3%を大きく上回っている。近年，歯の保持率は著しい上昇をしているが，加齢による歯の欠落は，食物摂取にとって第一段階の消化過程にあたる咀嚼能力の低下を招き，食事の摂取量に大きく影響を与える。また，咀嚼という動作は，食物をかみ砕くだけでなく，記憶・注意・ストレス緩和などの脳機能の発達，または維持に効果があることがわかっている。高齢者に対する調査や高齢動物による実験から，咀嚼と認知機能との関連が報告されている例もあり，咀嚼による記憶能力の向上または，低下予防が期待される。咀嚼回数の増加によって唾液の分泌量が増える。唾液には消化酵素が含まれており，食物の口腔内滞在時間が長くなると消化酵素が作用する時間も長くなり，消化・吸収が高まる。さらに，咀嚼回数の増加により，食物が消化管へゆっくりと送られるため，急激な血糖値の上昇を防ぎ，インスリンの分泌も緩やかになる。また，ストレス緩和効果が知られていることから，高齢者においても咀嚼機能を保つことは，心身の健康増進，健康寿命の延伸につながることが期待される。

食塊となった食物は，嚥下によって食道を経て胃へと送られ，消化吸収の第一段階である口腔内の物理的消化は終了する。ヒトの場合，食道と気道が接近しているために，食物を飲み込む際に，気道を閉じる必要がある。嚥下は，食塊が舌によって咽頭へと送られる口腔相，軟口蓋が鼻腔への通路を遮断し，次に続いて喉頭蓋が気道の入り口をふさぐ咽頭相，そして食塊が食道へと送られる食道相の段階に分けられる（図 15-3）。この一連の動きがうまくできないと誤嚥が生じる。2021 年の主な死因のうち 3.4％が，誤嚥性肺炎であった（主な死因順位と構成割合：「令和 3 年（2021 年）人口動態統計」厚生労働省)。喉の筋力の低下や，

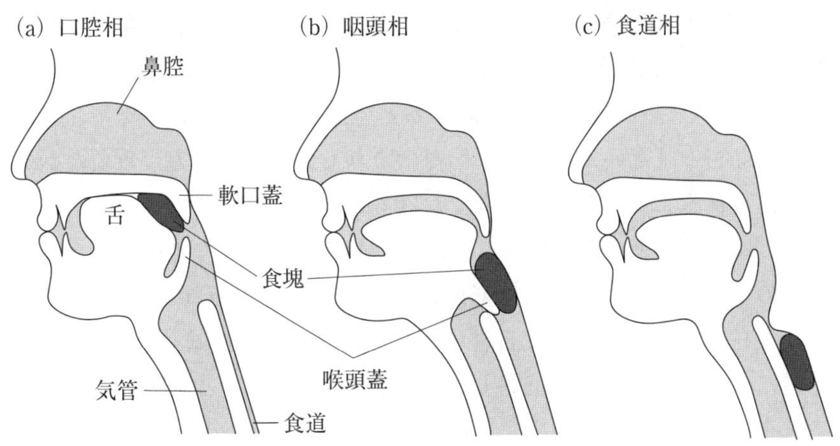

図 15-3　嚥下の機構

（池田彩子他編『基礎栄養学　補訂版』東京化学同人（2019），p.23 図 3.7 より引用）

嚥下反射の遅れが誤嚥を招き，その後の肺炎発症の引き金となる。嚥下障害を起こす原因疾患としては，脳卒中が最も多い。高齢者が増加することによって嚥下障害を起こす人の割合は増加する傾向が続くと予想される。このような現状を踏まえて，嚥下障害を持つ人などのための食品に関する規格が示されている。例えば，農林水産省が新しい介護食をスマイルケア食として新規の枠組みを作成した（図 15-4）。この中で□枠の食品は噛むことに問題がある人向けで，□枠の食品は飲むことに問題がある人向けの食品である。□枠の食品に対しては，すでに健康増進法に基づく特別用途食品（嚥下困難者用食品）がある。嚥下困難者用食品では，硬さ，付着性，凝集性の３つの物性基準が示されており，これに基づいて許可基準が設定されている。高齢者人口の増加に伴い，嚥下・咀嚼困難者用食品の需要は年々拡大している。咀嚼や嚥下に障害のある人達に適用した食品を提供できるように，共通の規格・基準を設け，利用者が選びやすく使いやすい食品が普及することが望まれている。

4. 健康寿命

日本人の平均寿命は，2013 年に男性も 80 歳台に到達し，女性が６歳程度長命である状態が長く続いている（図 15-５）。2060 年には，男性 84.66 歳，女性 91.06 歳にまで達すると予想されている。平均寿命の高さは長寿国の証といえるが，平均寿命よりも健康寿命の方が重要な数値と考えられる。平均寿命が０歳における平均余命を示すのに対し，健康寿命とは「健康上の問題で日常生活が制限されることなく生活できる期間」のことをいう。国民生活基礎調査をもとに算出されており，「あなたは現在，健康上の問題で日常生活に何か影響がありますか。」という質問に対して「ない」と回答した人を健康，「ある」と回答した人を不

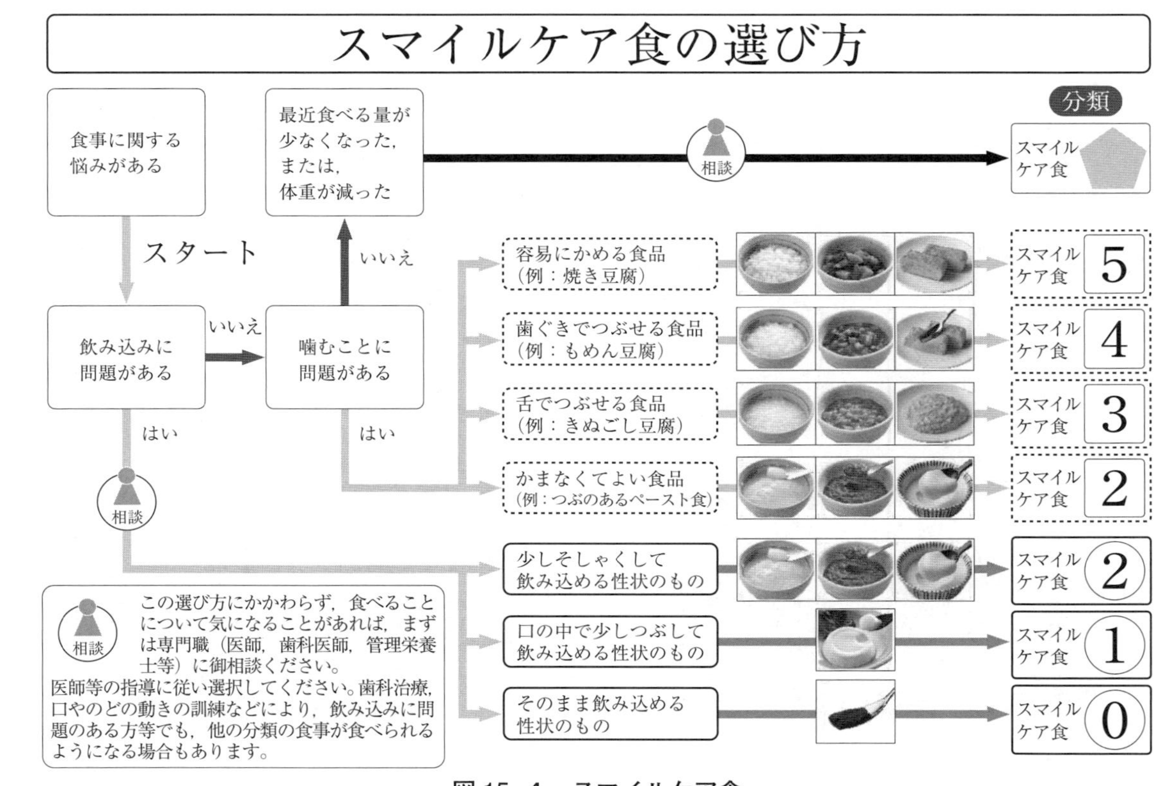

図 15-4　スマイルケア食

（農林水産省「スマイル食の取組について」より改変）

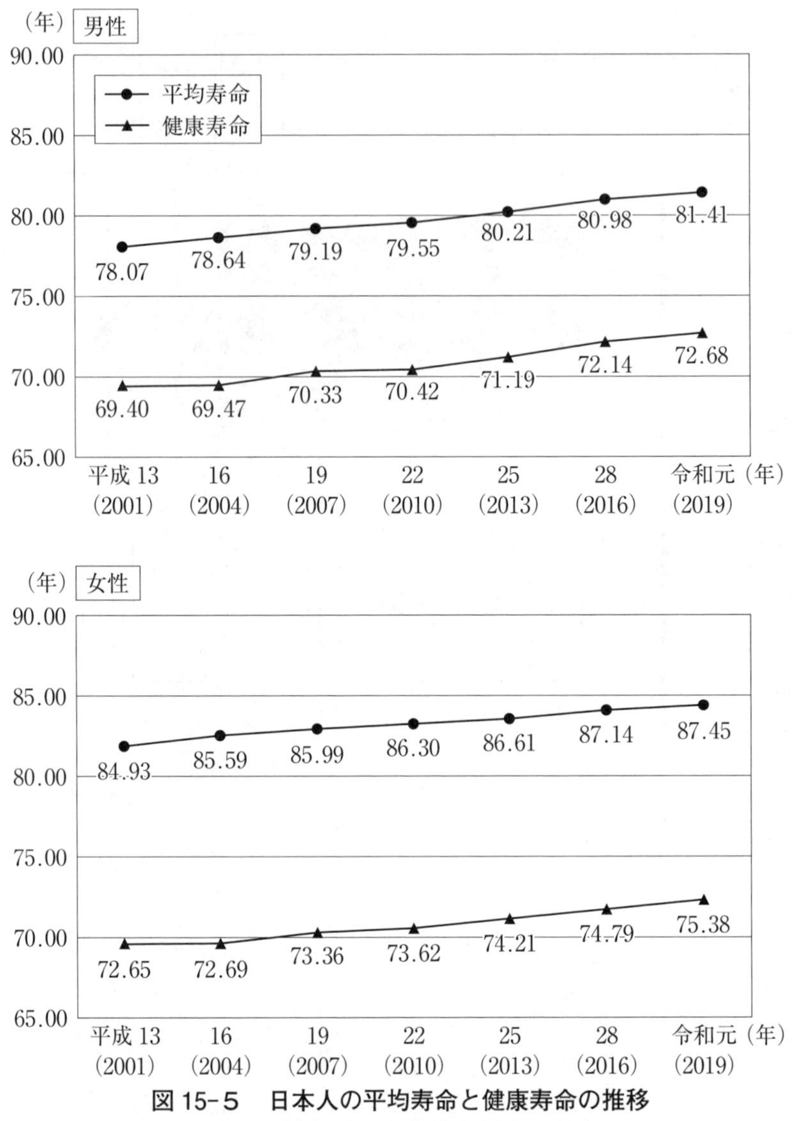

図 15-5　日本人の平均寿命と健康寿命の推移

（内閣府「令和４年版高齢社会白書」より引用）

健康として算出されている。男性の平均寿命が 80 歳を超えた 2013 年，健康寿命は，男性が 71.9 歳で，その差は 10.02 歳であった。同年の女性では，その差が 12.40 歳であった。この平均寿命と健康寿命の差を小さくすることが重要と考えられるが，2019 年では，男性 8.73 歳，女性 12.07 歳となり，縮まる傾向にある（図 15-5）。この数値は，他者の支援，介護を必要とする年数を示しており，介護者の負担や，介護費用を低減させるためにも，健康寿命の延びが，平均寿命の延びを上回ることが望まれる。

高齢者人口の増加に伴い，介護保険制度における要介護者または要支援者の数は増え続けている。特に 75 歳以上になると，要介護の認定を受ける人の割合が大きく上昇する。要支援または要介護と認定された人は，2015 年（平成 27 年）には 606.8 万人であったが，2019 年（令和元年）には 655.8 万人と，増加の一途をたどっている。介護が必要となった原因を見ると，認知症が 1 位となっている（図 15-6）。それに脳血管疾患，高齢による衰弱，骨折・転倒，関節疾患が続く。身体機能の衰えが直接原因である高齢による衰弱，骨折・転倒，関節疾患は，およそ 37%となり，原因の 4 割近くを占める。従って，高齢になってからいかにして身体機能を維持し，自立生活を継続できるかが重要な課題となる。高齢者の食を考えるとき，口から食物を摂取できることは，心身の健康を維持し，健康寿命の延伸に大きな効果があると考えられる。健康寿命の延伸として，運動，コミュニケーション，食事が挙げられるが，これらは独立した要素ではない。体の健康とともに，心の健康を維持するために，これらすべてが互いに関わり合っている。

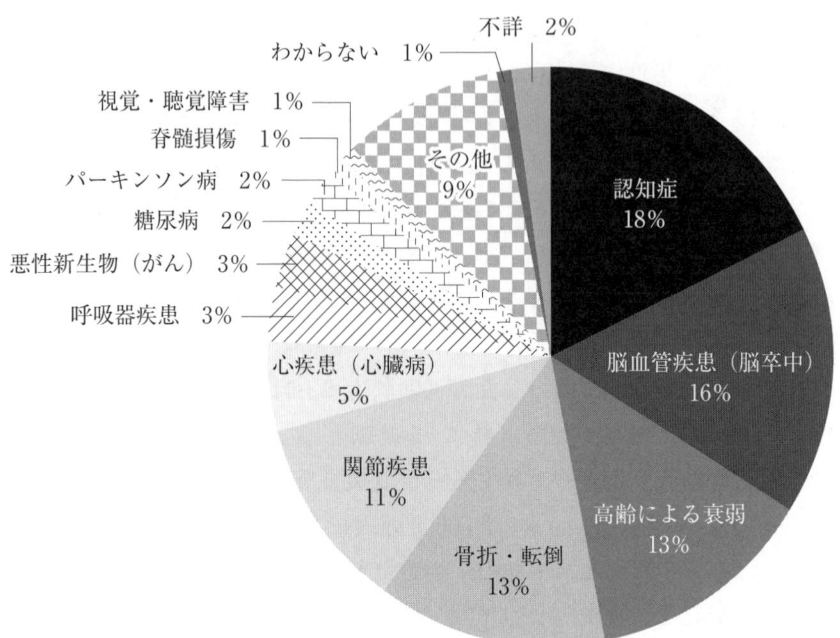

図 15-6　介護が必要となった原因

（厚生労働省「令和元年　国民生活基礎調査」第 15 表　現在の要介護度別にみた介護が必要となった主な原因の構成割合　令和元年より引用）

5. フレイルとサルコペニア

高齢社会の到来にともない，自立した高齢者の比率を増加させる健康寿命の延伸が急務となっていることは先に述べた。フレイルとは，老化に伴う種々の機能低下を基盤とし，様々な健康障害に対する脆弱性が増加している状態，すなわち健康障害に陥りやすい状態を指す。フレイル状態とは，単一の疾患など，特定の病状や臓器の疾患を有するものではなく，身体が全体的に機能低下していることを指す。フレイルについて，Fried らは表 15-1 にあげた 5 つの項目のうち 3 項目が当てはまる

表 15-1　フレイルの定義

1．体重減少
2．疲労感
3．活動度の減少
4．身体機能の減弱（歩行速度の低下）
5．筋力の低下（握力の低下）

上記の5項目中3項目以上該当すればフレイルと診断される
（厚生労働省 2020年版「日本人の食事摂取基準」より引用）

表 15-2　サルコペニアの定義

1．筋肉量減少
2．筋力低下（握力など）
3．身体能力の低下（歩行速度など）

診断は，上記の項目1に加え，項目2又は項目3を併せ持つ場合にサルコペニアと診断される。
（厚生労働省 2020年版「日本人の食事摂取基準」より引用）

とフレイル，1～2項目であればフレイル前段階と定義した。フレイルは英語のfrailtyに由来する。

一方，サルコペニアは2010年にヨーロッパ老年医学会，さらには，栄養学に関連する4つのヨーロッパまたは国際学会が共同で立ち上げたEuropean Working Goup on Sarcopenia in Older People（EWGSOP）により，「加齢に伴って生じる筋力の低下，又は筋肉量の減少」と定義することが提唱された。サルコペニアの要因は複数考えられており，高齢者のサルコペニアは筋肉量の減少と筋力の低下の両方を組み合わせ評価する方法が推奨されている（表15-2）。サルコペニアはフレイルの原因の1つの要素であり，身体機能と栄養によって改善される可能性もある。

タンパク質の摂取は，主要な筋肉である骨格筋の産生や維持と大きな関わりがある。様々なコホート研究で，タンパク質摂取量とフレイルのリスクとが関連する結果が得られている。食事摂取により骨格筋のタンパク質合成は増加し，タンパク質の異化は減少する。食事摂取により血中のアミノ酸やインスリンが増加し，骨格筋タンパク質の同化が起こる。一方で，筋肉タンパク質は，炎症性サイトカイン，酸化ストレス，グルココルチコイドなどの刺激により，様々なタンパク質分解酵素の働きが上昇し，異化が起こる。骨格筋タンパク質量は，異化と同化のバランスによって決まり，異化が同化を上回ると筋肉は委縮する。

フレイルやサルコペニアの予防には，タンパク質の十分な摂取が必要である。食事摂取基準で定められている目標量は，不可避損失窒素量を摂取するだけでは不十分と考えられており，高齢者でも成人と同等の摂取が推奨されている。これは，高齢者ではタンパク質の同化作用が衰えるため，それを補うための摂取量が必要であるという考えである。高齢者においては，フレイルやサルコペニア予防のためのタンパク質摂取量低下に注意喚起が示されているが，腎機能への影響を配慮する必要がある。軽度な腎障害がある場合に高タンパク質食を摂取すると腎機能が悪化するという報告もあり，タンパク質摂取量は各人の状態に応じて設定する必要があるとされている。

6. 身体機能を支える骨格筋

我々が日常生活をする上で，筋肉は非常に重要な機能を担っている。筋肉には中枢神経の指令によって収縮を行う随意筋である骨格筋と，心筋や，血管，腸管を構成する平滑筋など自律神経支配を受ける不随意筋が存在する。身体を自由に動かすことができるのは，一般的に筋肉と呼ばれる骨格筋が有るからであり，骨格筋は筋肉全体のおよそ50%を占める。骨格筋は，多数の筋繊維の集合体である。筋繊維は1個の細胞であるが，筋繊維が束となって筋繊維束をつくり，結合組織によって包まれている。筋繊維束が並列に並び，筋膜で包まれ，骨格筋を形成する。筋繊維には速筋繊維と遅筋繊維が存在する。遅筋繊維は，ミオグロビンを多く含有するため赤く見えるので赤筋とも言われる。それに対して速筋は白筋と言われる。筋肉は収縮の際に ATP をエネルギー源として消費するが，瞬発的な収縮においては速筋繊維が，解糖系からのエネルギーを利用する。一方，遅筋繊維は，グルコースや脂肪酸の有酸素系代謝を利用した持続的な収縮に関わる。

人間は，何もしていなくても生命を維持するために呼吸をし，心臓を動かし，体温を維持しながらカロリーを消費している。この消費カロリーのことを「基礎代謝量」といい，1 日に消費する総カロリーのうち，約 60～70％が基礎代謝に使われている。ところが，基礎代謝量は加齢によって徐々に落ちていく。老化によって体の機能が低下していくことが基礎代謝量減少の原因の一つといえるが，特に骨格筋の減少が大きく関係していると考えられている。基礎代謝には，臓器の活動のためのエネルギーが含まれているが，臓器の中で，骨格筋で消費される量は多く，骨格筋の減少は，基礎代謝量の低下につながる。高齢者では，除脂肪体重（lean body mass）が低値を示し，骨格筋の占める割合や骨量が低下する。骨格筋は直接身体を支える物理的な働きの他に，基礎代謝量を維持するための重要な役割も果たしている。

7. 骨格筋における代謝

食事を摂取することによる血糖値の上昇は，膵臓からのインスリン分泌を促進する。分泌されたインスリンは，血流にのって運ばれ，骨格筋の細胞膜上に存在するインスリン受容体で受容される。インスリンが受容体に結合するとインスリンシグナルが細胞内で伝達され，細胞質内の

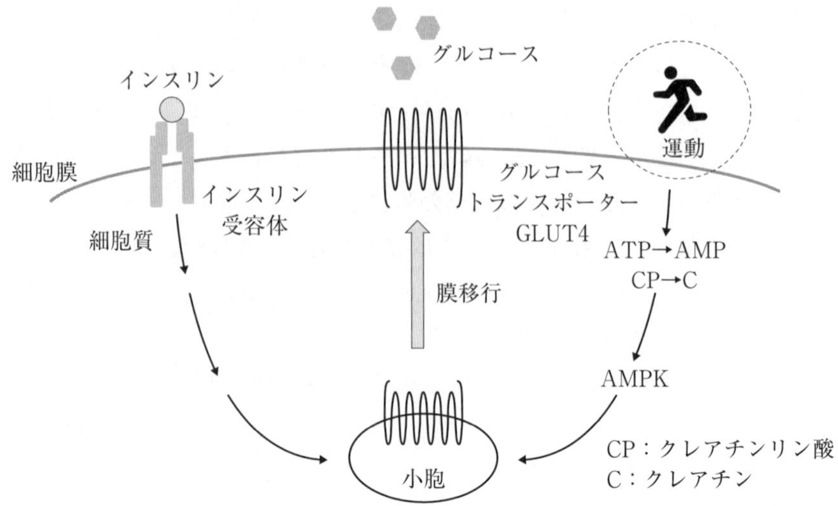

図 15-7　骨格筋におけるグルコースの取り込み

小胞に存在するグルコーストランスポーター（GLUT）が細胞膜へ移行する。骨格筋では GLUT のうち GLUT4 が関与する。細胞膜上の GLUT4 の数が増すことによって細胞内へのグルコースの取り込みが増加する。取り込まれたグルコースは，ヘキソキナーゼによってグルコース-6-リン酸へ変換され解糖系で代謝されるかグリコーゲン合成に利用される。細胞内へのグルコースの取り込みは，インスリンシグナルによる経路と，インスリン非依存的経路がある。運動は，インスリン非依存的に GLUT4 の膜への移行を促進する。このときにセンサー分子として働くのが AMP キナーゼ（AMPK）である。AMPK は，ATP の消費によって上昇した AMP 濃度を感知し，AMP をリン酸化する。AMPK の活性の上昇は，GLUT4 を膜へ移行させ，グルコースの取り込みを増加させる（図 15-7）。このことが運動の健康維持効果の一つとして挙げられる。運動により穏やかに血糖値を正常領域に維持することが可能となる。骨格筋細胞はこの経路により，血液中からグルコースを効率よく取り込み，運動で消費するエネルギーを補給する目的を達成している。こうして活性化された AMP キナーゼは，血糖低下，中性脂肪減少，脂質合成抑制，脂肪酸 β 酸化亢進などの作用を発揮する。

興味深いことに，食品に含まれる微量成分の中には，AMP キナーゼを活性化する機能を有するものがある。お茶に含まれるカテキン，柑橘類に含まれるナリンゲニン，ヌートカトンは，AMP キナーゼを活性化し，種々の生理作用を発揮することが報告されている。これらの食品成分を積極的かつ持続的に摂取することにより，持久力の向上，脂質・糖代謝の改善が期待できる。

演習課題

高齢期になると様々な身体の変化が生じる。高齢期の栄養にはどのような特徴があるかまとめてみよう。

引用文献

1．厚生労働省「日本人の食事摂取基準（2020 年版）」
2．内閣府「高齢社会白書（令和 4 年版）」

参考文献

1．吉村悦郎，佐藤隆一郎『食と健康 '18』放送大学教育振興会（2020 年）

索引

●索引語の配列は五十音，アラビア数字，アルファベット順。ページ番号は，著者指定。

●さ　行

●た　行

●な　行

●は　行

●ま　行

分担執筆者紹介

（執筆の章順）

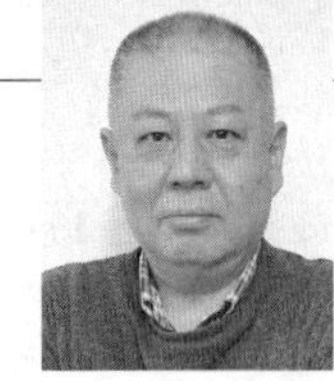

三浦　豊（みうら・ゆたか）

・執筆章→２・４・５・６

1965 年　兵庫県尼崎市に生まれる
1989 年　東京大学大学院農学系研究科修士課程修了
現在　東京農工大学大学院教授・博士（農学）
専攻　栄養生理化学

主な著書　健康栄養学―健康科学としての栄養生理化学―（共著　共立出版）
食品機能性成分の吸収・代謝機構（共著　シーエムシー出版）
生物化学実験法 44　タンパク質代謝研究法（共著　学会出版センター）
動物細胞工学ハンドブック（共著　朝倉書店）
食品機能研究法（共著　光琳）
食と健康（共著　放送大学教育振興会）

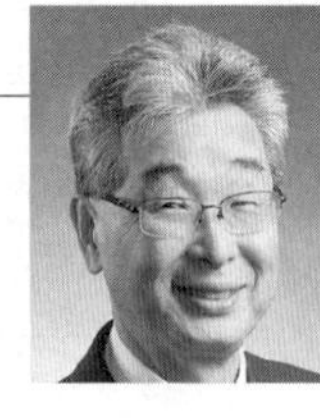

下条　直樹（しもじょう・なおき）

・執筆章→12・13・14

1954 年　東京に生まれる
1979 年　千葉大学医学部卒業
1987 年　医学博士
2013 年　千葉大学大学院医学研究院小児病態学教授
2020 年　千葉大学予防医学センター特任教授
専攻　小児の免疫アレルギー疾患

主な著書　食物アレルギー診療ガイドライン 2021（共著　協和企画）
食品免疫学事典（2021 年　共著　朝倉書店）
腸内微生物叢最前線（2021 年　共著　診断と治療社）
ヒトマイクロバイオーム　vol.2（2020 年　NTS）

編著者紹介

（執筆の章順）

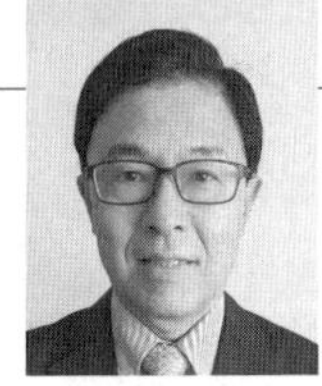

佐藤隆一郎（さとう・りゅういちろう）

・執筆章→1・3・7・10

1956年　東京都に生まれる
1985年　東京大学大学院農学系研究科博士課程修了
帝京大学薬学部助手，テキサス大学サウスウェスタンメディカルセンター博士研究員，帝京大学薬学部講師，大阪大学薬学部助教授，東京大学大学院農学生命科学研究科助教授，同教授を経て，
現在　東京大学大学院特任教授・東京大学名誉教授・農学博士
専攻　食品生化学，脂質代謝制御学
主な著書　健康寿命をのばす食べ物の科学（ちくま新書）
生活習慣病の分子生物学（共著　三共出版）
栄養生化学―人体の構造と機能―（共著　講談社）
食べ物と健康（共著　学文社）
マッキー生化学（共訳　化学同人）
わかりやすい食品機能栄養学（共著　三共出版）

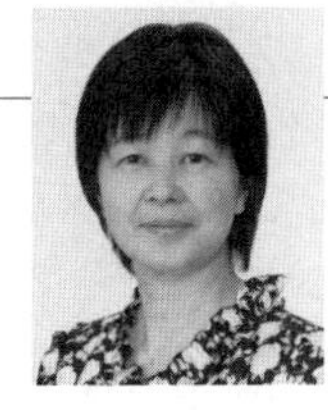

朝倉　富子（あさくら・とみこ）

・執筆章→8・9・11・15

1958年　東京都に生まれる
1982年　お茶の水女子大学大学院家政学研究科食物学専攻修士課程修了
2012年　東京大学大学院農学生命科学研究科　特任教授
現在　放送大学教養学部教授・博士（農学）
専攻　食品科学
主な著書　おいしさの科学的評価・測定法と応用展開（共著　シーエムシー出版）
食と味覚（共著　建帛社）
機能性食品の事典（共著　朝倉書店）

放送大学教材　1519506-1-2411（テレビ）

新訂　食と健康

発　行　　2024年3月20日　第1刷
編著者　　朝倉富子・佐藤隆一郎
発行所　　一般財団法人　放送大学教育振興会
　　　　　〒105-0001　東京都港区虎ノ門1-14-1　郵政福祉琴平ビル
　　　　　電話　03（3502）2750

市販用は放送大学教材と同じ内容です。定価はカバーに表示してあります。
落丁本・乱丁本はお取り替えいたします。

Printed in Japan　ISBN978-4-595-32460-4　C1377